中华传统医学养生用书

再读黄帝内经

探寻生命科学

刘丰润 ◎ 著

U0195658

上海科学技术文献出版社
Shanghai Scientific and Technological Literature Press

图书在版编目（CIP）数据

再读黄帝内经：探寻生命科学 / 刘丰润著 . —上海：上海
科学技术文献出版社，2020

ISBN 978-7-5439-8034-1

Ⅰ.①再… Ⅱ.①刘… Ⅲ.①《内经》—研究 Ⅳ.
① R221.09

中国版本图书馆 CIP 数据核字 (2019) 第 273537 号

责任编辑：付婷婷
封面设计：袁 力

再读黄帝内经：探寻生命科学
ZAIDU HUANGDINEIJING: TANXUN SHENGMING KEXUE
刘丰润 著
出版发行：上海科学技术文献出版社
地 址：上海市长乐路 746 号
邮政编码：200040
经 销：全国新华书店
印 刷：常熟市人民印刷有限公司
开 本：720×1000 1/16
印 张：22.25
字 数：399 000
版 次：2020 年 3 月第 1 版 2020 年 4 月第 2 次印刷
书 号：ISBN 978-7-5439-8034-1
定 价：88.00 元
http://www.sstlp.com

序文

中医一直被认为是世界上最神秘的古老传统医学之一。而要想揭开这一神秘面纱,便需要对中医现存盛典书籍《黄帝内经》(以下简称《内经》)和其遗失的姊妹篇《黄帝外经》(以下简称《外经》)两书中所构建的生命医学理论体系进行科学化解读。

《外经》早已亡佚,这一任务便只能依靠对《内经》的深入再读。

何为"再读"

《内经》自各篇汇总成册以来,历时千载,而真正读懂它的人却寥寥无几。夜半孤灯,细品《内经》时,大家是否能看到它那饱经沧桑后残缺不全的躯体,感知到它苦无人知的哀怨与孤寂。敢问,《内经》的千古诉说,君知多少?

《再读黄帝内经》取意"再读",实为《内经》而呼,请君放慢节奏、换种方式,再读一遍。《内经》就在那里,等你倾听。故"再读"又有渴望真正读懂之意。

而再读的新方式便是:化身作者,重走《内经》编撰之路,并求证于实践。

然两本中医古籍非一人一时之作,而是汇集了同一时期数百年来无数中医先贤的智慧。因此,这一任务的完成,就必须回归《内经》诸多文章著成的大时代背景下,结合当时古人对天文地理知识、人体医学生理解剖认知、经脉的发现规律和自然社会发展规律等的认识水平和思维方式,进行同时代论证解析。

真知源于实践。《内经》本就是一门实践医学,其以经络、脏象为主的诸多理论也多源于临床实践和日常生活经验总结。只有真正掌握"移精变气"的经脉治病方法和导引按跷经脉建立古法,并加以临床实证,才能发现以经脉为主的中医生理现象,恢复《外经》,读懂《内经》。

如此再读,《内经》中那些在当代医学家眼中看似玄妙无比的阴阳五行、脏象学说及经脉理论等诸多医理,便显得合情合理,吾等便可以清楚地知道,随着历史的发展,中医究竟该保留什么、摒弃什么。

品读《内经》的新视角

《内经》与《外经》遥相呼应

有史记载,早期医学家为阐述医理,共作《内经》《外经》两部著作,同属于"医经七家"。《古代医籍考》指出:黄帝内、外经"犹《易》内外卦,《春秋》内外传,《庄子》内外篇及《韩非子》内外诸说",有内无外,即非全书。

而《内经》开篇《素问·上古天真论》中便分别论述了上古真人、中古至人、圣人、贤人四类拥有不同生命境界的人。其真人者,能寿敝天地,无有终时,长生久视;中古至人者,则游行天地之间,视听八远之外,具有超越常人的视、听觉等生理机能。《素问·移精变气论》:"余闻古之治病,唯其移精变气,可祝由而已",指出古时这些人的治病方法多是采用简单高效的"移精变气"。

而此正与《外经》"祝由篇"和"长生卷"两部分内容遥相呼应,起着承前启后的铺垫作用,二经为"体"为"用",互为姊妹篇。而二书内容的最主要承接部分便是经脉。反观现存《内经》,对摄生及疗疾方法,却鲜有论述,实非弃而不用,亡佚而已。因此,要想真正读懂内外二经,就必须回归时代背景,体用互推。

缺失的经脉

《内经》众篇章均表达出古人对经脉的尊崇之意,发现并确立了奇经八脉在经脉建立中的特殊地位。

但通观全书对经脉循环建立方法的论述却少之又少,经脉更多转为体表筋膜循经感传线和解剖血管,而本应专门论述经络运行规律和治病方法的《灵枢》,更多地偏向于对针刺体表筋膜、血管治疗机制和方法的论述,着实无法体现出经脉的神奇之处。

由此可知,围绕经脉而展开的人体生理病理基础理论论述才为《内经》"体"的根本,并为《外经》中的经脉和生命现象提供医理支撑。很显然,当下《内经》传本在这一方面显然是无法满足的。

《外经》猜想

相传《外经》分"祝由篇"和"长生卷",共三十七篇。《祝由篇》讲的是"移精变气"的经脉疗疾方法;《长生卷》则包含"导引按跷"的经脉建立方法和人体经脉建立后新的生命形态和生理功能现象。由此可知,明·陈士铎所传的《外经微言》,

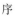

并非《外经》。

《内经》讲经脉脏腑、阴阳五行、脏象学说等治病医理;《外经》则为"移精变气"的经脉疗疾延年摄生之术。故以《内经》为本,治病救人,服务大众;以《外经》为用,开启新的养生大门。

核心论点

个人观点在于以下几部分:

• 五气化生理论为中医脏象学说、经脉理论、药食同源、望闻问切、中医三因病理学说等的理论基础。

• 中药方剂、针灸按摩等治病机制与经脉无关,中医药物治病为最早的元素治病理论。

• 《内经》中的经脉是体表诱发的组织液经脉、筋膜循经感传线和解剖下的血管三者的合称。

• 经脉是人类进化过程中,因高效双腔血液循环系统的建立而逐渐退化闭合了的组织液开放式循环系统。其先天是闭合的,需要后天人为建立。而经脉中的"气血"为人体多余的有害混合组织液和代谢废物。

• 三焦为人体经脉组织液循环的快速代谢通道,来源于古人经脉建立过程。

先师早年常教导我们:吾非汝等师,当以万物为师,病患为师,大体先生为师也,行不言之教。因此,在此感恩天地生养、病患相托及大体老师的无私奉献。

最后,感恩先师赵天福老先生,感谢爱妻的陪伴与支持,感谢为本书出版付出心血的师长、编辑和众学生。

问题与期望

问题1.先师赵天福老先生家族数代人临床采用"移精变气"治病救人,其具体发生机制尚不明确。

问题2."移精变气"中,所出现的人体气体或液体周身循环,是否就是千古医家苦寻的经脉;流动的气体或液体和中医"气血"、人体组织液和代谢废物的关系,都尚需进一步验证。

问题3.机体同时拥有经脉循环和血液循环两套循环体系后,人体各项生理功能系统该如何定义。

因此,非常期待国内外科研和教学机构,对以上问题做进一步的科学论证。

由于本书使用了大量现代医学及医学假说等知识来解读《内经》理论,难免出现表达不够精准、问题阐述不够深入，甚至观点描述不准确等问题，也欢迎各界朋友给予批评指正！

刘丰润

申城

己亥晚秋

中医科学化之路势在必行

中医两千多年的文化传承,在短短不足两百年的时间里,便在大众接受度方面,无法望现代医学之项背。

要想彻底改变这一落后面貌,中医所亟须的恰是一场科学的改变。而这一改变的紧迫性和可行性主要体现在以下三个方面。

中医现状

中医当下多被称之为"慢郎中",中医药有时和保健养生、治未病画上了等号。大部分病患只有现代医学无法治疗的时候才会转而求助于中医。中医逐渐沦为一门辅助性替代医学,其根源在于中医缺乏统一的科学理论体系和临床实效性。一千位中医眼中,便会有一千种《内经》理论。且同为中医,临床对同一疾病发病机制的认识多有不同,其临床实效性也多相差甚远。

这便导致中医逐渐沦为一门经验医学,各家理论学说自成一派,相关著作更是多如牛毛。再加上当下信息传播快速,难以静心钻研,辨别真伪。

要想彻底解决中医日益凋零的现状,便需对以《内经》中经脉为主的诸中医理论进行科学化解读,取其精华,弃其糟粕,建立中医标准化、统一化的生理病理等基础知识理论体系。如此,中医才不会沦为一门经验医学,才能打破中医人才培养难、培养周期长的现状,真正培养一批标准化、统一化的现代化中医人才。广大中医人应积极摆正心态,中医的科学性和有效性才是检验中医的试金石。

随着当下网络和信息技术的发展,中医理论知识也进入高速传播时代。此时的中医科学知识体系如无法真正确立,则必将导致中医理论解说日益泛化,有效性减低,面临被历史淘汰的危险。由此可见,中医科学化之路的重要性。

中医的传承,并非人的接力,是薪火的延续,而薪火便是中医科学之"根"。

薪火已熄,木棒独存,岂非缘木求鱼尔。

医学发展的时代需要

诞生于19世纪后期的现代医学以专业化、科学化提升了人类的生存质量,然而在经历了黄金时期后,现代医学发展也暴露出一系列问题,难以避免的药物不良反应、手术的创伤以及抗生素的耐药性等,开始让民众甚至专业人士不满与忧虑。

现代医学发展至今,仍未能找到诸多疾病发生的病因病机,对大部分慢性病及危重症仍缺乏行之有效的根治手段。医疗研究进展的放缓和临床重大疾病防治中的回天乏力,使越来越多的西方现代医学工作者和科研机构将目光转向东方中国的传统医学。近几十年中,西方国家组织了多次经脉等中医科学临床试验,以试图从中医经脉等理论学说中寻求新的突破口,为人类医学发展提供新思路。

医学本无国界,更无中西之分,吾等身为岐黄传人,担负救死扶伤的神圣使命,本就该率先完成对中医诸理论体系的科学性论证,共推人类医学事业之发展。

中医科学化之路完全可行

当下许多中医学者认为中医很多理念无法向科学靠拢,因为两者根本就不是建立在同一个理论体系之上的。这一观点,有悖于事实。

中西医的研究主体都是以人为中心,以治病救人为目的,其两者理论必然具有相通性;而且不论中外古今,凡是科学的人体生命规律,必然是经得起考验的,更不会因为地域和年代而出现分歧。此外,现代科学技术的发展,也为进一步论证中医理论的科学性提供了有效的技术支持。

因此,中医科学化之路是完全行得通的,将流传数千年的中医理论去伪存真、科学化讲解,具有划时代的重要意义。

当下中医所亟须的这场改变,必然伴随阵痛和牺牲,部分中医理论极有可能因时代的局限性而被淘汰。但精简后的中医轻装上阵,与现代医学相互取长补短,建立新型中医学科体系,才能走得更远、更好。

广大中医人,切不可抱残守缺,因循守旧。应坚持实事求是的态度,用科学发展的眼光,以兼容并包的博大胸襟,为推动中医科学化事业加砖添瓦。

目　录

第一章　《内经》的时代背景 ……………………………………… 1

时代背景的参考意义 ……………………………………… 3

天文地理与生命医学 ……………………………………… 3

古人的宇宙观 ……………………………………………… 4

天球观测法 ………………………………………………… 8

二十四节气 ………………………………………………… 9

北斗文化 …………………………………………………… 10

日运行的医学意义 ………………………………………… 12

月运动的生命意义 ………………………………………… 15

五星运动 …………………………………………………… 18

二十八星宿 ………………………………………………… 21

计时工具和方法 …………………………………………… 23

古历法的医学意义 ………………………………………… 25

五运六气历 ………………………………………………… 26

四分历 ……………………………………………………… 27

北斗历法 …………………………………………………… 28

五行十月历 ………………………………………………… 30

干支由来 …………………………………………………… 32

五星与河图 ………………………………………………… 34

洛书的进步意义 …………………………………………… 37

古人乐天知命的人生观 …………………………………… 38

古环境选取学 ……………………………………………… 39

古气象医学 ···················· 41

古地理医学 ···················· 43

天人合一观 ···················· 45

五行学说 ······················ 46

五运六气 ······················ 51

古代哲学思想 ·················· 60

封建等级思想的影响 ············ 62

社会背景 ······················ 63

第二章 问题和优势 ············· 67

现存《内经》的问题 ············ 69

成书时间和作者 ················ 71

《灵枢》的波折历史 ············ 72

个性化防治原则 ················ 73

科学严谨的方法论 ·············· 75

古代解剖学发展研究 ············ 77

第三章 基础理论 ··············· 81

生理概论 ······················ 83

五气化生理论 ·················· 85

五味理论 ······················ 88

五气营养学 ···················· 90

五气支配体系 ·················· 93

五气元素与人体构成 ············ 94

中医药的科学性 ················ 96

中医食疗 ······················ 97

五味因何入五脏 ················ 99

五方的医学意义 ················ 101

阴阳五气的生命意义 ············ 102

以形补形的科学 ················ 103

五色入五脏 ···················· 104

色诊的科学 ⋯⋯⋯⋯⋯⋯⋯⋯⋯⋯⋯⋯⋯⋯⋯⋯⋯ 106

中毒与元素失衡 ⋯⋯⋯⋯⋯⋯⋯⋯⋯⋯⋯⋯⋯⋯ 107

卫气出于地气 ⋯⋯⋯⋯⋯⋯⋯⋯⋯⋯⋯⋯⋯⋯⋯ 108

中医的气 ⋯⋯⋯⋯⋯⋯⋯⋯⋯⋯⋯⋯⋯⋯⋯⋯⋯ 110

中医的血 ⋯⋯⋯⋯⋯⋯⋯⋯⋯⋯⋯⋯⋯⋯⋯⋯⋯ 112

气血的关系 ⋯⋯⋯⋯⋯⋯⋯⋯⋯⋯⋯⋯⋯⋯⋯⋯ 116

营卫二气 ⋯⋯⋯⋯⋯⋯⋯⋯⋯⋯⋯⋯⋯⋯⋯⋯⋯ 118

卫气性浊的由来 ⋯⋯⋯⋯⋯⋯⋯⋯⋯⋯⋯⋯⋯⋯ 119

宗气 ⋯⋯⋯⋯⋯⋯⋯⋯⋯⋯⋯⋯⋯⋯⋯⋯⋯⋯⋯ 120

大气与猝死 ⋯⋯⋯⋯⋯⋯⋯⋯⋯⋯⋯⋯⋯⋯⋯⋯ 122

正气与三大调节系统 ⋯⋯⋯⋯⋯⋯⋯⋯⋯⋯⋯⋯ 123

真气与肾间动气 ⋯⋯⋯⋯⋯⋯⋯⋯⋯⋯⋯⋯⋯⋯ 124

五气升降出入运动 ⋯⋯⋯⋯⋯⋯⋯⋯⋯⋯⋯⋯⋯ 125

脾土的重要性 ⋯⋯⋯⋯⋯⋯⋯⋯⋯⋯⋯⋯⋯⋯⋯ 126

人体睡眠机制 ⋯⋯⋯⋯⋯⋯⋯⋯⋯⋯⋯⋯⋯⋯⋯ 127

五脏精神观 ⋯⋯⋯⋯⋯⋯⋯⋯⋯⋯⋯⋯⋯⋯⋯⋯ 130

第四章 生理系统 ⋯⋯⋯⋯⋯⋯⋯⋯⋯⋯⋯⋯⋯⋯⋯⋯ 133

人体运动机制 ⋯⋯⋯⋯⋯⋯⋯⋯⋯⋯⋯⋯⋯⋯⋯ 135

呼吸发生机制 ⋯⋯⋯⋯⋯⋯⋯⋯⋯⋯⋯⋯⋯⋯⋯ 136

脉诊的血液监测 ⋯⋯⋯⋯⋯⋯⋯⋯⋯⋯⋯⋯⋯⋯ 138

循环系统 ⋯⋯⋯⋯⋯⋯⋯⋯⋯⋯⋯⋯⋯⋯⋯⋯⋯ 139

消化系统 ⋯⋯⋯⋯⋯⋯⋯⋯⋯⋯⋯⋯⋯⋯⋯⋯⋯ 142

脾 ⋯⋯⋯⋯⋯⋯⋯⋯⋯⋯⋯⋯⋯⋯⋯⋯⋯⋯⋯⋯ 143

胃 ⋯⋯⋯⋯⋯⋯⋯⋯⋯⋯⋯⋯⋯⋯⋯⋯⋯⋯⋯⋯ 145

小肠 ⋯⋯⋯⋯⋯⋯⋯⋯⋯⋯⋯⋯⋯⋯⋯⋯⋯⋯⋯ 147

大肠 ⋯⋯⋯⋯⋯⋯⋯⋯⋯⋯⋯⋯⋯⋯⋯⋯⋯⋯⋯ 149

津液 ⋯⋯⋯⋯⋯⋯⋯⋯⋯⋯⋯⋯⋯⋯⋯⋯⋯⋯⋯ 151

泌尿生殖系统 ⋯⋯⋯⋯⋯⋯⋯⋯⋯⋯⋯⋯⋯⋯⋯ 154

泌尿系统 ⋯⋯⋯⋯⋯⋯⋯⋯⋯⋯⋯⋯⋯⋯⋯⋯⋯ 155

肾 ⋯⋯⋯⋯⋯⋯⋯⋯⋯⋯⋯⋯⋯⋯⋯⋯⋯⋯⋯⋯ 156

膀胱 ⋯⋯⋯⋯⋯⋯⋯⋯⋯⋯⋯⋯⋯⋯⋯⋯⋯⋯⋯ 158

生殖系统 ································ 159

女子胞 ································ 160

神经系统 ································ 161

心 ································ 163

心主与心包 ································ 165

心为思维器官的由来 ································ 167

肝 ································ 168

肺 ································ 171

膻中 ································ 174

胆 ································ 175

骨与髓 ································ 177

脑 ································ 178

脏腑表里关系 ································ 180

精神思维活动 ································ 183

第五章　中医病理与诊断 ································ 185

中医病理 ································ 187

中医诊断 ································ 188

望诊 ································ 192

问诊 ································ 194

闻诊 ································ 197

脉诊 ································ 198

脉诊的变革 ································ 201

八纲辨证 ································ 202

六经辨证 ································ 204

五运六气诊病法 ································ 205

经络诊病法 ································ 206

第六章　中医免疫与药理 ································ 211

中医免疫 ································ 213

中医药理 ································ 214

药食同源 ···································· 217

五气治病机制 ······························ 218

五气养生 ···································· 220

中药辨别 ···································· 221

中医八法 ···································· 223

第七章　经络篇 ···································· 227

经脉发现和研究的意义 ························ 229

经脉难以发现的原因 ························ 230

上古医家的中医境界 ························ 232

《外经》猜想 ································ 232

中医大家与经脉 ···························· 233

上古医学并非遥不可及 ···················· 234

经脉发现因素 ······························ 234

解剖下的经脉 ······························ 235

洗髓伐毛与经脉 ···························· 237

经脉与开放式循环系统 ···················· 237

经络与微循环 ······························ 240

经络与血液循环系统 ························ 243

不一样的循环代谢 ·························· 245

如何印证经脉 ······························ 246

移精变气经脉疏通过程 ···················· 248

痛与通的辨证关系 ·························· 249

经脉救治疾病的机制 ························ 250

经脉延缓衰亡的机制 ························ 251

经脉闭合与人类进化 ························ 254

经脉组织液流动性佐证 ···················· 256

导引与经脉建立 ···························· 258

按跷并非推拿按摩 ·························· 259

艾灸与经脉建立 ···························· 260

针灸并非经脉建立方法 ···················· 262

针刺的治病机制 ···························· 263

再读黄帝内经——探寻生命科学

经脉与内环境稳态 ·· 265

移精变气 ·· 266

移精变气的排病与排病反应 ·········· 267

阴阳的科学 ·· 268

经脉的细胞机制 ·· 269

多维度生命医学 ·· 269

深层次生命功能开发 ···································· 271

经络腧穴由来 ·· 272

腧穴与激痛点 ·· 273

生物力学诊病法 ·· 274

人体中线的奥秘 ·· 275

内分泌系统和经脉建立 ·········· 276

望气诊病法 ·· 280

经络的现有假说 ·· 281

经脉的建立方法 ·· 283

经脉的纵向分布规律 ···································· 284

腧穴与经脉向心性循环 ·········· 285

经脉的发现过程 ·· 287

经脉的演变历程 ·· 290

经脉的脏腑表里关系 ···································· 293

十二正经 ·· 295

奇经八脉 ·· 300

经脉难以发现的原因 ···································· 302

三焦 ·· 304

番　外

第一章　祝由篇 ·· 309

《内经》尊崇祝由术 ····································· 311

《外经》遗失久矣 ·························· 313

建立经脉循环的条件反射 ·················· 313

移精变气是否会耗气 ······················ 316

移精变气疗法的注意事项 ·················· 317

移精变气的机制假说 ······················ 318

祝由术 ································· 320

第二章　长生卷 ·························· 323

《上古天真论》的猜想 ····················· 325

如何真正做到天人合一 ···················· 325

加速代谢有利健康 ······················· 327

督脉的常见瘀滞点 ······················· 327

经脉功效假说 ··························· 329

导引按跷术 ···························· 331

新式引法 ····························· 333

医道的终点 ···························· 334

感言 ·································· 335

后记 ·································· 338

第一章

《内经》的时代背景

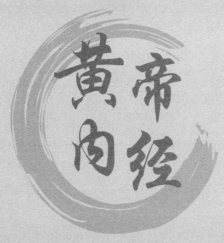

时代背景的参考意义

《黄帝内经》(以下简称《内经》)中蕴涵着非常丰富的古天文历法学、人文地理学、医学、生理学和诸多哲学思想内容,并据此来阐述医理、建构五气化生的生命医学体系。因此,《内经》诸多核心理论思想具有浓厚的时代特性,要想真正将其掌握,就必须与其同一时代背景下的天文地理等知识体系紧密结合,从当时的科技认知水平和传统思维方式入手,才能真正读懂《内经》。而要想实现这一目标,便需要对秦汉时期的天文、地理等诸多知识理论体系的详细认识,并仔细研读,反复加以推敲,着重理解当时古中医的思维方式。本书论述了与《内经》相关的诸多时代背景因素,笔者对其诸多核心理论思想进行了时代背景下的科学解读,希望为广大中医学工作者科学深入地认识和解读中医理论,推进中医理论科学化希望进程提供帮助。

天文地理与生命医学

我国古代科技知识内容丰富,门类众多,涉及天文、历法、地理、气象、生物、农业、数学、物理、化学、水利、建筑等。人生存于天地之间,一方面受着自然力量的制约,同时又表现出对自然规律的顺从。因而古代天文地理知识在《内经》生命医学理论体系的形成过程中起到了不可磨灭的作用。故在《素问·气交变大论篇》中提出了"夫道者,上知天文,下知地理,中知人事,可以长久"的摄生理念。

中国最早的天文地理记载可以追溯到4500多年前,《内经》成书时的战国、秦汉时期就已经形成了以天象、地理和历法为主的完整而富有特色的天文地理体系。

中国古代先哲通过天文地理观测发现世间万物皆因气交而化生,气为万物始源和普遍存在形式,人亦如是。三千多年前的《周易》便已经明确指出"天地氤氲"则"万物化醇",其正如《易·系辞》所说的"一阴一阳之谓道""有天地,然后有万物"。古人的气交理论也是中医生命科学研究的根基,秦汉时期的古代医家在此基础上进一步提出了五气化生理论。这一理论将气依属性不同,而归为风、暑、燥、湿、寒五类,《内经》中又称五气。其来源于天上五曜四季交替运动时所产生的五色星气,并与其他星辰日月运转规律相呼应,藏于人体的五脏。《素问·六节脏象论》中详细阐述了五气与人体的具体化生关系:"天食人以五气,地食人以五味,五气入鼻,藏于心肺;五味入口,藏于肠胃,味有所藏,以养五气。"因此,五气才成为中医天文、地理和人的生命活动三者之间关系的纽带,《内经》中的天人合一思想的本质为五气合一论。

五气来源于天,分主五季,位居四方,周行地表,化生包含人在内的万物,归类五行,分属五味、五色、五音等,藏于五脏。人与天地间的五气是相通的,当自然界五气非其时而至出现太过或不及时则化邪,又称六淫、六邪,会影响人体五脏五气的平衡,导致疾病甚至死亡。古代先民通过对天球上星辰日月和地表四方五季物候的监测,便可以用来判断外界五气的邪正盛衰情况,从而避之有时,科学摄生和防治疾病。因此,《内经》中有"人以天地之气生,四时之法成""言天者求之本,言地者求之位,言人者求之气交"一说。

此外,生命是一个过程,人类无法回避、无法违逆,无论是正常状态或者特殊状态,它都是由年月日时的时间(宙)和地表坐标的空间(宇)的横纵坐标所组建的。古人通过仰望星空发现了日月、五星以及众多星辰的存在和时空运转规律,从而确立了生命的横纵坐标轴线。古人对生命的探索精神,反过来更是直接推动了古代天文历法和地理的飞速发展。

天文在当时的历史条件下,并非单纯的天象观测,而是和历法纪年月日、地理方位及生命规律等息息相关。因此,古代中医生命医学体系与天文、地理学的相互结合便显得格外重要。

《内经》作为中国最早的一部医学专著,其中便详细阐述了诸多天文地理现象与五气和人体生命功能状态三者间的对应关系。《素问·五常政大论》中明确提出:"故治病者,必明天道地理,阴阳更胜,气之先后,人之寿夭,生化之期,乃可以知人之形气矣。"并在《素问·八正神明论》中提出:"凡刺之法,必候日月星辰,四时八正之气,气定乃刺之。"针刺的重点在于掌握天文地理和外界五气的监测情况,从而合理调和五气平衡,救治疾病。

古人的宇宙观

我们的祖先通过对外在生存环境的观测,很早就开始思索我们居住的内在宇宙结构。于是便有了盘古开天辟地、女娲炼石补天等家喻户晓的神话故事。而对天、地的最早期认识理念,也在同时逐渐形成。古人对宇宙结构的看法,主要有三种学说：盖天说、浑天说和宣夜说。《内经》中与生命医学有关的宇宙结构的诸多论述，基本上也是以这三种学说为理论核心的。

盖天说

盖天说(图1)可能出现于殷周之际。古人对天的直观表象，是一个巨大而晶莹的穹窿，这个穹窿笼罩在他们的头顶上，远远向四周低垂，覆盖着大地；古人对地的直观表象，则是一个平坦辽阔深厚的陆块，向外延伸，遥接天际。所以在这种认识的基础上，形成了早期的天圆地方宇宙理论——盖天说。共工怒触不周山和女娲氏炼石补天的诸多神话故事正是建立在盖天说的理论基础上。

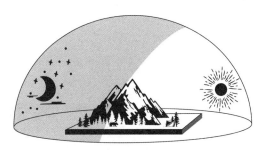

图 1　盖天说

早期的盖天说认为"天圆如张盖，地方如棋局"，后期成熟的盖天说见于汉代成书的天文算学著作《周髀算经》，认为不但天圆如盖，地也是圆盘状，而且略呈曲面凸起，并将其描述为"天象盖笠，地法覆盘"。

盖天说认为光的有效传播距离差不多为 16.7 万里，通常情况下，当日月星辰运行超过这个距离时，便会消失不见，而低于这个距离，便可见其光亮。这便解释了日月星辰的昼夜出没规律。

盖天说宇宙结构理论者，设计了七衡六间图(图2)，载于汉赵爽注《周髀算经》，用以说明太阳运行的轨道规律，图中共有七个同心圆。

每年冬至，太阳沿最外一个圆，即"外衡"运行，因此，太阳出于东南没于西南，日中时地平高度最低；每年夏至，太阳沿最内一圆，即"内衡"运行，因此，太阳出于东北没于西北，日中时地平高度最高；春、秋分时太阳沿当中一个圆，即"中衡"运行，因此，太阳出于正东没于正西，日中时地平高度适中。不同节令太阳都会沿不同的衡运动。

盖天说也就是中国传统文化中的天圆地方说。《素问·宝命全形论》称其为"天覆地载"；《吕氏春秋·圜道》中将其概括为"天道圆，地道方"；《灵枢·邪客》

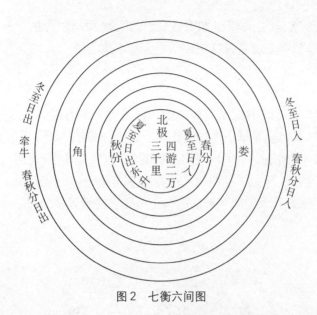

图2 七衡六间图

中用"天圆地方,人头圆足方以应之"来说明人体头足与天地两者之间的对应关系。

《素问》中的"天不足西北""地不满西南"的这些观点便来源于"天塌西北、地陷东南"的盖天说。而七衡六间图中当人面向于内,就是面向于地和年向于北,故"皆曰北面"。面向于外,就是面向于天和面向于南,故"皆曰南面"。因此,《内经》的南北政说即源于此。因天寒地热,故"面北"曰南政,"年南"曰北政。

浑天说

西汉时期,盖天说刚刚走向成熟的时候,又出现了一种新的宇宙理论——浑天说(图3)。

浑天说始于战国时期,主要记载于东汉张衡的《浑天仪注》:"天之包地,犹壳之裹黄。"天壳的形状是浑圆的,像鸡蛋,大地像蛋黄,靠"天"壳内水、气的浮力而漂浮其中。中空的圆球如车轴般旋转,日、月、星辰附着在圆球的内壳上运行,周旋无终。天壳总有一半位于大地之上,一半位于地下,日月星辰附在天壳上,因此太阳白天在地上运行,夜晚在地下运行。

盖天说认为天在上、地在下,而浑天说认为天在外、地在内,天是个圆球,把地包在里面,日月星辰可以转到大地下面去。

其"天球"概念与人们直观的"天穹"也相当吻合,大大方便了坐标的建立和天体位置的测定。直到今天,球面天文学中仍然可以看到浑天模型的留存。

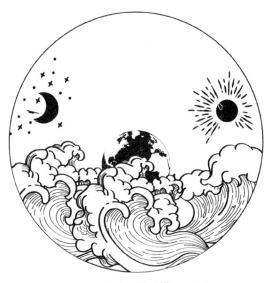

图3 浑天说

浑天学说的这一理论思想，在《内经》中也有诸多体现。《素问·五运行大论》：“天垂象，地成形……地为人之下，太虚之中者也，大气举之。”指出大地由"大气举之"，是漂浮于"太虚"之中的。日月星辰悬浮在太虚的上空并围绕大地作周天运动，从而产生了地表阴阳昼夜寒暑的变化，并与万物的生化息息相关。其中所描述的"日月周旋"运动说明天是圆的，"地者，所以载生成之形类"则表明地是平的，因平能置物也。而这些宇宙理论内容也正是源于当时盛极一时的浑天说。《内经》中五运六气理论中的六气有司天和在泉之分，其也正是源于对浑天说中"天道圆，一半支地上，一半在地下"的认识。而五运有地理东西南北中五方的划分，也是基于"地道方"的宇宙观认识。此外，《吕氏春秋·有始》和《内经》篇中的"八风""九野"的观点同样是以浑天说理论为基础的。

宣夜说

宣夜说主张日月众星，自然浮生于虚空之中，其行其止，皆须气焉，创造了天体漂浮于气体中的理论，并认为连天体自身，包括遥远的恒星和银河等也都是由气体组成的。

《晋书·天文志》记载汉秘书郎郗萌记先师相传中的天了无质，仰而瞻之，高远无极，日月众星，自然浮生虚空之中，其行其止皆须气焉。七曜或逝或住，或顺或逆，伏见无常，进退不同，由乎无所根系，故各异也。宣夜说所认为的天，并没有一个固体的"天穹"，而只是无边无涯的气体，日月星辰就在气体中飘浮游动。

因此,宣夜说是中国古代一种朴素的无限宇宙观。

《列子·天瑞篇》讲了一个杞人忧天的故事,说杞国(今河南杞县一带)有个人,非常担忧天崩塌下来,以至于吃不下饭、睡不着觉。这时,一个人告诉他:天不是一层硬壳,而是气体,日月星辰也不过是些发光的"积气",只会向上飘,怎么会崩塌下来呢? 此人听后,才茅塞顿开、如释重负,从此安心地过日子。

而这个时期的医学家岐伯便指出大地悬浮于宇宙之中,但不是凭借水的作用托浮,而是依靠太虚大气的托举作用。太虚大气按性质不同可分为阴阳二气,并由阴阳二气形成了天地。正如《素问·阴阳应象大论》所说:积阳为天,积阴为地;阳化气,阴成形;清阳上天,浊阳归地。便是说明阳气升清,无有实体,聚而为天;阴气重浊,沉降凝结,降而为地。太虚大气所构建的天地便是人的外在的生存环境。因此,《素问·宝命全形论》中便指出"人以天地之气生,四时之法成"既有盖天说的成分,又着重强调气的作用,因而含有宣夜说的思想。

因此,《内经》的宇宙结构观便同时包含了盖天说、浑天说与宣夜说三种学说。

天球观测法

古人仰望天空,天就像是一个巨大而晶莹的穹窿,笼罩在我们的头顶上,远远向四周低垂,覆盖大地。这个穹窿,古代天文观测者称其为"天球"或"天幕",日月星辰有规律的交替显现于天球之上。对星辰在天球上运行规律的研究,便属于天文学范畴,又称天球观测法(图4)。

在天文学上,观测分析某个天体时,将其投影到天球上,在观测者看来它就在天球上运动,称为天体的视运动。又依据观测者观测参考时间跨度不同,将星辰的视运动分为周日视运动和周年视运动。一般古人天球的观测天体主要包含七曜、二十八星宿和北斗七星,其中七曜也就是日月和五星,二十八星宿为春分时节出现在四方天极的二十八个恒星所组成的恒星群,每一个方位各有七颗。北斗七星则由北方天空恒显圈内天枢、天璇、天玑、天权、玉衡、开阳、摇光七颗较亮的恒星所组成,形似酒斗,又称北斗。对于日、月和五星的运动,《素问·天元纪大论》表述为七曜周旋的形式。七曜周旋,是指古人以自我所在的地表为中心所见到日、月、五星等天体在黄道上的视运动。如《鹖冠子》中的:斗柄指东,天下皆春;斗柄指南,天下皆夏;斗柄指西,天下皆秋;斗柄指北,天下皆冬。便为天球上七星斗柄在二十八星宿恒星背影下环绕北极星的环周运动规律的描述。

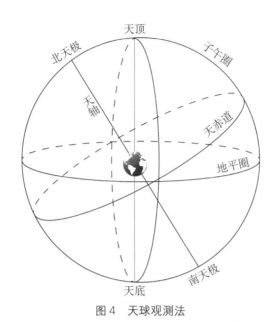

图4 天球观测法

二十四节气

上古时期,古人通过天文观察便已经发现了天球上北斗七星旋转一周天斗柄顶端的指向与一年中的季节、物候、气候等节气变化之间存在着相互对应关系,并在此基础上,创立了中国最早的《干支历》。干支历法是以北斗七星的斗柄指向来确定节气的,它将一岁划分为十二辰,斗柄旋转一周天,依次指向十二辰方位,此时月周行十二周天,是为一岁,又称为"十二月建"或"十二月令",建代表北斗七星斗柄顶端的指向。古人在此基础上,为进一步方便农事活动,将每月分为两段,月首叫节,为月之始,月中叫气,为月之终,每段各十五天,也就是二十四节气。一个太阳回归年中,北斗七星的斗柄始于寅位,经东、南、西、北旋转一周天为一个周期,斗指寅为立春,斗指壬为雨水,斗指丁为惊蛰,斗指丑为大寒。始于立春,终于大寒。节气不同,则所代表的气候、物候、时候三候变化不同。二十四节气名称首见于西汉的《淮南子·天文训》,《史记·太史公自序》的"论六家要旨"中也多有涉及,至汉武帝时的《太初历》则有了相对明确的节与气的划分方法。由此可见,《内经》中二十四节气内容多以北斗指向法作为其天文历法的时代背景。

《素问·阴阳应象大论》所说的"天有八纪",则是指北斗七星绕北极星的周年视运动中,斗柄在二十八星宿时空背景上的立春、春分、立夏、夏至、立秋、秋分、立冬、冬至八个不同的位置而言。其中立春、立夏、立秋、立冬叫作"四立",表示四季开始的意思。

五气分主五季,其中春风夏暑秋燥冬寒长夏湿,五气主导一年中的季节、物候、气候等节气变化。而五气藏于五脏,化生人体,当五气失衡,则产生疾病和死亡。因此,二十四节气的划分本身为古人对天之五气的细分监测方法,与人体的健康疾病息息相关。

汉代至明末以平气法(即平均时间法)来划分二十四节气,其与斗柄指向法在确定方法和起始时间完全不同,因与实际天象不符,于明末已弃用。

而现行的二十四节气多来自于定气法,主要是根据太阳在天球黄道上的视运动轨迹来划分的。它将360度圆周的"黄道"24等分,每15度为一个节气。始于立春,终于大寒,周而复始。因此,《内经》中的二十四节气为五气的监测方法,其内容的解读必须结合其当时的天文历法和医学背景知识。

北斗文化

秦汉时期,黄河中下游地区为我国古代地理位置的中心,古人仰观天象,主要可以看到天球上北极圈内北斗星围绕北极星的环周运动(图5)。因此,《内

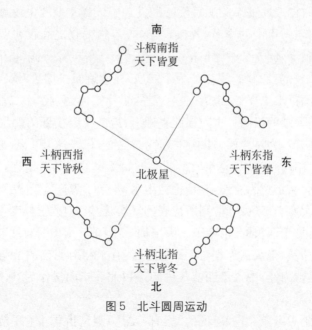

图5 北斗圆周运动

经》中北斗文化盛行,成为构建古代生命科学知识体系的重要元素,而备受关注。因此,在解读《内经》理论时,北斗文化就显得格外重要。

北斗星形似酒斗,又称北斗。从"天璇"通过"天枢"向外延伸一条直线,大约延长5倍多,就可见到一颗和北斗七星差不多亮度的星星就是北极星,北极星又称"北辰",是北方的标志。北极星居中,相对位置基本不变,而北斗星的斗纲始终指向北极星并以北极星为圆点自东向西作圆周运动,旋指十二辰,一昼夜环行一周,是为一日;一个太阳回归年循行一周,是为一年。古人观察发现,北斗星在不同的季节和夜晚不同的时间,出现于天空不同的方位,所以古人就根据初昏时斗柄所指的方向来指示方向,确定时节。这与《鹖冠子》中北斗星的四季运行规律相一致。

《内经》中多处提到北斗星和北极星的名称。《灵枢·九宫八风》有"太一""招摇"的记载,"太一"即指北极星,"招摇"指北斗星的斗柄,"太一游宫"就是对北斗星围绕北极星旋转不息的描述。此外,北斗七星也用于夜间计时,每转30度即为一个时辰。

十二月建

为了进一步描述北斗的环转方位和所对应的节气特性,古人以北天极为中枢,划分为子、丑、寅、卯等十二宫的时空区位,与地表的十二地支相应。

北斗星分别按年按日遍历十二宫,就时间而言,北斗星一年中斗柄旋指的十二支标记的空间区位时,恰恰也相对应着太阳回归年相应的月份。根据北斗星斗柄所指十二个时间区位中的不同区位方向,来确定时节和月份,用十二支进行标记,这一方法称为"月建"或"斗建"。十二支标记十二个月,依序称为建子月(十一月)、建丑月(十二月)、建寅月(正月)等。

就一年或一日而言,每年或每日北斗七星随时间都会绕行北极星由东向西进行圆周运动,每个月或每个时辰(即2小时)移动一个地支区位(也是周天30度),一年或一天旋转十二地支恰为一周,此即《素问·六微旨大论》中所说的"凡三十度而有奇"。

晚23点至凌晨1点夜半时分,为昼夜阴阳消长变化的终点,也是新的一天阴阳消长变化的开始,所以为子时,其他依次类推。十二支每每间隔30度进行周天排序,等分一个太阳回归年,而每支与一年中的十二个月相对应,即《灵枢·卫气行》中的"岁有十二月,日有十二辰"。

《内经》中的北斗文化在斗建的相关知识中均有体现,诸如北斗七星与十二地支、北斗历法、二十八宿、太阳的周年视运动节律、四季节律、十二月节律、日节律、一昼夜的十二辰，以及与这些时间节律相关的人体生命节律等。

因斗纲在一年中不同时段的指向不同，结合气象、物象变化而确立了四时八节。基于北斗星斗柄旋转移行约十五度为一节气，用时十五日或十五日多一点，每四十五、四十六日为一季，自此厘定、命名了二十四节气。

《内经》中应用了十二支纪年月日时法。运用于纪年则为《素问·天元纪大论》中的"子午之上，少阴主之"；纪月，如《灵枢·阴阳系日月》所说的："寅者，正月之生阳也，主左足之少阳……亥者十月，主左足之厥阴。"《灵枢·九针论》中"其日戊寅、己丑"则是干支结合的应用纪日；纪时为《灵枢·卫气行》中的"岁有十二月，日有十二辰"等。古代天文学者发现北斗星靠近北极，北斗七星的斗柄延长线上存在玄戈和招摇两星，合称九星。因此，《素问·天元纪大论》中有着"九星悬朗"的说法。

其次，以北斗斗柄指向来推衍四时八节的气象变化对人体身体健康的影响。如《灵枢·九宫八风》中所说："太一移日，天必应之以风雨，以其日风雨则吉，岁美民安少病矣。"便是北斗斗柄节气变换时，外界气象变化与人体健康与疾病的关系。

最后，北斗斗柄指向的变化与四时阴阳变化相应，从而可用来解释六经证候的病理转机。如《素问·脉解》说："太阳所谓肿腰椎痛者，正月太阳寅，寅太阳也，正月阳气出在上而阴气盛，阳未得自次也，故肿腰椎痛也。"正月为一年之首，太阳为诸阳之首，故正月属于太阳，而月建在寅，是阳气升发的节气，但是阴寒之气尚盛，阳气当旺不旺，病及于经，所以腰肿、臀部疼痛。

日运行的医学意义

古人通过天文观测发现太阳的天幕视运动规律主要分为周日视运动和周年视运动两大类。太阳每日东升西落，自东向南向西做右旋运动，便为"太阳的周日视运动"。而太阳在二十八星宿恒星群组成的星空背景下，一年中自西向南向东左旋运转一圈，便是太阳的周年视运动，其所经过的路径又被称为"黄道"。

古人为了方便表达和推算，将太阳周年视运动的黄道轨迹等分为十二个时空区段，每一区段之间的间隔为三十度，由东向西分别与地平方位中的十二地支时空相对，称为"十二辰"，并与二十八星宿有一定的对应关系，为中国古代对周天的一种区域划分方法。

《素问·生气通天论》中指出"天运当以日光明"，意思就是说太阳才是天球中天体星辰运动的主宰者。《内经》中天体星辰对人体生命科学的研究，主要也都是建立在太阳周期运动对人体生命状态影响的基础之上的。因此,研究太阳的周期视运动规律就成了学习《内经》理论的首要任务。

太阳周日视运动

太阳周日视运动(图6),也就是地球的自转运动。《灵枢·卫气行》中指出"常以平旦为纪,以夜尽为始",其意思就是将连续两次平旦的间隔时间称为一日。太阳为自然界"阳气"的生化之源,平旦时,日始生,因此,《素问·平人气象论》中指出,平旦是天地与人体"阴气未动,阳气未散"之时。

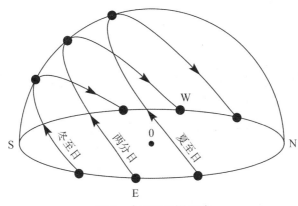

图6 太阳周日视运动

太阳一日周行十二地支时空区域,并与二十八星宿背景时空区域相对应。因此,《内经》中将一日等分为十二个时辰,在二十八星宿背景下,用十二地支所标记。如《灵枢·卫气行》:"岁有十二月,日有十二辰,子午为经,卯酉为纬,天周二十八宿,而一面七星,四七二十八星,房昴为纬,虚张为经。是故房至毕为阳,昴至心为阳,阳为昼,阴为夜。""子午为经,卯酉为纬"指一日有十二时辰,以夜半为子,日中为午;日出为卯,日入为酉。子位于北,午位于南;卯位于东,酉位于西,故曰子午(南北线)为经,卯酉(东西线)为纬。此时以子午线分夜半与日中之阴阳,以卯酉线分昼夜之阴阳。这样便将太阳周日视运动的轨道分为四部分,即一日之四时,朝为春,日中为夏,日入为秋,夜半为冬,《素问·金匮真言论》:"平旦至日中,天之阳,阳中之阳也;日中至黄昏,天之阳,阳中之阴也;合夜至鸡鸣,天之阴,阴中之阴也;鸡鸣至平旦,天之阴,阴中之阳也",即为太阳、少阳、太阴、少阴四象。

《内经》还用漏壶计量时间,将一日分为一百刻。即每一个太阳日太阳环行一周,经历周天二十八宿,历时一百刻。一回归年365日25刻,每年余25刻,四年盈一百刻而满一日。这也就是《素问·六微旨大论》中所说的："六十度而有奇,故二十四步积盈百刻而成日。"五运六气篇中将每年六气为六步,四年二十四步为一纪积百刻成日。

《内经》中又根据每日地球自转一周所受太阳光线的强弱不同所导致的阴阳的消长盛衰差异性,将一日划分为四个时段或五个时段。如《灵枢·顺气一日分为四时》中将一日的阴阳变化与四时相应称为:朝则为春,日中为夏,日入为秋,夜半为冬。《灵枢·营卫生会》中称其为:夜半为阴陇,夜半后而为阴衰,日中而阳陇,日西而阳衰。而《素问·脏气法时论》中则将一日分为平旦、日中、日映、下脯、夜半五段,分别用以表明一日中的阴阳盛衰变化情况。

太阳周年视运动

太阳在天球上的南北往复回归运动,就是太阳周年视运动(图7),也就是地球绕太阳的公转运动,其运动轨迹为黄道。《素问·六节脏象论》中所论述的:天为阳,地为阴,日为阳,月为阴,行有分纪,周有道理。日行一度,月行十三度而有奇焉,故大小月三百六十五日而成岁,积余气而盈闰矣。便为一个太阳回归年的运动。

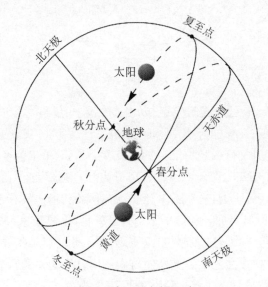

图7 太阳周年视运动

中国古代天文学家所发现的天幕上太阳的周日和周年视运动规律还为"天道左旋,地道右旋"(图8)理论思想的主要来源之一。春秋时期的《逸周书·武顺篇》中便有"天道尚左,日月西移;地道尚右,水道东流;人道尚中,耳目役心"的说法。唐代天文历法学家李淳风编著的《晋书·天文志》中则进一步指出:"天圆如张盖,地方如棋局。天旁转,如推磨而左行,日月右行,随天右转,故日月实东行,而天牵之以西没。譬之于蚁行磨之上,磨左旋而蚁右去,磨疾而蚁迟,故不得(不)随磨左回焉。"将天幕日月运行规律类比为旋转磨盘上两只蚂蚁的视爬行轨迹,即《汉律志》中的"蚁行磨盘"。由此可见,天道磨盘以自西向南向东左向旋转为正,便有了天盘上日自东向南向西"东升西落"的反向周日视运动现象规律。此现象源于地球自西向东的自转运动,为古人"天道左旋"之理。

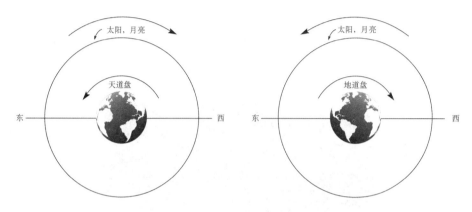

图8 天道左旋,地道右旋

而地道盘,则以自东向南向西右向旋转为正,观测者在地盘上所看到的太阳便有了一年中自西向南向东的反向周年视运动现象规律。此现象源于地球自东向西的公转运动,也即"地道右旋"之理。

由此可见,地球自转所形成的天道盘旋转形式称为"天道左旋",呈现以太阳等的周日视运动;地球公转所形成的地道盘旋转形式为"地道右旋",以太阳的周年视运动为主。"天道左旋,地道右旋"为中国古人仰观天体周期循环而形成的最初宇宙生存环境观,有着十分重要的时代进步意义。

月运动的生命意义

古人通过观察发现,月亮每天在星空中自西向东移动一段距离,形状也在不断地变化着,这种月亮位相变化,叫作月相。因此,月亮在天球上空有规律的周期运动主要有两种,一种是月相的朔弦望晦变化,称朔望月周期;另一种是月球运转在恒星背景中的对应位置变化,即月球绕地球公转一周的运动,称恒星月周期。月球每月围绕地球自西向东公转一周,其在天球上的运行轨迹称为白道。

朔望月周期（图9）

朔望月，又称"太阴月"，以从朔到下一次朔或从望到下一次望的时间间隔为长度，为月相盈亏的平均周期。

我国先民把月亮圆缺的一个周期称为一个"朔望月"，古代又称为"朔策"。把完全见不到月亮的一天称"朔日"，定为阴历的每月初一；把月亮最圆的一天称"望日"，为阴历的每月十五或十六。从朔到望，是朔望月的前半月；从望到朔，是朔望月的后半月；从朔到望再到朔为阴历的一个月。东汉所颁行的《四分历》规定朔策约为 29.5 日，与实际上的测量结果极其近似，彰显了我国古代人民高超的天文监测水平。

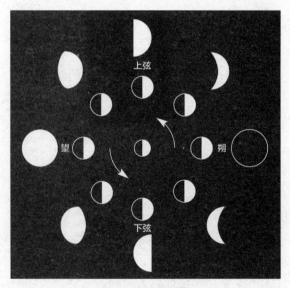

图9　朔望月周期

中国古人历来都非常重视月相的周期变化规律与自然界其他事物现象和人的生命健康之间关系的研究。《内经》中的古代医家发现朔望月中月相的盈亏变化，直接周期性影响着自然界的潮汐涨落和人体健康疾病及气血、肌肤和经络等各项生理功能活动变化。而这就是古人"月人合一"思想的体现。

对于朔望月的这一思想，《素问·八正神明论》："月始生则血气始精，卫气始行。月廓满则血气实，肌肉坚。月廓空则肌肉减，经络虚，卫气去，形独居。"这里的"月始生""月廓满""月廓空"，就是指古人看到的月相晦朔弦望的循环运动变化，也就是朔望月周期的最早医学记载。并阐述了月相变化与人体的肌肉、经络和卫气的相关性。

《灵枢·岁露》则进一步提出:"月满则海水西盛,人血气积……至其月廓空,则海水东盛,人气血虚。"论证了月相盈亏对海水的引潮现象和人体血气的生理改变作用。此外,同篇中,还指出人的疾病严重程度跟月亮圆缺有关,当月满时,"虽遇贼风,其入浅不深";至其月廓空时,"遇贼风则其入深,其患者也卒暴"。

因此,古代医家在对疾病的诊治或预后评估时,月相盈亏应为其重要参考因素之一。为此,《灵枢·岁露》提出了"乘年之衰,逢月之空,失时之和"的"三虚"原则,逢三虚之时,则发病急暴,"其死暴疾"。《素问·至真要大论》也指出"遇月之空,亦邪甚也"。

《内经》中还阐述了月相盈亏与疾病的治疗效果之间的影响关系。《素问·八正神明论》指出临床针刺疗法的注意事项是"月生勿泻,月满无补,月廓空无治",并将其原理分析为"月生而泻,是谓脏虚;月满而补,血气扬溢,络有留血,命曰重实;月廓空而治,是谓乱经。"针刺的具体手法中则提出了"泻必用方"的治疗理念。而对治疗中的针刺穴数也有明确的规定,如《素问·刺腰痛篇》所说的"以月生死为数"及《素问·缪刺论》中的月生一日一痏,二日二痏。渐多之,十五日十五痏。十六日十四痏,渐少之。

《内经》中并没有明确论及月相的朔望周期,仅在《素问·六节脏象论》中有大小月的月相变化记载。而朔望所对应的阴历日期,则在针刺疗法中有所涉及。

此外,《内经》中还提到了"积气余而盈闰"和月食的相关现象。

恒星月周期

月亮与某一恒星两次同时中天的时间间隔叫作恒星月,恒星月是月亮绕地球运动的真正周期。对于恒星月周期,因其多用于历法的制定,对人们生活和生产活动影响较小,因此,古代的记载相对偏少。《素问·六节脏象论》仅仅有"日行一度,月行十三度有奇焉"的相关记载。"月行十三度有奇",即月亮每日在周天运行的度数。《内经》以周天约为365度,每日行近13度,其推算出来的恒星月周期则应该是近28天。

现代研究指出,当不考虑其他星球因素的情况下,月球和太阳对海水的引潮力作用是潮汐的根本原因。其对包含人在内的动植物的生长发育等各项生理功能活动影响巨大,特别是在朔望、上下弦月四特征位相时,则最为明显。这一引力大小,与星球的质量成正比,同它们与地球之间的距离的平方成反比。太阳的质量为月亮的2700万倍多,但因月地距离几乎只有日地距离的1/390,所以月亮的引潮力大约为太阳的2.25倍。

当朔望月时,日地月三星一线,日月引力相合,引潮力最大,潮汐多为大潮,对生物的影响也最大。而上下弦月时,日月引潮力相互抵消,则为小潮,对生物影响相对较小。

古人早在数千年前,便已经发现了女性月经与月亮盈亏变化之间的规律性。因此,女性月经,古又称"月信",其行经期多在朔月前后。而古人同样发现其对动物的影响关系,如望月蟹黄丰满,朔月亏虚,所以《本草纲目》中有"腹中之黄,应月盈亏"的说法。除此以外,月相变化还与动植物的其他新陈代谢活动如觅食等生理活动息息相关。

五星运动

五星指金、木、水、火、土五星。《内经》等古代典籍中又称为太白、岁星、辰星、荧惑、镇星五纬。五星的视运动指观测者从地表所发现的其在天球上的位移轨迹,也就是五运终天。

古代天文学家通过长期监测发现了五星五年的视交替周期运动和五季周期运动规律,为五运六气思想的天文学基础。其中五年规律分主五年的岁运或中运;而五季周期则化生为五气,分主五季,细分为主客二气。其中主气因五星于五季显现五方天极的大体时空顺序的一致性而年年不变,客气则依五星显现的迟早变动而做出具体调整。

地球的自转和公转速率和运行周期是相对固定的,反映到古代天文监测中,则天球的运转速率具有相对不变性。因此,当五星各自的运转速度或公转周期不同时,表现在天幕上,便会出现五星轨迹的时空不同步性,具体表现为五星五季中分别显现在不同的五方天极和五星同一年中各自与地表的距离远近或星光明晦的差异性。从而在《内经》中有了五星气分主一岁的气候特征并与五方相应的关系。《素问·六微旨大论》对五星运动形式的观测所得为"因天之序,盛衰之时,移光定位,正立而待之",就是从天象监测中通过五星位移或星光明暗盛衰的规律,进而推衍出五星的天球视运动轨迹。

五星的公转周期不同

水星公转一周用时约 88 日,金星为 225 日,火星为 687 日,木星为约 12 年,土星 29 年。也就是说,天球上太阳自西向东绕地一周的一个太阳回归年时,水星历经 4.1 周、金星历经 1.6 周、火星历经 0.5 周、木星历经 1/12 周、土星历经 1/30 周。

这表明日、水、金、火、木、土六曜的天球运动具有 1 年、10 年、5 年、2 年、12 年、30 年轮回准周期。其最小轮回周期数为 60,因此,有五星的甲子周期。

也就是 60 年中,日、水、金、火、木、土六星辰各周转 60、246、96、30、5、2 周统一回归原点,太阳和五曜周年视运动具有 60 年轮回准周期性。

由此可见,因五星公转周期和近地距离时间上的差异性,古代天文学家在天球中所能观测到的五星位移、星光盛衰明暗则具有五年和五季的周期规律特性。五星的这一运转周期规律,同样为五运六气推算过程中的六十甲子大循环的理论出处。

《素问·气交变大论》论述了五星的视运动,认识到行星的视运动有徐、疾、逆、顺、留、守的运动变化规律,有"以道留久,逆守而小""以道而去,去而速来,曲而过之""久留而环,或离或附"三种类型。还论述了五星的亮度与大小的变化规律,认为五星在运动轨迹的各个位置上,亮度和大小有着不同的变化,尤其是地外行星在冲前后,也就是逆行时,往往显得最为明亮。

五星五年的视交替周期运动

古人通过观察发现,五季中分别出现在东南中西北五方天极的木、火、土、金、水五星,依顺序分别存在明亮晦暗和"五气"对地表影响作用盛衰的五年差异性,这便是五星的视交替五年周期运动。

地表观察中发现每一年中,五星中都会分别有一颗变大变亮,其星"气"对地表的影响作用增强,统司一岁之气,故名中运、大运或者岁运。五星中同一行星所主年份,行星的显晦及对地表的影响作用也存在差异性,古人用阴阳加以表述,统称为阳年或阴年,分主太过或不足。古人为记述五星的阴阳规律,从而创立了十天干的运算法则。十干所化的运,叫作中运,《素问·天元纪大论》中指出:"甲己之岁,土运统之;乙庚之岁,金运统之;丙辛之岁,水运统之;丁壬之岁,木运统之;戊癸之岁,火运统之。"此为运气学说的中心内容,以十天干的甲己配为土运,乙庚配为金运,丙辛配为水运,丁壬配为木运,戊癸配为火运,统称五运。前干属阳,后干属阴,如年干逢甲,便是阳土运年,年干逢己,便是阴土运年,阳年主太过,阴年主不及。

《内经》中同样还指出,岁运的太过与不及变化的原因主要与五大行星的视运行轨迹当道与否和经天五色星气有关。当岁运太过或不及之年,则主岁的运星偏离其道,经天星气分别夹杂相生母星色气或不胜星色气;如果没有太过与不及,则五星各行其道,五星色气正常,不相悖。如《素问·气交变大论》中所指出的:"岁运太过,则运星北越;运气相得,则各行以道""故岁运太过,畏星失色而兼其母;不及,则色兼其所不胜。"便是岁运与五星运行轨道和五色星气关系的论述。

五星的星色有正常、兼其母和兼其所不胜三种类型。所谓兼其母色,如岁星为土行的黄色,兼有火行的赤色;所谓兼其所不胜之色,则兼有木行的青色。显然,不同的星色都与岁运有关,并兼具生克制衡关系。

因此,五行理论来源于天上五星的视交替运动规律,其生克关系为五星运行之间相互关系的表述,这便是五行生克关系的天文由来。

五星的五季视运行规律

古人观察发现木火土金水五星于五季中交替出现在东南中西北五方天极,显现为经天五色星气。《素问·金匮真言论》中指出:"东方青色,上为岁星""南方赤色,上为荧惑星""中央黄色,上为镇星""北方黑色,上为辰星",便是对其的描述。此处的经天五色星气,即丹天、黅天、苍天、素天、玄天五气,也就是红、黄、青、白、黑五色运气,与地表化生的暑、湿、风、燥、寒五气相对应,为《内经》中五气化生核心理论的天文基础。

《素问·五气运行大论》载:丹天之气经于牛女戊分,黅天之气经于心尾己分,苍天之气经于危室柳鬼,素天之气经于亢氐昂毕,玄天之气经于张翼娄胃。这描述了五星的经天五色气与二十八星宿之间方位的对应关系。其同十二地支、四方位共同组成了我国古代著名的经天五气图(图10),是天干化五运的天文学理论基础。

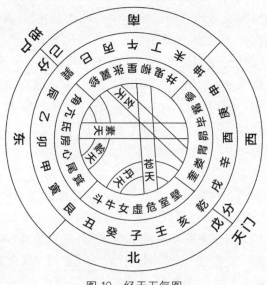

图 10　经天五气图

五星的五季交替视运动,显现为经天五色星气,分主五季,周行于下则化生为地表风、暑、燥、湿、寒五气。五气化生万物,分主五季,五季物候春生夏长秋收冬藏,各兼其性。古人结合五气属性和地表五季物候特性,分别用地表与之特性相同的木火土金水五类物质来加以描述,这就是五行。最早见于《尚书·洪范》记载的,"五行:一曰水,二曰火,三曰木,四曰金,五曰土。水曰润下,火曰炎上,木曰曲直,金曰从革,土爱稼穑。"后人依五星与地表五行的这种生化对应关系而将其统一命名为木火土金水五星。并根据五星运转所产生的五色星气之间的生克制衡关系,而创立了五行生克。

其中,木星春显于东方天极,其色为青,其气为风,地表五行属木;火星夏显于南方天极,其色为赤,其气为暑,五行属火;土星长夏显于中天极,其色为黄,其气为湿,五行属土;金星秋显于西方天极,其色为白,其气为燥,五行为金;水星冬显于北方天极,其色为黑,其气为寒,五行为水。五气化生万物,因此,《内经》中指出天上五大行星的交替运行产生了地表风、暑、燥、湿、寒五气,为万物化生的根源,藏于五脏,对人体的身心健康起着主导作用。

二十八星宿

二十八星宿是中国古代天文学家为观测天球上日月星辰的运行轨迹而将黄道和天赤道附近一周天的恒星带人为地划分为二十八个时空标志区域。观测者自身所在的地表平面与天球相截所得的圆周带称为天赤道。而《内经》中的二十八星宿多为沿天赤道方向划分的,沿黄道量度的二十八星宿则出现较晚。

二十八星宿四季中出没的天极相对位置固定不移,因此,可以作为天球星空背景区域来定位四方和星辰运行轨迹。

四方定位

春分时节,古人仰望星空发现四方天极各有七星分布,命名为二十八星宿(图11),以此来定位四方。其中,春分时节,角、亢、氐、房、心、尾、箕七宿,以龙形出现在东天极,称东方青龙七宿;斗、牛、女、虚、危、室、壁七宿,在北部的天空呈现出龟蛇互缠的形象,称北方玄武七宿;奎、娄、胃、昴、毕、觜、参七星宿以虎形,出现在西部的天空,称西方白虎七宿;井、鬼、柳、星、张、翼、轸七宿,以鸟的形象出现在南部天空,称南方朱雀七宿。由每方七宿组成的四个动物的形象,合称为四象、四维、四兽。古人一般多坐北朝南来确定星空垂直方位与测定节气,因此便有了左青龙、右白虎、前朱雀、后玄武的四象划分方法。《内经》中对此也早有记载,《灵枢·卫气行》中有:"天周二十八宿而一面七星,四七二十八星,房昴为纬,虚张为经"。古人仰观天象所发现的经天五气四方分布情况,也都是以二十八星宿作为其方位划分的星空背景。

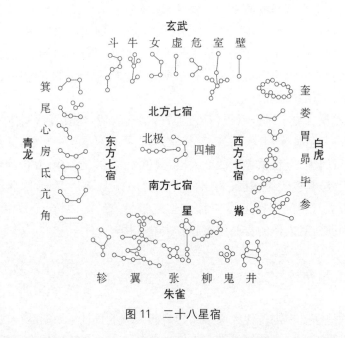

图11　二十八星宿

古人仰观天象,发现丹天、黅天、苍天、素天、玄天五色星气横贯周天二十八宿,这也就是著名的五气经天。如《素问·五气运行大论》中的:文丹天之气经于牛女戊分,黅天之气经于心尾己分,苍天之气经于危室柳鬼,素天之气经于亢氐昴毕,玄天之气经于张翼娄胃。

星辰轨迹定位

中国的古圣先贤在漫长的天文监测过程中同样发现了二十八星宿背景下日月五星等星辰的视运动规律。《素问·八正神明论》中"星辰者,所以制日月之行也",这个"制日月之行"的星辰就是分布在赤黄道上的二十八星宿所组成的恒星群。此外,根据木星的周天运行周期为12年,每年向东运转30度,从而自西向东将赤黄道上的二十八宿划分为十二段,又称十二次。此外,自古以来,古人用二十八宿的出没规律来确定时令,为农业生产和社会生活安排服务,并在十二次的基础上将其进一步划分为二十四节气。

二十八星宿定位月的周月视运动轨迹,为古代一个月28天的由来。月亮一日周行一宿,28 天周行一周,为一个月,一年有近 12 次周行循环。而土星为一年周行一宿,有镇住或填满该宿的意味,所以又称为镇星或填星,每二十八年环绕一周天。而太阳的周年视运动也同样沿着二十八星宿周转一周,约 13 天移行一宿,364 天周行为一周天。《内经》中将其作为太阳周日和周年视运动轨迹的时空区域划分背景,来区分四时或日昼夜的阴阳变化规律。

《灵枢·卫气行》:"房昴为纬,虚张为经。是故房至毕为阳,昴至心为阴。阳主昼,阴主夜。"从房至毕宿,历经从卯至申六个时辰,即由日出到日落的白昼,所以为阳;从昴宿至心宿,历经从酉至寅六个时辰,即由日落日出的黑夜,所以为阴。又如《素问·五运行大论》中说:戊己分者奎壁角轸则天地之门户也。戊分,即奎壁二宿的位置;己分,即角轸二宿的位置。日行奎壁二宿,由阴出阳,进入立春以后阳气流行,万物生长的春夏二季,所以奎壁二宿为天门;日行角轸二宿,由阳入阴,进入立秋以后阴气流行,万物收藏的秋冬二季,所以角轸二宿为地户。

最后,《内经》中还依据二十八宿定位太阳周日视运动的规律来确立人体经脉长度、营卫行度。《灵枢·五十营》中指出日行二十八宿,漏水百刻,气行五十营于身,呼吸一万三千五百息。十息气行六尺,一息脉行 0.6 尺,由此则可推算出人体经脉的总周长约为 16 丈 2 尺,日行一宿卫气行度近 1.8 周、水下一刻卫气行度为 0.5 周。

计时工具和方法

早在数千年前的秦汉,古人为了方便天文历法监测,便已经有了较为完备的计时工具和方法。

日晷

日晷,本义是指太阳的影子,后来则指古代利用日影测得时刻的一种计时仪器,又称"日规"。其原理就是利用太阳的投影方向来测定并划分时刻,通常由晷针和晷面组成。

圭表

圭表是我国最古老的一种计时器,古代典籍《周礼》中就有关于使用土圭的记载,可见圭表的历史相当久远。作为度量日影长度的一种天文仪器,圭表由"圭"和"表"两个部件组成。直立于平地上测日影的标杆和石柱,叫作表;正南正北方向平放的测定表影长度的刻板,叫作圭。圭表测定正午的日影长度以定节令,定回归年或阳历年。《灵枢·卫气行》中"是故日行一舍,人气行一周又十分身之八"便是太阳在日晷或圭表上的倒影,走了一个星宿的距离、时间,人的卫气走了人身体一周加上8/10。

日晷和圭表都是用太阳的影子计算时间的,一旦遇到阴雨天或黑夜便会失去作用,于是一种白天黑夜都能计时的水钟便应运而生,这就是漏刻。其计时方法,又称漏刻计时法。

漏刻

漏刻是古代的计时方法,漏,是盛水计时器漏壶,一般用铜制;刻,则是标有时间刻度的标尺。漏刻是以壶盛水,利用水均衡滴漏原理,把一昼夜分一百份,每份即为一刻,为一刻钟的最早由来。观测壶中刻箭上显示的数据来计算时间。作为计时器,漏刻的使用比日晷更为普遍。《灵枢·卫气行》:"水下一刻,人气在太阳……水下二十五刻,人气在太阳,此半日之度也……终而复始,一日一夜水下百刻而尽矣。"秦汉时期计时,一日分为漏水下百刻。

地支十二时辰计时法

十二时辰制西周时就已使用。古人把一昼夜分为十二个时辰,用十二地支名加上"时"字表示。即子时、丑时、寅时、卯时、辰时、巳时、午时、未时、申时、酉时、戌时、亥时,每一时辰相当于今天的两个小时。这十二时辰与现今计时法的关系是:子时即23点至1点,丑时即1点至3点,寅时即3点至5点……以下依此类推,亥时是现时的21点至23点。《灵枢·卫气行》篇云:"岁有十二月,日有十二辰,子午为经,卯酉为纬。"此处的十二辰和十二月都是以地支作为其计量单位的。

十二时段天色计时法

我国古人也用天色计时,这种方法将一昼夜分为12时段与十二辰相互对应。分别为:夜半、鸡鸣、平旦、日出、食时、隅中、日中、日昳、晡时、日入、黄昏、人定。夜半相当于子时,就是23点至1点;鸡鸣就是1点至3点;平旦就是3点至5点;日出就是5点至7点依次类推。如:《灵枢·营卫生会》中的阳陇、阴陇、阳衰、阴衰便是通过十二个时段天色的计时方法来描述一日的阴阳盛衰情况的。

六十甲子

六十甲子是中国人民一个古老的发明创造,又称六十花甲子,其最古老的用途是纪年、纪月、纪日、纪时。纪年为60年一个周期,纪月为5年一个周期,纪日为60天一个周期,纪时为5天一个周期。天干地支与六十甲子在中国古代的历法中,甲、乙、丙、丁、戊、己、庚、辛、壬、癸被称为十天干,子、丑、寅、卯、辰、巳、午、未、申、酉、戌、亥叫作十二地支。古代中国人民用天干地支来表示年、月、日、时。年月日时就像四个柱子一样撑起时间和空间的大厦,所以称为四柱。十天干和十二地支进行循环组合:甲子、乙丑、丙寅……一直到癸亥,共得到60个组合,称为六十甲子,如此周而复始,无穷无尽。年月日时都是60一个大循环。六十甲子的科学原理衍生出《内经》中的五运六气理论体系。《素问·天元纪大论》中:天以六为节,地以五为制。周天气者,六期为一备,终地纪者,五岁为一周。五六相合,而七百二十气为一纪,凡三十岁。千四百四十气,凡六十岁,而为一周。便是对六十甲子的最早论述。

古历法的医学意义

中国的古历法为天文学的分支学科,是通过日月星辰天象的时空运行变化规律,从而用以推算年、月、日的长度和它们之间的关系,制订时间顺序、判断气候的变化,预示季节来临的法则。它标志着观象授时退出历史舞台,中国古历法时代的真正到来。法国哲学家伏尔泰曾高度评价中国古代天文历法学,称中国人把天上的历史同地上的历史结合起来了。在所有民族中,只有他们始终以日月食、行星会合来标志年代。

其实,在中国古人眼中,天文历法除了计时作用外,更多的是对天地四时、昼夜阴阳变化及外界五气情况的监测手段。五气化生万物,分主四时,藏于五脏,与人体的各项生命功能活动息息相关。生命是五气维系着的一个极其复杂的过程,这个过程无论正常与否,都是用年、月、日等时间单位来进行计量的,这就是历法的意义和魅力所在。

因此,《内经》中在构建生命科学知识体系时,与其他所有学科知识一样,都要以相关历法知识作为其基础理论的支撑。由此,《内经》中分别以十二月太阳历、十月太阳历、太阴历、阴阳合历、北斗历等多种不同历法知识作为五气生命理论体系的天文历法基础。

《素问·著至教论》和《素问·气交变大论》等篇章中的"夫道者,上知天文,下知地理,中知人事,可以长久"思想理论则进一步指出古天文历法知识体系对认识生命周期规律和五气化生情况的重要性。

五运六气历

因《内经》涉及历法众多,并将日月星辰的天球视运动规律与人体运气生命现象相结合,而独创了五运六气历,又称运气历。

运气历也属于阴阳合历,以天干地支作为时空运算符号,来推衍六十甲子年中年、月、日、时所对应的地表六气的化生情况和变化过程。其中,以十天干配合五运推算每年的岁运,以十二地支配合六气推算每年的岁气,从而有效地阐明天度、气数、气候、物候等情况及疾病变化与防治规律。五运六气历为五气化生理论的历法推衍过程,反映了古人掌握五气化生规律,来规避六淫所带来的自然界气象灾害和人体的疾病,从而更有利于农事活动的安排和疾病的防治,并可根据年干支来推算一个甲子年中天气变化情况及其对人体生命活动的影响。

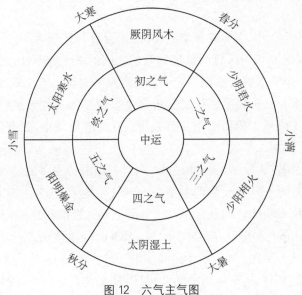

图 12　六气主气图

五运六气历是以"分则气分,至则气至"为划分原则的,表示气数与天度相对应。秦汉时期的中国古人通过观察发现天之五气并非完全"迟疾任情"的,分别应时而至,分主五季,与地表寒、暑、燥、湿、风、火六气所形成的气象物候存在对应关系。

五运六气历将一年中地表六气的这种四时规律,分为有规则的六步,也称六气(图12)。每一步气占二十四节气中的四个节气。每年的六步气是:第一步气始于大寒,历经立春、雨水、惊蛰;第二步气始于春分,历经清明、谷雨、立夏;第三步气始于小满,历经芒种、夏至、小暑;第四步气始于大暑,历经立秋、处暑、白露;第五步气始于秋分,历经寒露、霜降、立冬;第六步气始于小雪,历经大雪、冬至、小寒。然后又进入次年第一步气大寒。二十四节气的六步气分法中各步气的起始点均为中气,第二和第五步气正是春分和秋分,分别为上、下半年的中间分界线,这也就是"分则气分"。二十四节气中上半年为阳气当令,阳气鼎盛的极点是夏至;下半年为阴气当令,阴气鼎盛的极点是冬至。夏冬二至分别为阴阳二气交替之时,说明至是阴阳二气的极点,也就是"至则气至"。

地表六气来源于木火土金水五星有规律交替运动所产生的天之五运气,分主四时。因此将六步气与五星相配应:厥阴配风木,少阴配君火,太阴配湿土,少阳配相火,阳明配燥金,太阳配寒水。这样六步配上五星,就形成了一个五星交替运动的节令推移规则,这就完成了对一年中五气交替支配所带来的地表六气变化规律的总结。五运和六气相配按照其属性关系可分为相生、相克、同化等,就同化而言,又有太过、不及、同天化、同地化等差别。

运气历每一步气约占四个节气,大约是 60 天,其所以取大率六十天的理由是与六十干支有一种对应关系。《素问·六节脏象论》中:"天以六六为节,地以九九制会。天有十日,日六竟而周甲,甲六复而终岁,三百六十日法也。"实际上是用太阳天球视运动来表述六气的交替运行规律。气的运行按《周易·系辞传》所说"变动不居,周流六虚"分为六步,并以黄道标度日月运行节律,将黄道划分为不同的节点,这些节点是太阳在黄道上的特征位置,用以司天地之气的分、至、启、闭,由此定出四时、八正、二十四节气历法,反映天地阴阳之气消长气数和生命活动的节律,推测人体脏腑气血盛衰变化规律。

由客主加临可推测该年四时六气变化情况是否正常。当客主之气五行相生或相同,称为"气相得",则六气因时而至,无大的自然灾害,人五气调和多不病。如客主之气五行相克,称为"不相得",则六气非其时而至而化邪,出现太过或不及的反常现象,灾害多见,人体五气失衡而产生疾病。

因此,《内经》中的运气历的主要目的是根据外界五气的变动情况,从而科学监测气象灾害和防治疾病。

四分历

《内经》成书时,普遍实施四分历。规定一岁周,也就是一个太阳回归年为365 又 1/4 日,因岁余为四分之一日而得名。四分历又用朔望月来定月,一个朔策(也叫朔实,相当于朔望月)为 29 又 499/940 日。[①] 并在 19 个太阴年插入 7 个闰月,用置闰月的办法来调整岁实与朔策的长度。因此,兼有阴历月和回归年双重性质,属于阴阳合历。其以冬至为岁始,以平朔为月之初,以夜半为日之始,以此前某一个平朔、冬至恰在同一个夜半的日子为历元,从历元这一天开始推算此后各月的朔望和各年的节气日期。《内经》中诸多篇章涉及四分历的知识内容。如:《素问·六微旨大论》中:"所谓步者,六十度而有奇,故二十四步积盈百刻而成日也。"其意思便是将四分历中的一年 365 又 1/4 日,六均分,是为六步,则每步为 60.875 日,存有奇数。而每年 365 日外还余 1/4 日,须经四年二十四步才能合为一日,成为一日百刻的整数。而《素问·六节脏象论》中的"故大小月三百六十五日而成岁、积气余而盈闰矣"表明一个太阳回归年为三百六十五日,大月三十日,小月二十九日,12 个朔望月也只有 354 或 355 日不等于一回归年的日数,每年要差 10 至 11 天,三年就差一个来月。因此就必须用置闰月的方法来加以调整。

古四分历还是《内经》五运六气理论制定运气历法的基础,五运将一个回归年 365.25 日分为五步,每运各 73 日,六气则分为六步,每步约 61 日,用以推算自然界五气的变化规律及其对人体生命活动的影响。

北斗历法

古人夜晚仰望星空,北斗七星在群星中最为耀眼,七星的位置、形态相对固定,且与太阳的回归年运动轨迹存在对应关系,这与古代人们的农事及社会生产活动关系十分密切。因而古人以北斗七星作为天文背景制定了中国历史上最早的北斗历法。

北斗历法是以北斗七星的斗纲,即斗柄,在一个太阳回归年不同时段的旋转所指向的时空方位来历定阴阳(寒暑)、四时八节、二十四节气,并进一步推算年、月、日周期规律的一种历法。这里的年周期为汉代以前古历法中的太阳回归周期,即 366 日为一岁。

北斗历法为《内经》中古代医家构建生命科学知识体系的常用历法之一,用以预测一年中不同时段的气象、物候以及可能发生的疫情和疫病,在整个中医理论文化的形成过程中有着积极的作用和意义。此外,《内经》中有 20 余篇,40 余次涉及北斗历法的理论应用,它将历法中的一个太阳回归年 366 日分为八个时

---

① 出自《后汉书·律历志》。

段,即八节,并以此为基础创立八正、八极、八风、八动、八溪、八节、八虚、八髎、八纪、八达等诸多生命医学专用知识术语,并阐述了它们与人体生命科学之间的关系。因此,《内经》作为历史上第一部将北斗历法应用于生命科学的探索与研究中的医学著作,进一步论证了北斗历法的历史存在。

古代天文学家通过观察发现,北斗星为主的天球星体相互位移,与一年中五气化生的春、夏、秋、冬、长夏五季的周期性变化规律相互一致。而这势必会直接影响人体五脏储藏"五气"的平衡改变,为健康与疾病的影响因素。

北斗历法的特征

回归年规律

北斗历法以一个太阳回归年为周期,一岁一循环,是以北斗星的斗柄环转一周所需的时间与太阳的一个回归年运动是一致的。

当北斗星的斗柄环转一周,重新指向北极星时,此时的时间节点为冬至,既是上一年的结束,也是新一年的开始。所以,北斗历法以冬至为岁首,来作为节气的起点,也是全年中午日影最长的一天。

确立四时八节

四时者为春、夏、秋、冬四季;八节者为一年中的立春、春分、立夏、夏至、立秋、秋分、立冬、冬至八种节气;四时八节泛指一年中的各个节气。太阳历法(包括十月太阳历、十二月太阳历)是以立杆测影的方法确定四时八节的,而北斗历法则是依据北斗星的斗柄指向确定四时八节的。北斗七星在不同的季节和夜晚不同的时间,会出现于天空不同的方位,古人根据初昏时斗柄所指的方向来判定春夏秋冬四季和二十四个节气,其与地表的季节、物候和气候变化规律相对应。北斗历法据此将一个太阳回归年 366 日分为四立二分二至共 8 个时段,又称八节。其认为,根据斗柄的旋转指向可以判断、预测一年中四时八节的气候变化。四季有四时之气,八节有八时之风。四时八节之正风,可以长养万物;八节四时之虚邪贼风,可以毁伤万物,可以成为致人于病的邪气。《灵枢·九宫八风》中详细论证了"四时八节之风"的成因及发病原理。其中九宫方位与节气、八风的对应关系如下(图13):

九,南,上天宫,夏至,大弱风;

一,北,叶蛰宫,冬至,大刚风;

三,东,仓门宫,春分,婴儿风;

七,西,仓果宫,秋分,刚风;

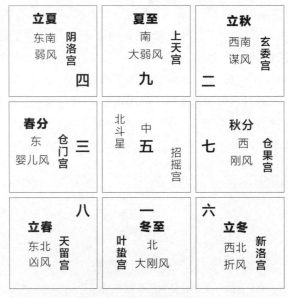

立夏 东南 弱风 阴洛宫 四	夏至 南 大弱风 上天宫 九	立秋 西南 谋风 玄委宫 二
春分 东 婴儿风 仓门宫 三	北斗星 中 五 招摇宫	秋分 西 刚风 仓果宫 七
八 立春 东北 凶风 天留宫	一 冬至 叶蛰宫 北 大刚风	六 立冬 西北 折风 新洛宫

图 13　九宫八风

四,东南,阴洛宫,立夏,弱风;

二,西南,玄委宫,立秋,谋风;

八,东北,天留宫,立春,凶风;

六,西北,新洛宫,立冬,折风;

五,中央,招摇宫。

斗柄指向是区分正风邪风的判断标准,所以篇中原文说"太一人徙立于中宫,乃朝八风,以占吉凶也"明确表达了应用北斗历法中八节时段划分的医学意义。

《内经》中的九宫图说与八风理论内容极大地丰富了中医学内容,在研究气候变化对于人体生理病理方面的影响,帮助人们认识疾病的发生、性质、流行等方面,有其重要的指导意义。

五行十月历

五星古称五纬,包含木曰岁星,火曰荧惑星,土曰镇星,金曰太白星,水曰辰星。五行运行,以二十八宿划分,按木火土金水的先后顺序,相继出现于北极天空,每星各行 72 天,五星合周天一年 360 度。

五星视运动发现因轨道和运转速度的差异,会造成天幕上五星视运行之间相对位置的靠近和远离,也就是行星逆行。中国古代阴阳家依五星逆行时间顺序及每星逆行时的距离和亮度,将五星分阴和阳:甲乙木,甲为阳木,乙为阴木;丙丁火,丙为阳火,丁为阴火;戊己土,戊为阳土,己为阴土;庚辛为金,庚为阳金,辛为阴金;壬癸为水,壬为阳水,癸为阴水。

阳干:甲、丙、戊、庚、壬;阴干:乙、丁、己、辛、癸。其中阳干为距离相近和星光渐盛;阴干为距离相远和星光渐远。共十个天干。

中国古代天文学家据此创立了五行阴阳十月历,古又称十天干历。

古代天文学家通过观察发现行星逆行靠近或远离偏离方向平均差不多36天,一近一远耗时72天,为一个行星逆行周期,对应一季。五星逆行周期,对应一年五季,为360天。

一月水星近地,为阳水月;六月水星远地,为阴水月;二月火星远地,为阴火月;七月火星近地,为阳火月;三月木星近地,为阳木月;八月木星远地,为阴木月;四月金星远地,为阴金月;九月金星近地,为阳金月;五月土星近地,为阳土月;十月土星远地,为阴土月。上半年为:壬、丁、甲、辛、戊,下半年为:癸、丙、乙、庚、己。

其中,甲是春月,木星现于东方天极,应春;丙是夏月,火星现于南方天极,应夏;戊是长夏,土星现于中天极,应长夏;庚是秋月,金星现于西天极,应秋;壬是冬月,水星现于北天极,应冬。

由此可见,五行十月历,本身便是阴阳五行学说的历法应用。其中古人依五星视运动远近距离,明晦程度将五星运行状态分属阴阳,为五行阴阳学说的建立及十天干的阴阳划分奠定了基础,进一步论证了五行学说理论来源于古人对五星天文的认识。

春秋时期《管子·五行》亦有相似记载:"作立五行,以正六时,以正人位。人与天调,然后天地之美生。日至,睹甲子,木行御……七十二日而毕。睹丙子,火行御……七十二日而毕。睹戊子,土行御……七十二日而毕。睹庚子,金行御……七十二日而毕。睹壬子,水行御……七十二日而毕"。

这种历法在夏王朝曾一度广泛使用,只是后来逐渐被十二月历替代,但一直到中华人民共和国成立前,还完好地保存于彝族等少数民族地区。

《内经》中的古十月阴阳历

《内经》上下两卷共162篇,其中的历法除涉及北斗历法、阴阳合历、五运六气历法等外,在很多篇章依然大量使用"十天干历法",并多与季节、五行、五脏结合来论。如《素问·风论》"春甲乙伤于风者为肝风,以夏丙丁伤于风者为心风,以季夏戊己伤于邪者为脾风,以秋庚辛中于邪者为肺风,以冬壬癸中于邪者为肾风。"《素问·阴阳类论》："春甲乙青,中主肝,治七十二日,是脉之主时。"《灵枢·顺气一日分为四时》："肝为牡藏,其色青,其时春,其音角,其味酸,其日甲乙;心为牡藏,其色赤,其时夏,其日丙丁,其音征,其味苦;脾为牝藏,其色黄,其时长夏,其日戊己,其音宫,其味甘;肺为牝藏,其色白,其音商,其时征,其日庚辛,其味辛;肾为牝藏,其色黑,其时冬,其日壬癸,其音羽,其味咸。是为五变。"将天干历法与五行、五脏、五味、五季、五色等分别对应。

也就是说,五行的概念,并非是对金、木、水、火、土五种物质材料的描述,而是对天象五星五季视运动特征:五星五时分别运行东南西北中五方,星光透过大气层,呈现出五色经天,并划分春风、夏暑、长夏湿、秋燥、冬寒五个季节气候特性,分别对应地表的木、火、土、金、水五行物质的具体描述。

因此,描述五星运动规律的上古五行十月历,是五行概念产生的基本背景。对《内经》古十月历的相关内容的解析,可以为五行起源与内涵的重新解读提供有力的佐证。

干支由来

在中国古代的历法中,甲、乙、丙、丁、戊、己、庚、辛、壬、癸被称为"十天干",子、丑、寅、卯、辰、巳、午、未、申、酉、戌、亥叫作"十二地支"。两者均源自中国远古时代对天象的观测,并按固定的顺序互相配合,组成了干支纪法。

天干与五星

古代天文学家通过观察发现天上除日月外,还存在五星。五星在一年中的视交替运动,从而有了经天五色气与五季、五方、五行的时空对应关系。因此,《史记·天官书》中有"天有五星,地有五行"的说法。

而五星视运动发现因轨道和运转速度的差异,会造成五星运行之间相对位置的靠近和远离,也就是"行星逆行"。中国古代阴阳学家据此,将五星分阴和阳。阳干:甲、丙、戊、庚、壬;阴干:乙、丁、己、辛、癸。其中阳干为距离相近和星光渐盛;阴干为距离相远和星光渐远。

其中,甲为阳木,乙为阴木;丙为阳火,丁为阴火;戊为阳土,己为阴土;庚为阳金,辛为阴金;壬为阳水,癸为阴水。

由此可见,十天干本身便为古人记录天上五星交替运动中行星逆行规律的方法之一。天之五星的交替运动,显现为经天五色气,与五季相应,周行地表,化生万物,归类五行。因此,描述五星运转现象规律的十天干本身便与五气五行相关联。

《淮南子·天文训》中便详细地论述了五星与五方、五季、五音、五兽及天干之间的相互对应关系,"何谓五星:东方木也,其帝太皞,其佐句芒,执规而治春,其神为岁星,其兽苍龙,其音角,其日甲乙;南方火也,其帝炎帝,其佐朱明,执衡而治夏,其神为荧惑,其兽朱鸟,其音徵,其日丙丁;中央土地,其帝黄帝,其佐后土,执绳而治四方,其神为镇星,其兽黄龙,其音宫,其日戊己;西方金也,其帝少皞,其佐蓐收,执矩而治秋,其神为太白,其兽为白虎,其音商,其日庚辛;北方水也,其帝颛顼,其佐玄冥,执权而治冬,其神为辰星,其兽玄武,其音羽,其日壬癸"。后世之人据五星与地表五行的对应关系而将其分别命名为水星、金星、火星、木星、土星五星。

地支与岁星周年视运动

古人将二十八星宿恒星群方位背景下的木星圆周轨道均分成十二个部分,后又对这十二部分分别命名,便就是十二地支。因木星的公转周期大约为十二年,所以,中国古代用木星来纪年,故而称为岁星。因此,十二地支为木星视运动轨迹的方位划分方法。

古人在北斗星周年视运动天文观测中发现,北斗斗柄绕北极星一圈360度,用时为一年。十二地支方位正好与一年十二个月相对应。西汉初年的《淮南子·天文训》说:"帝张四维,运之以斗,月徙一辰,复反其所。正月指寅,十二月指丑,一岁而匝,终而复始。"便说明西汉初年已经开始使用北斗斗柄指向寅卯等十二方位,正月建寅的方法。

其中,司马迁在《史记·天官书》中:"斗为帝车,运于中央,临制四方,分阴阳,建四时,均五行,移节度,定诸记,皆系于斗。"指出北斗七星为定方向、定季节、定时辰的标尺。斗柄与地支的四季对应关系是:斗柄指卯,天下兼春;斗柄指午,天下兼夏;斗柄指酉,天下兼秋;斗柄指子,天下兼冬。

而四方五季本身便和五星、五气、五行相互对应,因此,天干地支可以与五行相互配伍(图14):木,天干甲、乙,地支寅卯,方位为东,时在仲春。当其时也,万物复苏,生机盎然;火,天干丙、丁,地支巳、午,方位在南,时在仲夏。当其时也,万物生长,其势盛极;土,天干戊、己,地支辰、戌、丑、未,方位居中,时在长夏,土生于火,既长而旺;金,天干庚、辛,地支申、酉,方位为西,时在仲秋,当其时也,万物丰收,天气肃杀;水,天干壬、癸,地支子、亥,方位在北,时在仲冬,当其时也,万物闭藏,不相见也。

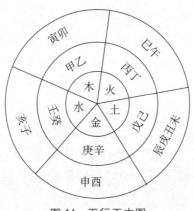

图 14 五行干支图

五星与河图

河图、洛书是华夏文化的源头。其中河图则是对木火土金水五星御临天极时节规律和阴阳属性的表达。其为伏羲创立先天八卦奠定了理论基础。

五星古称五纬,是天上五颗行星,木曰岁星、火曰荧惑星、土曰镇星、金曰太白星、水曰辰星。由于水金木火土五星比较明亮且在恒星背景中有明显的视运动,因此,他们的运动在远古时期便备受古人的关注,祖冲之父子、张衡等天文科学家对其位置,轨道距离,运行速度及周期等的研究和计算都已达到较高水平。五星运行,以二十八宿划分,因近日距离不同,运行轨道大小各异,进而速有疾迟,或见或伏,各有顺逆,就会导致其近地距离和明亮程度的变化。古人将五星出现时,近地且更为明亮的月份称为"阳"月;远地而星光较暗淡的,则为"阴"月。我们的先祖经过观察发现:金木水火土五大行星出没天极的时间和五行阴阳历中的五季相吻合。

水星:每年癸月、壬月,水星出现在北方天极,阴癸阳壬;

火星:每年丁月、丙月,火星出现在南方天极,阴丁阳丙;

木星:每年乙月、甲月,木星出现在东方天极,阴乙阳甲;

金星:每年辛月、庚月,金星出现在西方天极,阴辛阳庚。

土星:每年己月、戊月,土星出现在中央天极,阴己阳戊。

每星一年中各出现两次,每次 36 天,共行 72 天,五星刚好合周天 360 度,一年 360 天。其中,癸丁乙辛己五月为阴月,五星距离较远,星光较弱;壬丙甲庚戊,五星距离较近,星光较强。河图依据五星出没时节规律而绘成图式:其中以白圈为阳,为天,为奇数;黑点为阴,为地,为偶数。并以天地合五方,以阴阳合五行,所以图式结构分布为:一与六共宗居北方,因辰星癸月出现于北方天极,壬月运行至距离最近,星光最强,因此又称"天一生水,地六成之";二与七同道居南方,因荧惑星丁月显于南方天极,丙月达到近地星光最强点,又称为"地二生火,天七成之";三与八为朋居东方,因岁星乙月在东方天极限显现,甲月达到最近点,正对"天三生木,地八成之";四与九为友居西方,因太白星辛月出现于西方天极,庚月星光最亮,有"地四生金,天九成之"之说;五与十同途,居中央,因己月镇星行至中央天极,戊月距离最近,因此,有"天五生土,地十成之"之说。

　　壬月,辰星见于北方天极,此时正当冬气交令,万物蛰伏,寒气当道,天多降冰雪,地表冰水夹道,与水行相对,故将辰星命名水星;丙月,荧惑星见于南方天极,正当夏气交令,暑气当道,地面一片炎热,与火行相对,故将荧惑星命名为火星;甲月,岁星见于东方天极,正当春气当令,春风拂面,草木萌苏,与木行相对,故将岁星命名为木星;庚月,太白星见于西方天极,燥气当道,万物华实而后凋零,与金行相对,故将太白星命名为金星;戊月,镇星见于中天,表示长夏湿土之气当令,既长而旺,与土行相对,故将镇星命名为土星。

　　五行学说来源于天文学中五星运行规律的总结。抽象化之后,只取其运化规律,就得出了河图(图15)。河图远古留下来的星象图。

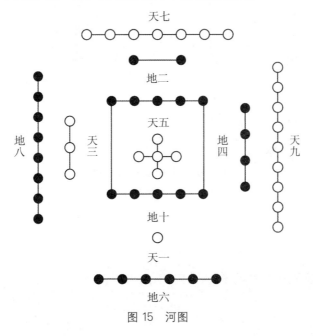

图 15　河图

很多人认为五行来源于古人对自然界存在的五种物质的分类总结过程，是对木、水、火、土、金五种物质元素的总结，是有误的。其最早来源于古代天文学家对天之五星运动变化规律与地表五季表象对应关系的总结。五星运行映射出地球生物的生理活动变化：春生、夏长、秋收、冬藏，进一步取其性，将其提炼为生、长、沉、化、藏五种性质，并用自然界存在的与之属性一致的五种常见物质：金、木、水、火、土——映射，从而得出的金、木、水、火、土五行、五星。

河图意义

左旋之理

坐北朝南，左东右西，水生木、木生火、火生土、土生金、金生水，为五行左旋相生。中心不动，一、三、五、七、九为阳数左旋；二、四、六、八、十为阴数左旋；皆为顺时针旋转，为五行万物相生之运行。五行左旋而生，中土自旋（图16）。

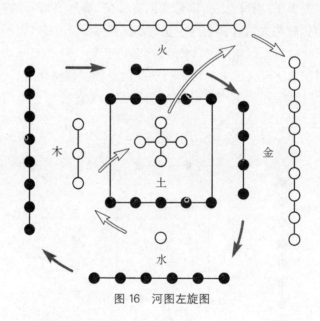

图16　河图左旋图

五方定位

河图本是星图，其用为地理，故在天为象，在地成形也。在天为象乃三垣二十八宿，在地成形则东木青龙、西金白虎、南火朱雀、北水玄武、中间土明堂。

洛书的进步意义

古代天文学家仰观天文，最为突出的便为五纬和北斗七星了。五星交替运行，北斗七星斗柄围绕北极星环状运转，两者都同时具有相同的节气和方位特性。

《冠子·环流篇》中指出北斗七星围绕北极星做环状运动，在不同的季节中，斗柄指向存在差异。而这正好和五星出现在上方四天极的时间相互重合。因此，古人在描述五星运行规律的河图基础上融合北斗星运行规律，而创立洛书，其包罗万象、奥妙无穷，完美地诠释了当时诸多天文星辰运动活动。

洛书在河图的基础上，将东、西、南、北、中五方拓展为九宫八方：中央一宫为北极，又名太一、帝星。周围八宫分东、西、南、北四方，东南、东北、西南、西北四隅共八个方位。从而正对二十四个节气中标示季节转换的八节气：立春、春分、立夏、夏至、立秋、秋分、立冬、冬至。和八节气所对应的来自地表八个方向的季风，也就是《灵枢·九宫八风论》中的大弱风、谋风、刚风、大刚风、折风、凶风、婴儿风、弱风。

河图以十数合五方、五行、阴阳、天地之象。洛书则同样为一、三、七、九为奇数，亦称阳数，以白圈为阳，为天，代表天气；二、四、六、八为偶数，亦称阴数，以黑点为阴，为地，代表地气。但其以阳数为主，位居四正；阴数为辅，位居四隅；五仍居中，属土气，为五行生数之祖，位居中宫，寄旺四隅。

洛书与五行相配(图17)则得出：三、八为木；四、九为金；二、七为火；一、六为水的五行对应关系。而对位相合皆为十，一九合十，三七合十，二八合十，四六合十，总数四十，皆为阴数。而御之以中五，则纵横上下交错皆为十五，总数四十五，皆为阳数。表明阳生于阴、阴统于阳。

五星运行每年御临天极各有两个月，具有明显的时间规律，同时因各自的运转速度和周期差异，而存在行星逆行，这两个月天空星象表现具有距离远近和星光强弱的不同。古人将五星出现时，近地且更为明亮的月份称为"阳"月；远地而星光较暗淡的，则为"阴"月。洛书在河图的基础上，将阴月和阳月分开，分别对应四正四隅，可以更好地区分五星各自两次运行轨迹差异，并体现出五星各自运动，距离远近阴阳转化关系。

也就是将河图中呆板的"一与六共宗居北方，二与七同道居南方，三与八为朋居东方，四与九为友居西方，五与十同途，居中央"共居模式改为四正四隅八方动态运转变换模式。从而进一步诠释"天一生水，地六成之；地二生火，天七成

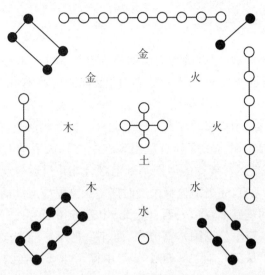

图 17　洛书五行图

之；天三生木，地八成之；地四生金，天九成之；天五生土，地十成之。"的五星动态运转规律。

因此，洛书在河图的基础上，更加生动地描绘出五星运转过程中的阴阳、节气、方位的动态天象。一般认为河图为体，洛书为用；河图主常，洛书主变；河图重合，洛书重分；阴阳相抱，相互为用。

古人乐天知命的人生观

中国古人乐天知命的人生观，并非消极遁世，而是建立在《内经》五气化生理论基础之上的，为五气所主，有着同时代的科学性。东汉班固在《白虎通·灾变》中："尧遭洪水，汤遭大旱，命运时然。"取其表意，称之为命运。可见，命运一词，古今异议，偏离五气原旨久矣。

《内经》中的古人认为五气来源于天，化生人体，藏于五脏。五气的盛衰制衡情况与人的健康疾病和性情好坏息息相关。《素问·阴阳应象大论》："人有五脏化五气，以生喜怒悲忧恐。"和《灵枢·九针论》中："五脏：心藏神，肺藏魄，肝藏魂，脾藏意，肾藏精志也。"便指出五脏储藏的五气与人的精神思维活动息息相关。由此可见，古人认为个体间五脏储藏的五气信息不同，便拥有着不一样的健康状况和性情。性情影响人生，一个人一生中的健康状况和人生际遇，便是命运。五气学说可能为最早的人体基因理论,五气与人生的关系和现代医学的基因决定论相一致。

古人认为一个人出生时,便打上了当时的全部五气信息特征,这也就是《易经》中用年、月、日、时的干支所排列的四柱,分别称之为年柱、月柱、日柱和时柱。一个人四柱所包含的先天五气信息,与外界"五运六气"的具体情况相结合,便是命运。

人体先天四柱所包含的五气信息,多为定数,便是"命";内外五气相合,变动不休,便是"运"。

上古时期作《易经》,以为五气推理之法。《周礼·春官·大卜》中将其分为三易之法,一曰连山。二曰归藏,三曰周易。其中《连山》和《归藏》已经失传,现存于世的只有《周易》。

由此可见,五气所主的乐天知命的人生观由来已久。儒家先祖孔子,同样是一位笃信五气决定论的老夫子。他亲自为《易传》作传,又称《十翼》,提出"五十而知天命""不知命,无以为君子"等诸多思想。均表达了认清五气化生情况,知性知命的观点。

因此,在古人的眼中,以五行生克为理论基础,以天干地支为运算依据和方法的五运六气学说,其本身便可以预测天地五气的变化情况,从而发现人体五气变动规律。

五气来源于天,天象变化产生五气异常,因此,古代天文学家多兼为推理学家,这也是推崇河图洛书的原因。其后创立的《易经》、先后天八卦等则为将天象规律推演及天地万物及人世变化。河图洛书天象规律为五气之本,为体;《易经》等为五气下临于地,支配万物,为用。

后世学者在此基础上进一步完善,逐渐形成了众多推演方法。但其归根结底,却依然是以五气化生理论为基础的。

古环境选取学

中国先民在长期与自然界的斗争实践过程中,逐渐认识到合理调整外界五气环境对自身健康和生活至关重要,从而形成了一整套完整的五气生存环境研究学说。其核心思想是通过科学合理的五气居住环境的选择或调整,以达到保命全身的目的。这一学说多起源于远古时期,具体不详,但早在春秋战国便已经完善盛行,历史渊源悠久。

古代天文学家通过观察发现五星交替显现于五方天极,而有了风、暑、燥、湿、寒五气,周行地表,化生人体在内的万物,从而构建了中医的五气化生理论。《易经》中则有"星宿带动天气,山川带动地气,天气为阳,地气为阴,阴阳交泰,天地氤氲,万物滋生"一说。《素问·阴阳应象大论》中指出了五气与五方、五行、五味、五脏等的对应所属关系:东方生风,风生木,木生酸,酸生肝;南方生热,热生火,火生苦,苦生心;中央生湿,湿生土,土生甘,甘生脾;西方生燥,燥生金,金生辛,辛生肺;北方生寒,寒生水,水生咸,咸生肾。

当五气非其时而至则化邪,又称六淫、六邪,会导致自然灾害或疾病。

《内经》中的古人为趋吉避害,保命全身,在《素问·上古天真论》中提出了"虚邪贼风,避之有时"的养生方法。

风从南方来,名曰大弱风,其伤人也,内舍于心,外在于脉,气主热。风从西南方来,名曰谋风,其伤人也,内舍于脾,外在于肌,其气主为弱。风从西方来,名曰刚风,其伤人也,内舍于肺,外在于皮肤,其气主为燥。风从西北方来,名曰折风,其伤人也,内舍于小肠,外在于手太阳脉,脉绝则溢,脉闭则结不通,善暴死。风从北方来,名曰大刚风,其伤人也,内舍于肾,外在于骨与肩背之膂筋,其气主为寒也。风从东北方来,名曰凶风,其伤人也,内舍于大肠,外在于两胁腋骨下及肢节。风从东方来,名曰婴儿风,其伤人也,内舍于肝,外在于筋纽,其气主为身湿。风从东南方来,名曰弱风,其伤人也,内舍于胃,外在肌肉,其气主体重。此八风皆从其虚之乡来,乃能病人。晋代的郭璞将此类环境选取法原则归总为:乘生气也,气乘风则散,界水则止,古人聚之使不散,行之使有止。得水为上,藏风次之。

中国古人将这一五气生存环境选取理论原则应用于宫殿、住宅、村落的选址、座向和建设等,从而形成了最早的地理学科。它是建立在五气化生理论学说基础之上的,由阴阳五行、干支生肖、四时五方、河图洛书、八卦九宫、二十四节气与七十二候(历法)、星象分野等知识体系构成的。

而这便是古代生存环境选取学说的理论基础,顺应并适当改造环境的目的便是通过五行生克,调和阴阳,来改变外在五气属性,从而滋养人体自身五气,以达到阴阳调和的目的。

这一方法主要分为形法与理法两大部分。其形法,注重辨方正位;而理法,则注重阴阳、五行、干支,九宫八卦等理论中的五气生克制衡关系。但二者都是以五气化生理论为基础,并遵循如下两大原则:天人合一原则;阴阳五行生克平衡原则。

天人合一原则

天地五气合而为人,天人合一的根本便在于维持天地人三者间的五气平衡关系。

古人借助自然界星辰运动规律、地形地貌特征,有针对性地选取外界五气环境来调整自身五气情况,天地人五气合一,从而影响个体的疾厄关系。

五星交替五方,产生五季,化生五行。因此,五气对五方,其中东方多风木,南方多暑火,中央多湿土,西方多燥金,北方多寒水。位之所居,五气各有所主,生克有异。

此外,局部地势和环境同样影响小范围内的五气情况,如背阴近水者,多湿;地势高者,气散且寒等,因此,在选址时,也需科学考虑小范围的五气情况。

阴阳五行生克平衡原则

个体出生时的年、月、日、时四柱干支排序不同,则自身五气属性便存在明显差异,有人多燥金而少风木等,则后天居住环境选取时便需依五行生克关系,通过调整居所五方朝向、增添五行饰品等来调和阴阳五行生克制衡关系。故素有:偷天之星运,地之五气一说。

操作工具

而其操作工具,同样是按照易经以及河洛原理,参照七政以及天象星宿运行规律制作而成的。其内包含十二地支(子、丑、寅、卯、辰、巳、午、未、申、酉、戌、亥)和八干(甲、乙、丙、丁、庚、辛、壬、癸)、四维(乾、坤、艮、巽)分配在二十四方位的二十四山,对应六十四易卦、阴阳五行、二十四节气等内容。而这一推理方法本身便是通过天象和地理特性来推演天、地、人三者间的五气化生情况。

因此,整个古代生存环境选取学说,其本质便是五气地理学说。

古气象医学

气象是指某一地区大气的物理特征,包括气温、风力、干湿度、日照等要素,以及由此引起的云雨、霜雪、雾露、冰雹、雷电等现象。古气象学便是古代气象学家对这些大气要素及云雨雷电等现象的监测,最早见于商周时期的甲骨卜辞,为世界上最古老的气象记载。中国古代先哲将气象要素统归为天地二气,而云雨霜雪等诸多大气现象为天地二气交合的产物。

春秋战国时期的古人认为"天地氤氲"而"万物化醇",万物化生于天地二气的交感。《内经》则提出了著名的气交气象理论,推进了这一理论的发展。《素问·四气调神大论》中指出:"天地气交,万物华实。"气交则化生万物,长养万物。《素问·六微旨大论》进一步指出:"上下之位,气交之中,人之居也。"上下是说天地,人是气交的产物,气交为维持各项生命功能活动的重要因素。人为天地阴阳二气交合的产物,其理论研究则必然要以天地二气交合现象及天气变化的周期性规律作为认识人体生理功能和病理现象的前提条件。《内经》中详细而深刻地论证了气象和生命医学的关系,因此,研究和掌握秦汉时期的古气象知识理论有着积极的意义。

这一时期的古气象学知识在生命医学研究中的继承、应用和发展,主要体现在三个方面:四时摄生、六淫防治和五运六气。

四时摄生

古人根据气象物候的变化规律,将一年分为春、夏、长夏、秋、冬五季。五季气候来源于天,为风、暑、燥、湿、寒五气所主。五气特性不同,则所化生的五季的气象物候不同,而有了春生、夏长、长夏化、秋收、冬藏的生化过程。

人为五气化生,与外界五气相应。因此,科学合理地遵循五气的四时规律,因时制宜,可以起到很好的摄生和防治疾病的功效,这也就是四时养生法。正如《素问·四气调神大论》所言:"故阴阳四时者,万物之终始也,死生之本也。逆之则灾害生,从之则苛疾不起,是谓得道。"顺应四时气候的变化来调摄养生,就能达到益寿延年的目的。

此外,为进一步细分天地五气,掌握五气的化生情况,古人采用干支历法将一年中五气的季节、物候、气候变化规律细分为二十四节气,从而指导农业生产和疾病的临床救治。关于二十四节气,《素问·六节脏象论》:"五日谓之候,三候谓之气,六气谓之时,四时谓之岁。"这种候、气、时、岁的划分法,就是根据二十四节气的理论建立的。而《素问·至真要大论》中"气至之谓分,至则气同,分则气异"的分,就是春秋二分;至,便是冬夏二至。

六淫防治

《内经》将自然界各种气象变化归纳为:风、寒、暑、湿、燥、火六类,简称六气,为影响人体健康和疾病的重要因素。六气非其时而至,出现太过或不及,会导致自然界气候的急骤变化,从而导致自然灾害和疾病,故称六淫或六邪。《素问·至真要大论》:"夫百病之生也,皆生于风、寒、暑、湿、燥、火,以之化之变也。"

通过化与变的过程,将六气转为六淫。因此,合理地规避六邪气象,为防治疾病的重要方式之一。正如《灵枢·本神篇》里指出的古代智者养生,多顺四时而适寒暑。

此外,五运六气理论涵盖了许多自然气候和生命现象两者之间的对应关系。如:气候和生命的周期现象,人在不同气候模式中的常见病、多发病情况,自然和人的气化规律和病机问题等。因此,没有古气象学知识的积累,就不可能有运气学说的产生。

五气化生万物,藏于五脏,合而为人,五气的盛衰与人体的健康与疾病息息相关。由此可见,《内经》中对四时、六淫和五运六气的理论研究,其目的都为掌控自然界五气的变化情况,从而防治人体五气失衡疾病状态。

另外,《内经》中还进一步阐述了实风和虚风对人体生命健康的不同影响。其中实风为当位当时的六气化风,生养万物;而虚风则为不当位非其时的六邪化风,导致疾病。因此,《灵枢·九宫八风》中指出:"因视风所从来而占之。风从其所居之乡来为实风,主生长养万物;从其冲侯来为虚风,伤人者也,主杀,主害者。谨侯虚风而避之,故圣人日避虚邪之道,如避矢石然,邪弗能害,此之谓也。"从风的来路进行五气气象预测,作为疾病防治的依据。

古地理医学

中华民族的地域划分最早来源于天,为天象中五星或北斗七星星辰运行轨道方位的垂直领域,也就是五方和九宫地域划分方法。因此,五方和九宫地域划分本身便包含五气特性,其地貌物候也兼由五气所化生。中国古代学者还发现地理因素除了五气特性外,还深受地域天然存在的地形地貌的影响。在这些不同的地域中,既有辽阔的平原,也有高山、丘陵、湖泊、海洋等多种多样的地形地貌。各地域的五气和地形地貌自然条件迥异,富有形形色色的气候、土壤、水质和生物等特异性结构。而这些不同的地理气候条件,决定了当地人生活饮食起居的差异性,所产生的疾病生理病理情况也均有不同。

因此,《内经》便从生命医学的角度,详细记载了五气地理下当地居民人体的生命状态,并对这些地理条件对人体生理病理的影响进行了详细阐述。《素问·气交变大论》指出:"位地者,地理也。"也就是说,地理就是研究地域的方位高下、五气主导下的气候寒暑与地表化生物的生长化收藏关系的一门学科。并在《素问·五常政大论》中指出:"地之小大异也,小者小异,大者大异。"说明地域五气特性差异较大的,对生物的影响大;地域差异性小,则对生物的影响性也小。

《内经》中也沿用了这两种地域的五气划分方法，一是将黄河和长江依上中下三游划分九州，与天上的九宫方位相应；二则是依东、南、西、北、中五方进行划分。《内经》更多偏向于五方区域的划分。

九宫分法

九宫思想最早来源于古人对北斗七星斗柄环指北极星的周天运动。北极星位居天宫正中方位而不移，是为中宫；斗柄遥指四正四隅八个方位将斗柄环行所经过的星空区域八等分，是为八宫，两者合称九宫。古代天文学家为方便实际操作和观测，多直接将天宫以井字九等分，用以观察北斗七曜等星辰的星空运行轨迹和判断方位与节气。通过斗柄旋指八宫的具体方位，便可以推知四时八节的五气气象变化。北斗斗柄指向四正方位，则分别对应二分、二至；斗柄分指四隅，则为四立节气。二十四节气本身便为五气所主一岁气候的划分方法，主导节气的六气非其时而至则化六邪，产生灾害和疾病。如《灵枢·九宫八风》中有："是故太一入徒，立于中宫，乃朝八风，以占凶也"一说，古人最早将天之九宫垂直覆盖在大地九野之上，是为九州。如此，九州与九宫垂直相应，为五气的区域划分方法。

九州的垂直划分最早见于中国第一部区域地理著作《尚书·禹贡》，其相传主要为大禹分治黄河长江、防范洪灾时，仿效于天之九宫，将黄河长江依上中下三游为界而划分九州。分别为：冀州、兖州、青州、徐州、扬州、荆州、豫州、梁州、雍州。通过对九州的地理位置、山岳体系、水道走向、土壤质地和物产类等的描述，勾画出我国春秋末年地域范围的基本地理形势。

《内经》承袭了这一划分方法，并将九州与人体五气相关联。如《素问·生气通天论》说："天地之间，六合之内，其气九州九窍、五脏、十二节，皆通乎天气。"其中，六合即上下四方。

五方分法

《内经》根据五方地理地势和五气特性的不同，提出了因地制宜的治疗原则。其中，《素问·异法方宜论》为其最具有代表性的篇章，异法，就是不同的治病方法；方宜，就是东、南、西、北、中五方治法各有不同。

这是由于五方的五气属性不同，化生的地表地貌则分别存在五气特性，导致人们的生活环境和饮食起居各有差异，从而产生了不同的五气地域体质。不同体质的人五气生理、病理、疾病性质多不相同，治疗方法自然各异。

东方为风木之地，其性主生、恶抑郁，滨海傍水，盛产鱼盐，当地之人食鱼而嗜咸,鱼易助肝火以生内热,而盐多则肝瘀而血滞,发为痈疡,治宜砭石,切痈排脓。

西方地势高,为燥金之地,气候干燥而多风,为砂石之处,水土刚强,其人着衣粗糙,饮食肥美,体质强壮,而病从内生,治宜用药竣猛。

北方为地高陵居,寒水之地,风寒冰冽,多游牧而饮食多乳,多脏腑寒凉而易生腹部胀满,治宜用艾灸,温散寒邪。

南方为暑火之地,气候炎热,地势低下而雾露较多,其民喜嗜酸而食胕,易生肢体拘挛或麻痹之病,治宜针刺。

中央地平以湿,土之性,其民食杂而不劳,易生肌肉萎缩或寒热之病,治宜导引按蹻。

《素问·五常政大论》说:"一州之气,生化寿夭不同,其故何也?岐伯曰:高下之理,地势使然也……高者其气寿,下者其气夭。"详细论述了地势高低、地域五气气候特性与人的体质和寿命长短的关系。其指出生物随地势高低和地域五气情况的改变,生、长、化、收、藏的进程也各有不同。总的特点就是"高者气寒,下者气热",气寒者为肾寒水之气,其性主藏,为"阴气治之",故寿;气热者为暑火之气,其性炎上主散,为"阳气治之",故夭。也就是说地势高的地区其性主藏,生化进程较慢,寿命较长;而低地势的地区则性热而散,生化进程较快,寿命偏短。

结合古时五方特性,可以得出西北者,地势高而气候偏寒凉;而东南者,地势低,气候温热。寒凉属阴,生化进程慢,生物寿命长;而温热属阳,生化的进程快,寿命就会偏短一些。因此,《素问·五常政大论》又说:"东南方,阳也,阳者其精降于下……西北方,阴也,阴者其精奉于上……阴精所奉其人寿,阳精所降其人夭。"便为其最早理论出处。

由此可见,不同的地理条件,其五气属性对人体的影响不同。只有掌握了古地理五气划分法,才能正确理解《内经》中有关生命健康的地理因素理论。

天人合一观

中国古代先哲通过五气化生理论,从而搭建了人体生命规律现象与天之日月星辰、季节更替和地之九宫八方、地形地貌间的时空联系。并在此基础上,创立了古代的天人五气合一观、天人合一思想,由此,古代天文学家通过对日月星辰动行规律的天象观监和推演,初步掌握了其与自然界五气的对应化生关系。

二十八星宿四季显于四方天极,以定四正方位;北斗斗柄遥指四方,划分五季;五星五年和五季视运动,而有了经天五色气、十天干与五行生克制衡关系;木星一年一宿，十二年一周天，以定十二地支空间方位；日月、周日、周年视运动以定十二辰、十二月等，建立地支时空宇宙关系并在此基础上将天干地支相结合，而创立了北斗历法、阴阳二历、四分历、五运六气历等历法体系，从而将天地间五气的时间与空间关系紧密相连，共同表达五气的盛衰情况。五气化生人在内的万物，入于人体，藏于五脏，与人的健康疾病、情志变化息息相关。因此《内经》中多采用五气五行来分析、归纳人体生命功能活动与天象地理的对应关系，并在此基础上创立了五运六气学说来进一步加以解说。

五气五行属性不同，入属五脏，行于经络，营养运行脏腑周身，维持人体的五种不同的生命功能状态。而这些便为《内经》中经脉学说、脏象学说、阴阳五行学说等的理论依据。

因此，五气的这些天文地理现象与生命规律之间的对应关系，除了成为构建《内经》五气五脏生命科学知识体系的重要元素外，更可表明天体运行、季节递嬗、气候变化、地理方位，以及这些现象之间的相互呼应，为推论宇宙现象提供理论支撑。

五行学说

《内经》中的五行来源于天之五星的视交替运动，五星五季交替出现在五方天极，从而有了五色运气，周行地表，化生万物，归类五行。

一年中，五星按木、火、土、金、水的顺序，相继出现于五方天极，每星各行72天，五星合周天360度。每年的3月春分，木星见于东天极，正当风气当令，草木萌芽生长，正所谓春到人间草木知，木行的概念就是这样形成的；7月夏至后，火星见于南方，正当暑气交令，地面上一片炎热，火行的概念形成；5月土星见于中天极，长夏湿土之气当令，万物稼穑，土行的概念形成；9月秋分，金星见于西方天极，秋燥之气当令，万物老成凋谢，为自然界杀伐之气，金行由此而成；11月冬至前，水星见于北天极，正当冬寒气交令，万物蛰伏，地表冰雪覆盖，水行的概念形成。而这便是五行的由来。

因此，在古人眼中五行为五星五气周行地表所化生，并借自然界五气化生的五种基础属性物质来加以类比。其中风化木，暑化火，湿化土，燥化金，寒生水。两者并称：风木，暑火，湿土，燥金，寒水。

早在《内经》成书之前，五行学说便已形成，殷周时期的五方观念就是五行学说的最早萌芽。《国语·郑语》中史伯说："以土与金、木、水、火杂以成百物"。《左传》襄公二十七年宋国子罕说："天生五材，民并用之，废一不可"。这里的"五材"就是指五行：金、木、水、火、土五种物质。《孔子家语·五帝》中又有："天有五行，水、火、金、木、土，分时化育，以成万物"。

而其后的《尚书·洪范》则明确提出五行这一概念，并指出了五行的特性以及与五味的对应关系，此时的五行体系基本形成。所谓五行：一曰水，二曰火，三曰木，四曰金，五曰土。水曰润下，火曰炎上，木曰曲直，金曰从革，土爰稼穑。润下作咸，火上作苦，曲直作酸，从革作辛，稼穑作甘。《素问·脏气法时论》中"五行者，金木水火土，更贵更贱，以知生死，以决成败"都显示出五行元素的重要性。

从这些记载中可以看出，五行理论，作为远古时期的朴素唯物主义方法论，其最早是作为中国古代天文哲学系统论出现的，后逐渐广泛用于中医等方面。

由此可知，五行学说，并非来源于中医生命研究，而是同阴阳学说一样，效法于天作为朴素唯物主义方法论而应用于中医体系的。

五行的生克关系

五行的生克关系(图18)，同样来源于天之五星运转规律。木、火、土、金、水五星先后交替出现在东、南、中、西、北五天极，对应地表春、夏、长夏、秋、冬五季，此交替顺序，便是五行相生关系的由来。

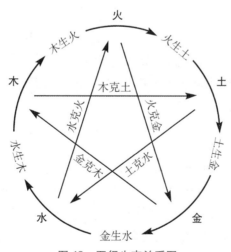

图18　五行生克关系图

因五星近日距离，轨道长度，运转速度不同。因此，在五星的周年视运动过程中，古代天文观测者发现木火土金水五星在天球上位置的移动具有相克关系。如：当木星位居天极时，火星加速靠近，而土星则出现背离运动；而当火星到达天极位置,土星则加速靠近,金星则出现背离运动。五星之间的这种间隔反向运动规律,便被称为相克关系。

五气之间及其化生物五行之间均存在相生相克关系。当这种联系具有互相滋生,促进助长则为相生关系。而含有互相制约、克制和抑制作用的则为相克关系。

五气化生五季气候,其中春风,夏暑,长夏湿,秋燥,冬寒,五季的交替变化,便为五气的相生关系。古人同样发现风、暑、湿、燥、寒五气所主的五季气候也具有这种相克关系:风胜湿,暑胜燥,湿胜寒,燥胜风,寒胜暑。五气的生克关系汇总为:风生暑胜湿,暑生湿胜燥,湿生燥胜寒,燥生寒胜风,寒生风胜暑。

五气化生万物,分类五行,因此,作为其地表化生物的五行也同样具有相生相克关系。古人通过观察总结发现,自然界存在五种属性不同的事物。有欣欣向荣的植物,便取象为木;有雷电,森林火灾等为火;松软的泥土为土;岩石等致密坚硬物质为金;江河湖海等液体的物质为水。其中:木,具有生发、条达的特性;火,具有炎热、向上的特性;土,具有长养、化育的特性;金,具有清静、收杀的特性;水,具有寒冷、向下的特性。

同时,森林遇到大火,便化为泥土;岩石等坚硬矿物质都存在于土壤当中;河流的源头多起源于山川岩石峭壁之中,而溪谷则多出自石缝;植物遇水生发。此多为五行的相生关系,概括为:木生火,火生土,土生金,金生水,水生木。

而种子具有破土疏土的功效;掩土可以治水;水多则火熄;大火灼烧可以令坚硬的岩石土崩瓦解,并熔化金属矿物;坚硬锋利石器或金属制品可以助力伐木。此为古人的五行相克关系:风木克湿土,湿土克寒水,寒水克暑火,暑火克燥金,燥金克风木。

五行的生克关系可概括为:木生火胜土,火生土胜金,土生金胜水,金生水胜木,水生木胜火。

中国五行分类方法,均为取象比类,包罗万物,将自然界相同属性的物质归为一类,为五气化生理论的延伸。而古印度及古希腊认为,地、水、火、风,这四大是构成宇宙中万事万物的因素。四元素说与中医的五行学说有异曲同工之处。

事物的生克关系,是事物不可分割的两个方面。没有生就没有事物的发展;没有克,就不能维持事物的发展和变化中的平衡与协调。没有相生就没有相克,没有相克,就没有相生,两者相辅相成,互相为用,共同推动和维持着事物的正常生长、发展和变化。《类经图翼》中有"造化之机不可无生,亦不可无制,无生而发育无由,无制则亢而为害"的描述。

五行理论下的人体生理关系

至秦汉时期,将五行学说与阴阳、脏腑、经络气血及生理病理等诸多理论学说相互结合,从而创立了独特的五气化生学说、五脏五气支配学说等。从而借五气、五行来说明人体内部生理变化以及与外界环境之间的相互关系,并进一步来指导临床实践。五气化生理论下的人体营养物质(五气)来源及消化吸收方式,疾病生成因素及治疗方法等理论在当时的历史条件下,对古人认识自身及防治疾病提供了方法论支撑。

脏腑学说

中医古代先哲通过观察发现天有五气,风、暑、湿、燥、寒;化生五季,春、夏、秋、冬、长夏,分主生、长、化、收、藏五化。五气周行地表,因地表可储藏暑的热量而化地火,随天地气机而做升降运动,用以调和地表五气,保护地表植物根系和动物。盛夏,暑气当道,则地火气生蒸,以防地表暑气过而化邪;寒冬,寒气来临,地火之气下沉地表,用以维持地表温度,以防地表植被根系或冬眠动物冻死。古人结合地火之气对地表气候的影响,而称之为地之六气,化生万物,分属五行。《易·系辞》等中将其称为大衍之数,天五地六的思想由此而生。《内经》中的五运六气理念也基本上承袭了这一思维体系。

《内经》中的脏腑解剖是为对应五气化生理论而展开的,并深受天五地六思想的影响,而将人体分为五脏六腑。五脏多实,主藏精,也就是储藏五气;六腑中空,受盛五谷,转化五味以为五气,入于五脏进行储藏。

五脏六腑的这一划分方法还与古人通过观察所发现的五气入五脏的两种方式途径有关。《素问·六节脏象论》中指出:"天食人以五气,地食人以五味。"古人认为人体五脏藏五气,而六腑分别转化五味为六气,经脾运化至肺,暑与火两者同气而异名,入脉调和为五气,入于五脏。因此,五脏六腑兼为五气化生,则各具五行属性特征。

由此可知,五气化生人体,入属五脏,人体五脏五气具有五行特性。五脏中脾胃居中,收纳五谷五味,转化五气,滋养五脏六腑,有稼穑之功,其性如土;肾其位居下,主管水液代谢,润下而具水收藏之性;心居于上,其色赤,主血脉,跳动不休,为动为阳为火;肺居上,其气宜下,易燥,为金之性;肝在中焦,依脾胃而居,好生发,怒则其气上,两胁胀满,为曲直之官。至此,五脏与五气、五行的对应关系得以建立。

五脏支配理论

人体由五气化生,分属五行,而五脏储藏五气。因此,五气化生的六腑及其他组织器官也分别隶属于五脏五气,具有共同的五行属性特征,并借经络加以连接。六腑分别转化五味,化生五气,入属五脏。因此,有了脏腑的表里对应关系:肝胆属风木,心与小肠属暑火,脾胃属湿土,肺与大肠属燥金,肾与膀胱属寒水。人体形体等诸多组织部位也分别由五气化生,同气相求而具有五行属性特征。《素问·宣明五气篇》中提出:"心主脉,肺主皮,肝主筋,脾主肉,肾主骨。是为五主。"五主即五脏五气所主,是五脏五气与五形体之间的对应关系。筋主屈伸,为木性,好生发,恶抑郁筋缩,为风气所化;血脉跳动不休,其色赤,为火上炎之性,应夏,为暑气化生;肉覆盖周身,具土稼穑之性,为湿气所化;皮为燥化,燥则皮枯槁不荣,为金之性。

此外,五气对应五季,而北斗七星视察四方,定四时,分寒暑。《鹖冠子》指出"斗杓东指,天下皆春;斗杓南指,天下皆夏;斗杓西指,天下皆秋;斗杓北指,天下皆冬"。因此,东方应春,属风之气,五行应木;南方应夏,暑之气,五行应火;西方应秋,为燥之气,五行应金;北方应冬,为寒之气,五行应水。五行与五方建立对应关系。

五气周行地表,化生五味,五味经口入六腑,转化为五气,入属五脏。五行与五味相对应。其中,酸为青木之味,入肝,为木之性;辛为金属从革之味,食则鼻流清涕,喷嚏连天,入于肺,为金之性;甘味淡性平,为五气调和之味,属土;咸则脉枯血亏,欲多饮,入肾,为水之性;苦为火灼物焦之味,入心,为火之性。

至此,《素问·阴阳应象大论》中便可得出五气与五行、五味、五脏、五主的对应关系:"东方生风,风生木,木生酸,酸生肝,肝生筋,筋生心;南方生热,热生火,火生苦,苦生心,心生血,血生脾;中央生湿,湿生土,土生甘,甘生脾,脾生肉,肉生肺;西方生燥,燥生金,金生辛,辛生肺,肺生皮毛,皮毛生肾;北方生寒,寒生水,水生咸,咸生肾,肾生骨髓,髓生肝"。

此外,五色同五味一样,为五气化生物的分类方法之一。古人在长期的生活饮食中,逐渐发现了五色与五味的对应关系。《素问·五味》指出:"黄色宜甘,青色宜酸,黑色宜咸,赤色宜苦,白色宜辛"。依五味与五脏的对应关系,可以得出:色赤者入心,为火性;色黑者入肾,为水性;色黄者入脾,为土性;色白者入肺,为金性;色青者入肝,为木性。

由此,才构成了今天的中医五行体系,并以五气同气相求为原则,而与五脏六腑、形体百骸、五味、五色、五季、五方等存在对应关系。由此,可见中医的五行理论是建立在五气化生的理论之上的,为同气相求的属性对应关系。传统中医的脏腑体系和建立在现代生理和解剖等基础之上的脏腑理论是存在明显差异性的。因此,中医的脏腑分为五气脏腑和解剖生理脏腑两部分。而《内经》中的解剖生理脏腑则主要是建立在古人解剖及生理病理实践的基础之上的,与现代脏腑生理研究结果存在一致性。

但我们必须知晓,想要在人体寻求与自然界五气五行体系完全相吻合的脏腑体系,并将其科学命名,并非易事。所以,当无法将中医古代脏腑学说彻底明白之前,盲目套用五行理论,便存在诸多问题。

《内经》中的脏腑理论既包含五气化生的功能脏腑,同时又多包含生理及解剖发现的基本生理脏腑功能,为两者的混合体。这就更增加了广大中医人士研究《内经》脏腑功能体系的难度。

因此,五行脏腑理论是系统论、方法论,但却绝不是生搬硬套的定论。今时之人,多直接运用五行推演人体脏腑功能的气机升降;更有甚者,将生理解剖脏腑与中医的五气功能脏腑相混淆,认为中医的肝与生理的肝脏两者一致,从而漏洞百出。所以,希望大家正视五行学说,从人体自身出发,沿着古人的思维路线,进一步推导人体医学五行理念。

五运六气

五运六气学说来源于五气化生理论,其以五星运动的年时空视运动规律为基础,与天干地支相配伍,完美演绎了天之五气的周天运动变化规律。

经天五色气下行地表,转为地之五气,生化万物,主宰五季、二十四节气。五季中春风、夏暑、长夏湿、秋燥、冬寒,分别对应自然界的生、长、化、收、藏;五气入属五脏,化生人体五脏体系,与人体的生老病死相关。

《素问·天元纪大论》指出五运主病因素是"五气更立,各有所失,非其位则邪,当其位则正",五气下降地表,时至而至,便是天地间的六元正气。而当至不至,非其时而至,则化邪,对外,则会产生自然灾害,影响农事活动;对内,则会使五脏储藏五气失衡,影响五脏系统生理和精神思维活动,产生疾病,故《素问·五运行大论》有"从其气则和,违其气则病"之说。

古人在此基础上创立了五运六气历法,来推衍天之五气的异常情况对自然界万物化生和人体五脏五气体系的影响,趋吉避害。从而试图科学地预测节气变更、旱涝灾害,以及进行人体疾病防治。

由此可知,推演五气运行变化规律的五运六气为中国古代文化的理论根基。五气作为搭建天、地、人三才之间关系的枢纽,为五术的理论核心。

五气化生理论作为《内经》的基础理论核心,贯穿始终。中医先哲在此基础上创立了阴阳五行学说、脉象学说、脏象学说、病因病机学说等,并建立营气入脉,周流全身的"经络学说",从而将整个中医理论体系贯穿为一个整体。但《内经》中论述五气化生理论的《素问》第七卷却早已亡失,唐朝王冰在整理《素问》时补入了七篇大论,来重点论述运气学说。

《素问·天元纪大论》开宗便指出天、地之五气化生万物,与化生人体的五气同为一体,两者都来源于五星运转,分属阴阳。这也就是后世学者所说的一气周天论。其认为宇宙充满了具有生化能力的五气,五气是宇宙的本源,一切有形之体皆依赖五气的生化而生成,明确阐明了宇宙万物均由五气生成,论证了世界的物质构成元素的统一性。

古人通过天象监测发现天之五星,依岁星(木)、荧惑星(火)、镇星(土)、太白星(金)、辰星(水)的顺序,而交替出现在五方天极,其星光化为经天五色气,各分主一季。其中,岁星,在东天极,天下兼春;荧惑星,在南天极,天下兼夏;镇星,显于中天极,则天下兼为长夏;太白星,在西天极,天下兼秋;辰星,显北天极,天下兼冬。此为五星的周年视交替运动过程,与北斗星的四季运动规律相同。五星的周年视交替运动,还具有五年交替变化的规律,五星依木、火、土、金、水的交替顺序,分别向各自显现的天极靠拢,分属一年。同一星与地相近的年份,此星也存在近地距离有远有近,星光有亮有晦的差别,其中,近的亮的,则对地表影响大,为阳;远的晦的,则对地表影响小,为阴。古人为监测五星的五年交替视运动过程,创立了十天干的记录方法。

天干化五运

五星交替靠近地表,分主一年的气候变化,古人将其称为五运。以十天干的甲己配为土运,乙庚配为金运,丙辛配为水运,丁壬配为木运,戊癸配为火运,统称五运。前干属阳,后干属阴,阳年主太过,阴年主不及,分别代表五星的阴阳运动。如年干逢甲,便是阳土运年,也就是镇星(土星)距离地表过近,土运气太过之年;年干逢己,便是阴土运年,此时,镇星距离地表过远,五运气不及之年。依法推算,便知本年属何运。

地支化六气

五星周年视运动中,五星交替出现在五方天极,化生经天五色气,下行地表,化为风暑燥湿寒五气,分主一季的气候变化。五星依年遍历十二宫,所历一年春夏秋冬四季,春行寅卯辰宫,夏行巳午未宫,秋行申酉戌宫,冬行亥子丑宫。由此,五星年交替运动化生的地表五气与十二地支相应,分主五季。

古人通过气候监测发现,经天化生的地表五气对气候的影响程度存在明显的不同,从而反映了五星之间的能量强弱差异。为了论述五星五气之间的这种强弱差异性,古人将五气分属阴阳,对应三阴三阳。

而地表吸收天之暑热之气,藏于地下,当长夏湿气渐退,气候转凉,则代暑行气,维持高温气候。暑气来源于天,为主为君,故称君火;地表储藏暑气,为天之暑气化生,代君火气行使功能,故又称之为相火。因此得出地表六气实际为:风、寒、暑、湿、燥、火。

《素问·天元纪大论》中:"厥阴之上,风气主之;少阴之上,热气主之;太阴之上,湿气主之;少阳之上,相火主之:阳明之上,燥气主之;太阳之上,寒气主之。所谓本也,是谓六元。"将六气分属三阴三阳。

风、暑、湿、火、燥、寒六气之化,对应三阴三阳,则有:风化厥阴,厥阴风木;暑化少阴,少阴君火;湿化太阴,太阴湿土;火化少阳,少阳相火;燥化阳明,阳明燥金;寒化太阳,太阳寒水。以六气之化为本,三阴三阳之辨为标。

五星年交替视运动行于十二宫,对应地表的十二地支。因此,在运气学说中,六气以十二支为符号,来推衍分析,一般简称之为十二支化气。《素问·五运行大论》将其定义为:"子午之上,少阴主之;丑未之上,太阴主之;寅申之上,少阳主之;卯酉之上,阳明主之;辰戌之上,太阳主乏;巳亥之上,厥阴主之"。也就是说:

逢子、午年,则为少阴君火之气所主;

逢丑、未年,则为太阴湿土之气所主;

逢寅、申年,则为少阳相火之气所主;

逢卯、酉年,则为阳明燥金之气所主;

逢辰、戌年,则为太阳寒水之气所主;

逢巳、亥年,则为厥阴风木之气所主。

十二地支之所以这样配六气,是因为三阴三阳六气有正化和对化(图19)之不同。正化是指生六气本气的一方,对化就是指其对面受作用或相互影响的一方。换言之,本位是正化,与本位相对的就是对化。

十二地支中的寅卯辰位于东方,巳未午在南方,申酉戌在西方,亥子丑在北方。午为南方火位,为君火的正化;子为北方的水位,虽非火位,当南方午主君火的时候,则北方的子便与午相对,也成了君火之主,所以说子是君火的对化,午与子均为少阴君火。未与丑隶属太阴湿土,未居西南,为六月,属长夏,土旺于长夏,故未为太阴湿土的正化。丑位东北,在西南方未主太阴湿土的时候,则东北方的丑便与未相对,也成了太阴湿土之主,因此丑为太阴湿土的对化,丑与未,均为太阴湿土。火虽得南方的午位,但午已取君火之位,寅位东方,东方属木,木能

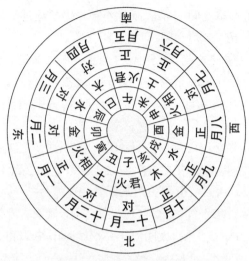

图 19　六气正对化图

生火,火生于寅,所以寅为少阳相火的正化。申与寅相对,故申为少阳相火的对化。寅与申均为少阳相火。酉位正西方,西方属金,所以酉为阳明燥金的正化。卯与酉相对,故卯为阳明燥金的对化。酉与卯均为阳明燥金。戌位西北方,西方属金,北方属水,因金能生水,为水之母,所以戌为太阳寒水的正化。辰与戌相对,故辰为太阳寒水的对化。戌与辰均为太阳寒水。亥位北方,北方属水,水能生木,为木之母,所以亥为厥阴风木的正化。巳与亥相对,故巳为厥阴风木的对化。亥与巳均为厥阴风木。

六气以三阴三阳为主,结合地支,用以说明和推算每年气候的一般变化和特殊变化。每年的六气,一般分为主气、客气、客主加临三种情况。主气用以述其常,客气用以测其变。主气和客气相合,称为客主加临,可以用来进一步分析气候的复杂变化。

主气

主气,即主时之六气,用以说明一年中五星年交替视运动理想状态下的气候变化规律,也就是春、夏、长夏、秋、冬五季和二十四节气的正常先后顺序。因六气主时,固定不变,年年相同,所以叫作主气。五星五季交替出现在五方天极,则对应的气候特征便具有五星的交替更迭特性,依次为:木星-春-东天极;火星-夏-南天极;土星-长夏-中央天极;金星-秋-西天极;水星-冬-北天极。与之相应的主气分为风木、君火、相火、湿土、燥金、寒水六气。

主气主时,分为六步,二十四节气分属于六步之中。六气六步主时的次序是与五星视运动的年交替先后顺序,也就是五行相生的顺序相一致。即初之气为厥阴风木,二之气为少阴君火,三之气为少阳相火,四之气为太阴湿土,五之气为阳明燥金,终之气为太阳寒水。因五星的五年视交替运转规律与五星的年视交替规律相一致,所以,主气推算规律与主运基本相同。但主气中加入了地表储藏的暑火之气的影响因素,因此,将暑火一分为二,君火上应于天,相火下应于地,气有六而运有五,如是而已。

一年二十四节气分属六步,厥阴风木为初之气,主大寒后至春分前;少阴君火为二之气,主春分后至小满前;少阳相火为三之气,主小满后至大暑前;太阴湿土为四之气,主大暑后至秋分前;阳明燥金为五之气,主秋分后至小雪前;太阳寒水为终之气,主小雪后至大寒前。主气主管二十四节气,是谓一年。

主气从大寒开始,十五天多一点为一个节气,四个节气为一步,每一步为六十日又八十七刻半,始于厥阴风木,终于太阳寒水,六步为一年。

因此,《素问·六微旨大论》中指出主气六步运行法则即:"显明之右,君火之位也。君火之右,退行一步,相火治之;复行一步,土气治之;复行一步,金气治之;复行一步,水气治之;复行一步,木气治之;复行一步,君火治之"。

客气

五星交替出现在五方天极,经天五色气下行地表,化生地表五气,分主五季,而主气在天为五星的五季阴阳交替运动,在地为无地面储藏的暑气的相火干扰,理想状态下地表五气化生五季的先后顺序。因此,主气按风木、君火、相火、湿土、燥金、寒水地表五气所主气候的常态顺序,分主一年四季,年年不变。

而实际上,五星五年阴阳交替运动,导致五星之间与地表的阴阳盛衰排列情况年年不同,所化生的地表五气则同样存在年差异性,古人将不同年份的五气差异所导致的不同五季气候称之为客气。客气,年年有转移,与主气不同,亦犹客之往来无常,故称客气。

按地表五气的实际阴阳盛衰特性,分为厥阴风木、少阴君火、太阴湿土、少阳相火、阳明燥金、太阳寒水的顺序,分为司天、在泉、左右四间气六步,是谓客气。

客气的排序原因在于:地表在少阴君火当道时节,吸收储藏"暑热君火"之气,称为相火,当长夏所主湿气渐弱,气温转凉,则地表相火将储藏的暑热之气重新释放出来,来行使君火的功能。对应长夏和燥秋之间的持续高热气候。因此,将客气分为司天和在泉两部分,司天为天气所主,主上半年的气运情况;在泉为"地表储藏地气"所主,主一年中的下半年的气运情况。《素问·五运行大论》中有"上者右行,下者左行,左右周天,余而复会"一说。司天之气不断地右转,自上而右,以降于地;在泉之气不断地左转,自下而左,以升于天,从而构成每年气候的不断变化。所以,客气为变量,取决于五星阴阳盛衰运动情况,年年不同,与地支相应。

司天的推算方法

推算各年的司天客气(司天之气),是以值年地支为基础的,《素问·天元纪大论》中有"子午之岁,上见少阴;丑未之岁,上见太阴;寅申之岁,上见少阳;卯酉之岁,上见阳明;辰戌之岁,上见太阳;巳亥之岁,上见厥阴"的记载。两两相配以后是子午少阴君火,丑未太阴湿土,寅申少阳相火,卯酉阳明燥金,辰戌太阳寒水,巳亥厥阴风木。依此次序逐年推移,六气六年一循环,地支十二年一循环,周而复始,六十年中地支轮用五周,六气循环十周。总之,客气六步的次第,是以阴阳为序,三阴在前,三阳在后。

司天在泉,左右间气

司天在泉是值年客气在这一年中主事的统称。司天主管每年上半年的客气,在泉主管每年下半年的客气。左右间气,就是在司天和在泉左右的气。六气分作六步来推移(图20),司天之气占一步,司天之气的左边一步是司天左间气,

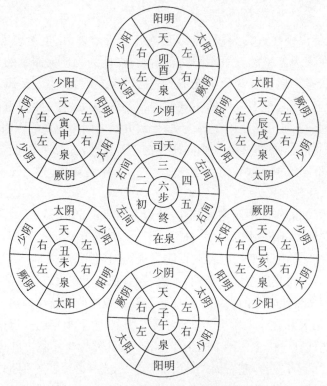

图20 客气司天在泉间气图

司天之气右边一步是司天右间气;在泉之气占一步,在泉之气的左边一步是在泉左间,在泉之气的右边一步是在泉右间。司天之气的左间右间和在泉之气的左间右间加在一起,就是四间气。司天在泉加上左右间气,共为六气,是客气六步运动的方式。值年客气逐年推移,因此,司天在泉四间气也每年不同。

在六步中,每年司天之气总是在六步中的第三步上,即固定在主气的三之气上。司天之气的对面就是在泉之气,而司天和在泉的左右方,便是司天的左间右间和在泉的左间右间。如此每年有一次转换,六年中就有六个不同的司天在泉之气。

《素问·五运行大论》中对司天在泉、左右间气的论述为:厥阴在上,则少阳在下,左阳明,右太阴;少阴在上,则阳明在下,左太阳,右少阳;太阴在上,则太阳在下,左厥阴,右阳明;少阳在上,则厥阴在下,左少阴,右太阳;阳明在上,则少阴在下,左太阴,右厥阴;太阳在上,则太阴在下,左少阳,右少阴,所谓面南而命其位,言其见也。

客气的气化

客气气化,就是指五星阴阳交替变化对气候的影响。也就是司天、在泉、左右四间气化生地表风、热、火、湿、燥、寒六气的相应关系。其中,《素问·至真要大论》:"厥阴司天,其化以风;少阴司天,其化以热;太阴司天,其化以湿;少阳司天,其化以火;阳明司天,其化以燥;太阳司天,其化以寒"。这是客气司天的气化规律。

由于各年三阴三阳司天不同,因而化生了各种不同的气候,在泉之气和四步间气的气化规律与司天之气是一致的。故有司天同候,间气皆然的说法。虽然司天在泉和左右间的气化规律是一致的,但这六步所主气化在时间上有所不同。司天在泉主管一年(一岁)的气化,而一间气只管六十日又八十七刻半(一步)的气化。也即"主岁者纪岁,间气者纪步也"。司天和在泉虽各主半年气化,但司天通主上半年,在泉通主下半年。故《素问·六元正纪大论》曰:"岁半之前,天气主之,岁半之后,地气主之。"《素问·至真要大论》:"初气终三气,天气主之,胜之常也,四气尽终气,地气主之,复之常也"。

客气的异常变化

上述客气的气化规律是客气司天的一般规律,但在特殊情况下,也可出现异常的变化。客气司天气化的异常变化有如下两种。

客气的胜复

胜是主动的,为强胜的;复是被动的,为报复。胜复之气即上半年有超常胜气,下半年随之而发生相反的复气。正如《素问·至真要大论》所说:"胜复之动,时有常乎？气有必乎？……时有常位，而气无必也……初气终三气，天气主之，胜之常也；四气尽终气，地气主之，复之常也。有胜则复，无胜则否……胜至则复，无常数也，衰乃止耳；复已而胜，不复则害，此伤也"。如上半年热气偏胜，则下半年寒气来复等。胜复之气在时序上具有一定的规律：初气到三气是上半年司天之气主政，发生了超常的气候叫胜气；四气到终气为下半年在泉之气主政，发生与上半年相反的气候叫复气。胜复之气每年的有无，没有一定的规律，有胜气，才有复气，如无胜气，则无复气。若有胜气而无复气，便要产生灾害。复后又胜，并不等于循环不变，因胜气非只一种，它是随气候变化的具体情况而定的。

客气的不迁正、不退位

客气的司天在泉左右间气六年一循环，年年有转移，这是客气的一般规律。但亦有气候反常，不按一定规律转移的，即《素问遗篇·刺法论》中"不迁正、不退位、升之不前、降之不下"的问题。所谓不迁正，就是应该转到的值年司天之气而没有转到，即应值司天之气不足，不能按时主值，也可以说是岁气司天或在泉的"至而不至"。所谓不退位，就是应该转位的司天之气仍然停留，即旧的司天之气太过，应让位而仍然在原位的意思，也可以说是岁气司天或在泉的"至而不去"。司天在泉之气不退位、不迁正，也必然影响左右间气的升降，使其应升不升，应降不降，即升之不前、降之不下，导致整个客气的规律失常。

客主加临

所谓客主加临(图21)，就是将每年轮转的客气与固定的主气两者结合，加以比较分析和推算，借以了解气候的常和变。

客主加临的推算方法

把值年司天的客气与主气的三之气相加。主气的初之气为厥阴风木，二之气为少阴君火，三之气为少阳相火，四之气为太阴湿土，五之气为阳明燥金，终之气为太阳寒水。值年司天客气固定地加临于主气三之气之上，实际上就是固定地加临于少阳相火之上，相加之后，主气六步年年固定不变，而客气六步则每年按次推移，六年一循环。如：子午年少阴君火司天。阳明燥金在泉：初气的主气为厥阴风木，客气则为太阳寒水：二气的主气为少阴君火，客气则为厥阴风木。三气的主气为少阳相火，客气则为少阴君火，四气的主气为太阴湿土，客气亦为太阴湿土。五气的主气为阳明燥金，客气则为少阳描火：六气的主气为太阳寒水，客气则为阳明燥金，其他丑未、寅申、卯酉、辰戌、巳亥诸年，亦可按此相加，其客主之气，便秩然可见。

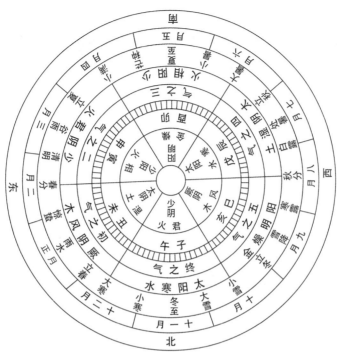

////// 为可以转动的部分

图21 客主加临图

主客相得与顺逆

客气主气六步分别加临以后,还要观察客主之气是否相得,《素问·五运行大论》:"气相得则和,不相得则病"。根据五行生克原理,如客主之气相生,或客主同气,或客气克主气为相得。若主气克客气则为不相得,故《素问·至真要大论》曰:"主胜逆,客胜从"。除了相得与不相得之外,又有顺逆之别。客气生主气者为顺。如客气是少阴君火,而主气是少阳相火者为顺,反之为逆。故《素问·六微旨大论》曰:"君位臣则顺,臣位君则逆"。总之,主客的顺逆总以客气为主,客气胜过主气为顺,如客克主、客生主、君位臣三者为顺。相反,如主气胜过客气为逆,如主克客、主生客、臣位君三者为逆。此外,还有同气,如客气少阳相火,加在主气少阳相火之上,或厥阴风木加在厥阴风木之上等,既无生克之分,又无君臣之异,两者性质相同,即称为同气,仍为相得之例。

主客顺逆与气候变化的关系

一般说来,顺代表本步(四个节气)所主气候异常而变化不太大。对人体来说,发病轻而缓。逆则代表本步所主气候异常而变化较大,对人体来说,发病重而急。同气则代表气候和平，对人体来说，多不为病。

由此可见，五运六气其本身便是对五星整体运动规律的记录总结，化生为年干支。其中，年干为五运，代表了五星的五年交替视运动规律；而年支为客气，承载五星的年视运动规律。通过观察推演运与气之间的生制与承制关系，以判断五星对该年五气气候情况的影响。

地区应用法

五运六气是建立在汉朝以前黄河中下游地区的五星天象与五季交替往复，气温和物候的时序变化相对应的基础之上的。因其位处北半球温带地区，其对应的天象，季节气候和物候特征对于中国及世界其他地区来说，存在着明显不同。

因此，五运六气的气象和物候推演方法，并非完全适用于全世界的任何地区。但五运六气这种天象和气候，物候的对应理念和推演过程，却具有普遍适从性，有着重要的时代意义。

古代哲学思想

历史唯物主义辩证法认为任何一门学科的建立和发展都离不开哲学，诚如爱因斯坦所说：如果一个自然科学的理论没有认识论作为依据，是站不住脚的。《内经》亦是如此。它与古代哲学思想有着很深的渊源，深受中国传统阴阳、五行、精气学说的影响，经过不断发展完善，逐渐形成了中国最早的生命哲学体系。概括地说，主要表现在以下几个方面。

阴阳学说的影响

阴阳学说是中国古代朴素唯物主义哲学的一个重要组成部分，通过对自然界的深入观察，发现了阴阳对万事万物的产生、发展、变化和消亡的重要作用。其中，鲜活的、明亮的、开放的、向上者为阳；沉静的、黑暗的、保守的、向下者为阴。即古人认为世间万事万物（包括人体）都包含着相互对立统一的阴阳两个方面。阴阳作为中医生命科学研究的基础思想在《内经》中被广泛地运用，并在其理论体系的形成过程发挥着重要的作用。除体现了阴阳两者的对立统一性外，还一再强调需重视阴阳转换的先兆征象，并顺应四时阴阳的变化规律。

阴阳的对立统一性在《内经》中也有所体现，如《素问·阴阳应象大论》中："阴盛则阳病，阳盛则阴病；阳盛则热，阴盛则寒"。阴阳两者此消彼长，相互制衡。并在对疾病的救治方法中提出了"阳病治阴,阴病治阳"的阴阳辨证统一的理论观点。阴阳对立统一的思想,为古代先哲们智慧的结晶,体现了古人对矛盾两个方面的朴素主义认识观。

顺应自然界阴阳变化规律主要是由于当时落后的生产力和生产关系,人类很难与自然界抗衡,只有顺应自然四时的规律才能五谷丰登,违背自然规律就会出现灾荒。《史记·太史公自序》中便指出:"顺之者昌,逆之者亡……夫春生、夏长、秋收、冬藏,此天道之大经也,弗顺则无以为天下纲纪,故曰四时之大顺,不可失也。"顺应四时规律就能生存,违逆四时规律就受到惩罚。而在《内经》中也同样表达了顺应阴阳的重要性,并以阴阳为理论核心基础构建了脏象、经络、病因、病机和治则等诸多生命医学理论。如《素问·天元纪大论》:"夫五运阴阳者,天地之道也,万物之纲纪,变化之父母,生杀之本始,神明之府也,可不通乎!"和《素问·五常政大论》:"同者盛之,异者衰之。"皆是如此。

"气"学说

气是中国古代哲学中的一个重要组成部分,人由气化生的气化思想在春秋战国时代便已经盛行。庄子在《知北游》中指出"通天下一气耳",《管子》中有"凡物之精,此则为生,下生五谷,上为列星",《论衡》中的"天地气合,万物自生"都指出了气并非虚无缥缈,而是具有物质属性的,为构成天地万物的基本元素物质。《孟子》的:"气者,体之充也"与《管子》中的"凡人之生也,天出其精,地出其形,合此以为人""有气则生,无气则死,生者以其气"则直接指出人也是由天地二气所化生的,气的有无是人生死存亡的关键。同一时代的《内经》,在早期气文化的基础上,将天、地、人三者贯通,创立了五气化生理论学说,为中医天人合一思想理论体系的形成打下基础。《素问·阴阳应象大论》指出"清阳为天,浊阴为地",即是轻清向上的气上升为天,重浊向下的气下降为地。应之于人,则在《素问·宝命全形论》中指出:"天地合气,命之曰人。"这些都是对早期气基础理论思想的描述。

五气化生理论指出:五星的视交替运动,显为经天五色气,分主五季,化生万物,周行地表而为六气。这便是五运六气学说的天文学基础。如《素问·天元纪大论》有:"五气运行,各终期日,非独主时也",《素问·至真要大论》说:"五气交合,盈虚更作",《素问·六节脏象论》说:"五令更立,各有所胜",《素问·五运行大论》说:"正五气之各主岁尔,首甲定运"。以上诸篇所言五气便是指五运星气。此外,《素问·六节脏象论》:"天食人以五气,地食人以五味。五气入鼻,藏于心肺。"指出五气化生人体,藏于五脏,为人体生命所必需的营养元素。五气还主导着人体的五志、五情、精神思维活动,如《素问·阴阳应象大论》中指出:"人有五脏化五气,以生喜怒悲忧恐"。五脏储藏的五气化生人体的喜、怒、忧、悲、恐等情志活动。

风、暑、燥、湿、寒五气化生地表万物,依五气特性将地表化生物统分为五大类,也就是五行。天之五星命名为木、火、土、金、水星从此由来。

五行学说

五行一词最早见于《尚书·洪范》:"鲧堙洪水,汨陈其五行",并对五行属性特征和与五味的对应关系分别进行了论述:"五行:一曰水,二曰火,三曰木,四曰金,五曰土。水曰润下,火曰炎上,木曰曲直,金曰从革,土爰稼穑。润下作咸,炎上作苦,曲直作酸,从革作辛,稼穑作甘"。

《内经》则在五气化生理论的基础上,将五行学说分别进行论述,丰富和发展了五行学说,并把五行学说与天文地理及生命医疗实践活动相互结合。又如《素问·金匮真言论》中将五行与五方、五色、五脏、五星等借五气搭建相互对应关系,并依五星的迟疾交替运行规律而创立五行生克。

五行为一个整体,是不可分割的,共同维持着一种状态或功能的完整性,缺一不可,木、火、土、金、水依次相生,木、土、水、火、金依次相克。正如《素问·宝命全形论》中说:"木得金而伐,火得水而灭,土得木而达,金得水而缺,水得土而绝,万物尽然,不可胜竭"。在中医理论中,五行与五脏储藏的五气相对应,因此,五脏五气具有生克关系。当五气失衡,即太过或不及时,则产生疾病或死亡,正所谓《素问·六节脏象论》中说:"太过,则薄所不胜,……不及,则所胜妄行"。五行学说辩证地认识人体局部与局部、局部与机体整体之间的联系,是古代朴素唯物主义思想的体现。

封建等级思想的影响

《内经》成书于中国封建等级制度森严的历史时期,其自身的医学认识体系也受其影响。

古代医家将人体比喻为一部国家机器,其自身的运转必然具有"君、臣、佐、使"等阶级地位和功能划分,而沟通其上行下效的便是人体的经络体系。

《素问·灵兰秘典论》中将其细分为十二官:"黄帝问曰:愿闻十二藏之相使,贵贱何如?心者,君主之官也,神明出焉。肺者……凡此十二官者,不得相失也。"来进一步论述人体脏腑功能之间的关系。通过古代封建等级制度划分和各自功效类比人体脏腑组织,从而用这个方法将十二脏腑在人体的重要程度,生理功能与如何在心脏统一协调下,发挥各自作用进行了形象表达。

十二官的功能虽各不相同,但都必须在心脏统领下,协调一致地工作,才是健康的人体。而当心脏的君主作用下降,十二宫各行其政,则产生疾病。《素问·灵兰秘典论》说:"凡此十二官者,不得相失也。故主明则下安,以此养生则寿,殁世不殆,以为天下则大昌。主不明则十二官危⋯⋯以此养生则殃,以为天下者,其宗大危"。

封建等级思想同时也反映在疾病轻重及药物的相互配比上,将五脏之气的亏损程度与补益的先后顺序按等级分类,从而划分为君、臣、佐、使。如《素问·至真要大论》中所说的:主病之谓君,佐君之谓臣,应臣之谓使。药物配制的剂量上有:君一臣二,制之小也。君二臣三佐五,制之中也。君一臣三佐九,制之大也。《内经》中的这些内容,都是古代封建等级思想对中医的影响。

社会背景

《内经》作为中医理论体系的奠基之作,其内容涵盖哲学、气象学、天文学、地理学、养生学、社会学、人文学等各个社会科学领域。这一伟大著作的成书凝聚了春秋至秦汉时期中国传统文化的精华,与当时的社会背景息息相关。

秦汉时期,中原地区的古人在天文学、气象学、数学、历法学、物候学、冶金技术等方面都已达到相当高的水平。并已经掌握了漏壶、圭表等科技仪器的制作与使用方法。《甘石星经》《五星占》《九章算术》《太始天元册》等科技著作和《道德经》《春秋》《六经》等人文专著的普及,为《内经》的内容奠定了坚实的理论基础。

春秋战国时代,王权衰落,诸侯争霸,为了壮大自己的实力,各国打破了本来的贵族政治体制,使得原本几乎没有资格参与政治的庶民可以发表自己的政见并参与政治决策,又因为人口的增加,土地分配困难,社会发生剧变等原因。这一时期有思想的知识分子,面对现实的社会问题、人生问题等,提出了解决的办法和思想。个人利害与国家之间的利害交互运用,相互影响,标新立异。各种学说、思想纷纷出现。这一时期已出现诸多颇有社会影响的法家、儒家、墨家、阴阳家、养生家等不同学派。学派纷呈,众多学说丰富多彩,为中国文化发展奠定了宽广的基础,此时期也就是历史上著名的诸子百家文化时期。诸子百家文化的盛行为《内经》诸多理论思想的来源,主要体现在以下几个方面。

成物论

"气交"理论是中医基础理论中的重要概念之一,其来源于《易》,为古代易文化在医学生命上的具体应用。

三千多年前的《周易》对事物本质的认识就已明确为"万物化醇"是由于"天地氤氲"所为,万物化生于天地之交感,正如《易·系辞》曰:"一阴一阳之谓道""有天地,然后有万物"。气交而化生万物,气交而产生生命的理论由此而产生。《内经》在此基础上,进一步衍生出了"五气化生"理论。如《素问·四气调神大论》:"天地气交,万物华实。"《素问·六微旨大论篇》说:"上下之位,气交之中,人之居也。"便是对这一理论的继承和发展。

"顺"的理念

春秋战国时期,所产生的诸多治国、治家的思想也深刻影响了《内经》理论的形成。其中主张只有顺应民意,顺乎其情,才能保持社会的和谐安定和人民的长治久安,是治国治家的良方。《内经》中将这一理念用以阐释诸多生命现象。如《灵枢·师传》篇中指出:"夫治民与自治,治彼与治此,治小与治大,治国与治家,未有逆而能治之也,夫惟顺而已矣。顺者,非独阴阳脉论气之逆顺也,百姓人民皆欲顺其志也"。此处的顺,不仅是指人体阴阳经脉血气运行的逆顺而言,还包括要顺应广大民众的意志。其指出顺是治民治身、治国治家的基本原则,这种顺应民意,提倡民主,体恤民情的文明主张,体现出《内经》重视社会心理因素对人体养生保健及健康状态的重要影响作用。

爱民思想

《内经》中特别突出强调关爱民众的重要性,此理论便是基于爱民思想的医学表达。如《灵枢·九针十二原》里说:"余子万民养,百姓而收其租税;余哀其不给而属有疾病。余欲勿使被毒药,无用砭石,欲以微针通其经脉,调其血气,荣其逆顺出入之会。令可传于后世,必明为之法,令终而不灭,久而不绝,易用难忘,为之经纪,异其章,别其表里,为之终始。令各有形,忱立针经。愿闻其情。"便是表明古代的先贤们爱惜天下万民,同时也非常怜悯百姓们生活艰苦,容易发生疾病。因此,针对药物价格高、老百姓负担重、砭石又过于稀缺的现状,而鼓励创立《针经》,立为法典,从而推动廉价的毫针技术的普及与发展,从而造福百姓,表达出对大众健康的深切关爱。

以人为本，尊重自然

《素问·天元纪大论》："上以治民，下以治身，使百姓昭著，上下和亲，德泽下流，子孙无忧，传之后世，无有终时。"论述人类应尊重自然规律而养生的重要性。古人认为自然界气候变化和地上万物的生化都是有规律的，只需要认真总结便可以获知。并认为在位者应积极向民众去宣传和普及这些知识，重视教育，以德教化民众，才是后代能够得以无忧无虑、繁衍生息的重要保障。这体现出先贤们造福于子孙后代的博大情怀，以及以人为本的人性理念。

医疗社会背景

秦汉时期，正是人类巫和医文化的分离时期，此时的医学工作者本着实事求是的精神态度，尊崇科学和医疗实践，摒弃一切脱离实际的鬼神之道，因此，在《素问·五脏别论篇》中指出："拘于鬼神者，不可与言至德；恶于针石者，不可与言至巧；病不许治者，病必不治，治之无功矣"。并强调医生在临证诊治疾病的时候，要尽量了解患者治病的心理需求，主动争取患者的信任和配合。

农业与天文

远古时期的黄河流域，先民们便注意到了自然界气候对人类生存、生活的影响，为了生存繁衍，使得古人不得不对万千气象予以关注。为了掌握气候变化的规律，做到趋利避害，黄河流域中原的原始气象科学开始萌芽。

进入农耕社会，尤其是到了汉代，农业的发展又进一步推动了气象观测的进步，用作天文和气象观测的观象台，便成了历朝历代必不可少的建筑，司天也便成了常设机构。周代有太史，秦汉以后有太史令（《内经》成书前的气象监测机构）。

因此，《内经》所创立的生命科学理论体系是建立在当时的社会背景基础之上的，融合了诸子百家的学术思想，具有重要的时代意义。

第一章　《内经》的时代背景

第二章

问题和优势

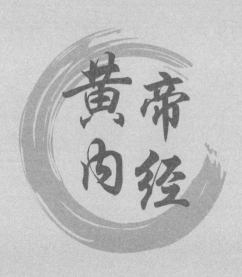

现存《内经》的问题

《内经》自成书至今已有两千余年,在如此漫长的历史过程中,朝代更替、战争和灾害,使其诸多理论篇章早已遗失,内容较大变动。因此,现存传本实非真迹,偏失原旨久矣。而这在一定程度上增加了《内经》解读的难度。只有真正认识到这一问题,才能有助于我们去伪存真,进一步还原《内经》原貌,探索《内经》核心奥义。

历史方面

《内经》原书18卷。其中9卷名《素问》;另外9卷无书名,汉晋时被称为《九卷》或《针经》,唐代王冰重编《内经》时,将其命名为《灵枢》,到了北宋初年便亡佚。而《素问》在汉魏、六朝、隋唐各代也皆有不同传本,为张仲景、王叔和、孙思邈、王焘等在其著作中所引用。

- 齐梁间(公元6世纪)全元起注本,是最早的注本,但当时其中的第六卷已亡佚,实际只有八卷。这个传本先后被唐王冰、宋林亿等所引用,至南宋后失传。
- 唐代王冰注本,唐宝应元年,王冰以全元起注本为底本注《素问》,将已亡佚的第七卷,以自称得自其师秘藏的七篇"大论"补入,到北宋嘉祐、治平年间,设校正医书局,林亿等人在王冰注本的基础上进行校勘,名为《重广补注黄帝内经素问》,雕版刊行,而定型。从此书历史考究和丛书分类记载内容可知,现存的《内经》后抄本和原本出入甚大。

王冰早在千年前便在其《补注黄帝内经素问·序》中专门指出了这一现象:"而世本纰缪,篇目重叠,前后不伦,文义悬隔,施行不易,披会亦难。岁月既淹,袭以成弊。或一篇重出,而别立二名;或两论并吞,而都为一目;或问答未已,别树篇题;或脱简不书,而云世阙。"用这一段序文来描述《素问》一书,传至唐代,纰缪甚多,内容混乱,影响授学和使用。除此以外,因宋代活字印刷术之前文献都是以手抄本的形式流传,且当时政局不稳,导致其诸多篇章遗失,版本错误百出,差点与其余六家医经《黄帝外经》(以下简称《外经》)、《扁鹊内经》《扁鹊外经》《白氏内经》《白氏外经》和《白氏旁篇》一起在战火中彻底遗失。

唐宋时期，此书尚且如此，今日之书内容混乱，纰缪甚多，前后矛盾便在情理之中了。

内容方面

东汉班固的《汉书·艺文志》是我国现存最早的目录学文献，分六艺、诸子、诗赋、兵书、术数、方技等六略。技略，著录了医经、经方、房中、神仙四类著作，大体上是对当时的医学生理及病理基础知识和经脉建立后深层次生命现象的记录。《汉书·艺文志·方技略》"医经七家"云：《内经》十八卷，《外经》三十七卷；《扁鹊内经》九卷，《外经》十二卷；《白氏内经》三十八卷，《外经》三十六卷；《旁篇》二十五卷。由此可知，早期的《内经》并非单独存在的。《内经》为体，《外经》为用，《内经》为《外经》服务，两者互为姐妹篇，《内经》为《外经》的理论根基，《外经》为《内经》的最终应用意义。而《外经》古传应为祝由术和长生卷两大部分，着重讲解经脉建立方法和经脉建立后的生命层次现象。因此，要想真正读懂《内经》，就必须回归时代背景，体用互推。

《内经》在开篇《素问·上古天真论》中便已经论述了古代四类经脉建立者高深的生命境界。其中，上古真人者，"能寿敝天地，无有终时"，长生久视；中古至人者，"游行天地之间，视听八达之外"，具有超常的视听功能，并不受形体束缚，能够自由穿梭于天地之间，异于常人。并在《素问·移精变气论》中指出："余闻古之治病，唯其移精变气，可祝由而已。"上古这些人的治病方法是采用非常简单高效的"移精变气"的祝由术。而这些与《外经》中祝由篇和长生卷两部分内容遥相呼应，起着承前启后的铺垫作用，为体为用。而两者的最主要承接部分便是经脉。

《内经》中众多篇章都显示了古人对经脉是极其推崇的，认为其可如《灵枢·经脉篇》里所说："能决生死，处百病，调虚实，不可不通。"对人体生命健康和生命层次有着重要的影响作用。此外，古人通过观察将人体经脉划分为十二正经和奇经八脉，并指出奇经八脉特殊的组织结构特性和对人体健康的重要意义。其中，任脉为阴脉之海，冲脉为五脏六腑十二正经之海，督脉为阳脉之海等。

但通读整本《内经》便会发现其中的经脉治病，更多的偏向于对血脉和体表筋膜经脉的干预刺激，其治疗方法无法体现出经脉的功效。并对经脉建立后深层次的生命现象和移精变气的经脉建立方法也并未详细加以阐述。围绕经脉而展开的生理病理生命科学论述才为《内经》体的根本，并为《外经》中的经脉建立和深层次生命现象提供医理支撑。伴随《内经》有关经脉理论内容的残缺，《外经》的遗失。很显然，当下存世的《内经》传本在这一方面是无法满足的。

《素问·五脏别论篇》中指出："拘于鬼神者，不可与言至德。"便表明了中医古人实事求是的治学理念和严谨的求知态度。由此可见,真正的《内经》更多的应是以经脉为主旨,研究经脉的解剖生理基础及其与人体健康疾病关系的著作。而《外经》则主要记载经脉的建立方法及建立后生命深层次的功能和现象。《外经》的遗失,导致千年来后世之人多以孤立的视角来认识并解读《内经》,偏离经脉主旨。

这些都说明现存的《内经》与原本存在明显出入,因此,望大家回归原旨,仔细甄别。

成书时间和作者

现存《内经》传本分《灵枢》《素问》两大部分内容,每部分文章各 81 篇,共计 162 篇。各篇长短颇为悬殊,语气文风也不一致,在某些核心理论内容的阐述上也多存在重复或前后矛盾。因此,《内经》的成书并非一人一时之作。

成书时间

西汉史学家司马迁编撰的《史记》,为中国历史上最具代表意义的史学著作,其多参阅皇家藏书及民间资料,涵盖内容丰富多样,对当时的重大事件均有论述。医技方面,其在《史记·仓公列传》中,记述了西汉初年名医淳于意在接受老师乘阳庆传授给他的 10 种医书中,并没有提到《内经》。

有关《内经》最早的记载为王莽时期的《七略》,《七略》为西汉经学家、天文学家、目录学家刘歆所著,为中国第一部官修目录和第一部目录学著作,但该书早已亡佚。其后,东汉时期班固参考《七略》而作《汉书·艺文志》,其中才明确提及"医经七家",写到"《黄帝内经》十八卷""《黄帝外经》三十七卷",但却并未记载撰写作者和具体成书年代。

东汉末年著名医学家张仲景在《伤寒杂病论》里提及《素问》《九卷》,但没有提及《内经》。因此,《内经》应成书于《史记》与《七略》两部著作之间的一个时期内,也就是西汉末年至东汉初年。

《汉书》说:"汉兴,改秦之败,大收篇籍,广开献书之路。"西汉初年文景之治,政治稳定,经济生产得到显著发展,在皇帝的支持下,开展了大规模的献书和整理图书的工作。《内经》在此期间编排汇总,也符合当时的政治因素。

作者

《内经》中诸多文章的编撰时间跨度间隔很长,涵盖了先秦诸家的学术思想和历代的天文历法及地理知识体系。因此,《内经》并非出自一人之手,亦非一时之作。当时的医学家将数百年间诸多理论学派文章编辑汇总成册,托名"黄帝",定名为《黄帝内经》,或有不敢贪古人之功之意。

卷数"九"的意义

《汉书·艺文志》中记载的"《黄帝内经》十八卷",张仲景的《伤寒论序》提到:《素问》《九卷》。皇甫谧的《甲乙经序》记载:《素问》《针经》。王冰将《九卷》《针经》改名为《灵枢》。因此,《灵枢》九卷,《素问》九卷,共十八卷。到了唐代《素问》这本书已经残缺不全。王冰重新编撰,将运气七篇大论补入《素问》中,重凑为九之倍数,合为 81 篇;将《针经》《九卷》统一命名为《灵枢》,共 81 篇。如此取数,其意义在《素问》中已经指出:"天地之至数,始于一,终于九焉。"古代以奇数为阳,偶数为阴,九为数之极。《内经》十八卷和八十一篇各包含两个九和九个九。所以,《灵枢》《素问》各有 81 篇文章,用意在于说明这部书的内容,包罗万象、博大精深。

《灵枢》的波折历史

《灵枢》之名在文献上最早见于王冰次注的《黄帝内经·素问》序和注中。王氏称:《内经》十八卷,《素问》即其经之九卷也,兼《灵枢》九卷,乃其数焉。相对于《素问》来说,《灵枢经》的命运则更加波折,几近亡佚。

名称风波

《灵枢》,亦称《九卷》《针经》《九灵》《九墟》等。汉魏以后,由于长期抄传出现多种不同名称的传本。王冰重编《内经》时,参考历史文献,将东汉张仲景《伤寒论·自序》中的《九卷》及西晋皇甫谧《针灸甲乙经》中的《针经》,都统一认定为《内经》中除《素问》九卷外的另外九卷,并将其命名为《灵枢经》来加以区分。可见,此时的《针经》是否一定为《内经》剩余九卷篇章,因历史因素是无从考据,是以不得而知。

遗失风波

专门论述气血在人体经络运行规律与针灸原理的《灵枢》九卷到了北宋初年便已亡佚,所以高保衡、林亿等校正医书局没有这本书的校正记载。

北宋哲宗元祐七年,高丽国君派使臣到宋朝进贡。在进献的礼品中有一批书籍,其中就有在中国已成残本的《灵枢经》。高丽国使臣在宋朝朝廷觐见宋哲宗皇帝并呈上礼单时,特别转达了高丽国君希望拿《黄帝针经》(即《灵枢》)等书换宋朝的历代史和《册府元龟》等典籍的愿望。因《册府元龟》位居宋代四部大书之首,记载了从上古到五代的君臣事迹,是一部非要重要的政治历史百科全书,因此遭到了当时礼部部分官员的反对。宋哲宗认真听取多方意义,最终还是决定将其换回。《灵枢》传回中国,并于第二年正月诏颁高丽所献《黄帝针经》于天下,使此书复行于世。但受语境和语法变化的影响,其内容偏离主旨较多,改变颇大。这便是《宋史·卷一十七·哲宗本纪》中:"元祐八年正月庚子,诏颁高丽所献《黄帝针经》于天下。"的历史记载。

而到了北宋末年,由于金兵的南犯和继之而形成的北金南宋的对峙局势,影响了医学典籍的保存和流传,《灵枢》等古籍又面临着散佚和失传的厄运。至南宋初期,《灵枢》和《针经》各种传本均失传。南宋绍兴二十五年,锦官(今天的成都)人史崧以自己家藏《灵枢经》九卷八十一篇为底本,重新校正,扩展为二十四卷,附加音释,镂版刊行。使全书卷数与王冰本《素问》的卷数相同。至此,《灵枢》传本基本定型,取代各种传本,后人未再改动,而一再印行,流传至今。但南宋史崧重新编撰的《灵枢》传本与唐朝王冰的传本则不尽相同,内容篇章改动较大。

从《灵枢经》的波折历史可以看出当下的《灵枢经》与最早期的《灵枢》九卷出入较大,需去伪存真,仔细加以甄别。

个性化防治原则

现代医学直到近些年才慢慢认识到疾病防治的个性化差异,并提出了全新的个体化治疗理念。但在诸多疾病的防治中,却依然缺乏有效的个体化区分方法,使得疾病的个体化救治之路阻力重重。中国古人在数千年前的《内经》中便已经提出了:因人、因时、因地制宜的三因制宜原则,用以指导日常养生及疾病防治。

因人制宜

内经中依据不同的体质分类方法,将人体分为五态之人与阴阳二十五人两大类别。

五态之人

《灵枢·通天》据人的阴阳多少和偏胜与否,将人分为太阴之人、少阴之人、太阳之人、少阳之人、阴阳和平之人等五种体质类型,又称五态之人。每一类型人各有不同性情、体质和形态等。《灵枢·通天》:"古之善针艾者,视人五态,乃治之。"便是根据他们的生理类型,制订不同的针治原则。

阴阳二十五人

《灵枢·阴阳二十五人》篇中依阴阳五行学说理论,将人体分为木、火、土、金、水五种禀赋不同的体质类型,每一类型,又以五音的阴阳五方属性又各分出五类,合为 25 种人。

其中木形之人分为上角、大角、左角、钛角、判角之人;火形之人分为上徵、质徵(太徵)、少徵、右徵、质判之人;土形之人分为上宫、太宫、加宫、少宫、左宫之人;金形之人分为上商、钛商、右商、左商、少商之人;水形之人分为上羽、大羽、少羽及众之为人,桎之为人五类。并依据阴阳二十五人不同的体质、阴阳、五行、五方区别,而获得针对性防治方法。

除体质因素外,职业、年龄、性别、胖瘦等差异也都是《内经》个性化防治关注重点。

《素问·血气形志》根据人的职业生存状态,将其分为:形乐志苦,病脉;形乐志乐,病肉;形苦志乐,病筋;形苦志苦,病咽嗌,四类职业病,从而采取各种针对性防治方法。病脉者,治以灸刺;病肉者,治以针石;病筋者,治以熨引;病咽嗌者,治以百药。

此外,《内经》反复强调男女老幼、身体壮实与否,其治疗耐受强度存在明显不同,在用药量、针刺深浅及是否留针等方面均存在差异性。体弱者耐受力弱,用药宜少,针刺取穴应少而浅刺;小儿即使针刺,不仅要少取穴,而且不要留针。

因地制宜

《素问·异法方宜论》中指出五方之人因所居方位和地理环境和饮食差异而导致体质不同,并分别对应五种类型的疾病和防治方法。东方之人,海滨傍水,食鱼而嗜咸,病多痈疡,治宜砭石;西方之人,金玉之域,华食而脂肥,病生于内,治宜毒药;北方之人,闭藏之域,野处而乳食,多满病,治宜灸焫;南方之人,阳之所盛,嗜酸而食胕,其病挛痹,治宜微针;中央之人,地平以湿,食杂而不劳,病多痿厥,治宜导引按跷。

因时制宜

当人体感受外界不当时之气,也就是六邪的影响时,便会导致五脏储藏的五气失衡,而产生疾病,这便是《内经》中疾病的发生机制。而一年五季,一日昼夜,不同时间,自然界的六气阴阳盛衰、生克制衡情况各异,对人体五脏五气的影响不同,从而导致不同时间疾病的产生和防治方法各有所异。

《素问·六节脏象论》中:心者为阳中之太阳,通于夏气;肺者为阳中之太阴,通于秋气;肾者为阴中之少阴,通于冬气;肝者为阳中之少阳,通于春气;脾、胃、大肠、小肠、三焦、膀胱者,仓廪之本,通于土气。指出自然界时令气候变化与人体五脏六腑的生理功能相互对应。《素问·八正神明论》以针刺为例:"凡刺之法,必候日月星辰,四时八正之气。气定,乃刺之。"来说明星辰的运行及四时八正之气与针刺治病方法间的关系。同时,《内经》中的古人还指出自然界气温变化和月亮盈亏也对人体的气血变动和疾病的产生影响较大,由此产生的针刺方式和方法及疗效存在明显不同。

因此,《内经》早在数千年前,便已经发现了不同年龄、性别、体质的个体疾病发生的时间与地域差异性,并最先提出了因人、因地、因时制宜的疾病防治理念。

科学严谨的方法论

两汉时期,开始了中国历史上第一次医学知识体系的大融合,而其最具代表意义的便是《内经》。当时的古代先哲本着实事求是的原则,以科学严谨的方法论为支撑,将当时盛行的经脉、阴阳、五行、五气化生学说和同时代的医学基础理论知识等有机结合,创立了中国乃至世界上最早的生命科学理论体系。

并将这些理论发现积极循证于机体生理功能发现和医学解剖,为最早的循证医学范畴。但因受限于当时落后的生产力和生产技术,其部分理论内容仍存在一定的时代局限性。但这种科学严谨、实事求是的方法论才是支撑以《内经》为代表的中医体系历经千年的根本原因,时至今日,仍有其科学进步意义。中医在秦汉时期便摒弃玄学,尊重科学和重视医疗实践,广大中医只有真正掌握这种科学严谨的方法论才能解读《内经》,将中医学发扬光大。《内经》中人体经脉及五脏六腑等组织结构的生理功能和病理改变都是建立在长期临床解剖生理及观察总结的基础之上的。

脏腑解剖

《内经》对人体组织器官形态功能活动的探索,更多的来源于古时的人体解剖和日常各项生理功能的观察,为医疗实践的产物。《灵枢·经水》:"若夫八尺之士,皮肉在此,外可度量切循而得之,其死可解剖而视之。"指出那个时期解剖已经作为一种常见的医学研究方法而存在。古人通过解剖发现了人体的五脏六腑、奇恒之腑和血脉体系。其中,心肺居于横膈之上,为上焦;、肝、胆、脾、胃居于膈周,为中焦;肾、膀胱居于膈下下腹部,为下焦。并发现了"心主身之血脉""天气通于肺""大肠者,传道之官""肝主藏血"等五脏六腑的生理功能特性。并将其归类为五脏为实心组织结构"藏而不泻",六腑结构中空"泻而不藏"。这些人体组织器官的分布位置及功能特征与现代医学发现是相对一致的。但对于血液化生来源、尿液生化及重吸收机制等人体脏腑的复杂生理功能活动的描述则明显受限于当时的时代科技因素,而与现代医学有所出入。

经脉解剖

中国最早的经脉著作《足臂十一脉灸经》和《阴阳十一脉灸经》中便已经有了体表十一条经脉的大致循行方式和路线记载。《内经》中将体表发现的经脉学说进行解剖生理循证,从而将其印证于解剖下的人体的血脉。正如《灵枢·根结》所指出的:"逆顺五体者,言人骨节之小大,肉之坚脆,皮之厚薄,血之清浊,气之滑涩,脉之长短,血之多少,经络之数,余已知之矣。"便是对血脉中血液的肉眼观察所得。并通过人体体表各处的动脉搏动情况来作为经脉监测的手段。

《内经》中通过解剖循证将体表诱发的组织液经脉和解剖下肉眼可见的血液循环线路相混淆,为后人的经脉发现研究增添了困难,但这种科学严谨的循证方法论却有着积极的作用。此外,《内经》中的科学方法论还体现在其他诸多方面。

体表度量

秦汉时期,古人通过测量人体体表三围尺寸,各部位骨的长短,经脉线路走行长度来认识人体。《灵枢·骨度》中指出人体头围二尺六寸胸围四尺五寸。并详细论述了手六阴、六阳,足六阴、六阳及任、督二脉,阴、阳二跻脉的经脉长度。《内经》测量各部位骨度尺寸,经脉长短和现在已知的骨骼和血管认识存在一致性,是一种医疗实践认识方法论。

日常观察总结

《内经》中的古代医家通过长期认真的日常生活观察,从而发现了人体各项生理功能现象和生命规律。如《素问·上古天真论》:"男子八岁,发长齿更;二八,精气溢泻,阴阳和,故能有子。"便是通过对人体男女各年龄阶段所出现的生理现象的观察总结,从而发现了男女生长发育的规律,这些与现代医学结论也是一致的。

此外,古代医家通过观察发现致病因素相同,但发患者群症状却存在明显差异性,某些个体具有很强的抵御外邪的能力。如《灵枢·论勇》:"有人如此,并行而立,其年之长少等也,表之厚薄均也,猝然遇烈风暴雨,或病,或不病,或皆病,或皆不病"。从而发现了人体五态之人与阴阳二十五人的体质差异性,并创造了中医卫气理论。《素问遗篇·刺法论》中"正气存内,邪不可干"和《素问·评热病论》中"邪之所凑,其气必虚"的思想理论,为世界上最早的人体免疫医学记载。

古人通过长期反复的医疗实践验证活动,总结出了诸多医疗实践方法论。《素问·至真要大论》:"论言治寒以热,治热以寒……诸寒之而热者取之阴,热之而寒者取之阳,所谓求其属也"。此处的"有病热者,寒之而热,治热以寒"便是来源于医疗实践,并通过反复的临床实践与验证,总结出"诸寒之而热者取之阴,热之而寒者取之阳"的治疗原则。

《素问·八正神明论》:"验于来今者,先知日之寒温,月之虚盛,以候气之浮沉,而调之于身,观其立有验也。"则直接指出任何一种临床经验,都必须经过反复的验证,才能成为科学的理论,这是《内经》最基本的一个观点。

由此可见,《内经》中诸多生命科学理论的形成多来源于人类的医疗实践活动,为当时古人科学严谨方法论指导下的发现成果。因历史局限性因素而出现的部分非科学结论,并非方法论的问题,而是受当时落后的科学技术水平制约。

古代解剖学发展研究

因对《内经》诸多理论体系的认识不清,导致建立在古人解剖生理发现基础上的脏腑理论、经脉学说、五行理论、脉诊方法等成为中医非科学性的发难点。认为中医的脏腑并非解剖学脏腑,经脉就是血管,阴阳五行与人体医学风马牛不相及,脉诊并非经脉而就是动脉血管等。

医学上,功能与解剖是紧密相连的,不存在没有结构的功能,这种唯物主义认识方法论本身也是《内经》中诸多理论的精髓。因此,围绕《内经》积极展开对其中诸多理论学说的解剖生理基础研究便显得分外重要。

《内经》中的解剖发现

中国最早期的解剖生理认识和发现多来源于远古时代的狩猎和祭祀活动,它为脏腑理论和血液循环系统的发现奠定了基础。远古时期,狩猎是获得食物的重要来源之一,这便意味着会出现宰杀解剖动物。同时,封建时期,神圣的祭祀活动多以动物和奴隶、战俘的肌肉和内脏组织作为祭品。可见,远古时期的古人便已经对脏腑解剖有了一定的认识基础。其进一步研究则来源于《内经》中古代医家的解剖实践。人体解剖学作为医学重要基础理论学科之一,早在数千年前便已引起重视。它对人体解剖结构的认识和描述,在同时代处于遥遥领先的地位。

解剖一词在中医经典理论中最早见于《灵枢·经水》中:"若夫八尺之士,皮肉在此,外可度量切循而得之。其死,可解剖而视之。其脏之坚脆,腑之大小,谷之多少,脉之长短,血之清浊……皆有大数"。并在《灵枢·肠胃》中明确记载了:"唇至齿,长九分,广二寸半;齿以后至会厌,深三寸半,大容五合……肠胃所入至所出,长六尺四寸四分,回曲环反三十二曲也"。关于整个消化道器官组织的长度及分布顺序等的记载,与现代解剖学的结论基本一致。这些脏腑组织解剖学的认识,正式奠定了中医脏腑理论的解剖学基础。

而同一时期的《难经》对脏腑组织长度、重量、组织构成等的描述,则进一步印证了这一时期古人对人体组织器官解剖学的认识已经达到了较高水平。如《难经·四十二难》指出:"肝重二斤四两,左三叶,右四叶,凡七叶……肾有两枚,重一斤一两"。这里对五脏重量的描述,对心脏四个心腔和主动脉口、肺动脉口、上下腔静脉口的描述,以及对肾是成对器官的描述,都与现代解剖学大致相符。可见,在这一时期,我国解剖技术的水平已经达到了一个较高的层次。

而《内经》中对脏腑的论述除了解剖下所发现的生理功能呢外,还兼具五气特性。古人将五气化生理论与解剖脏腑相互结合,五脏解剖为实心结构,便有了储藏五气,"藏而不泻"的功能特性。六腑中空,则转化五味为五气,有"泻而不藏"的属性特征。五气化生人体在内的万物,因此,便有了五脏与五色、五味、五行、五季和六邪等的对应关系。这里的功能性脏腑,其实为五脏中储藏的五气功能特性的指代,而并非真指解剖脏腑本身。

《足臂十一脉灸经》中通过体表艾灸刺激发现了人体存在气体或液体物质的向心性流动规律,并将其称之为脉,也就是中医气血的流行通道。

秦汉时期,为寻求体表经脉发现的生理解剖对应物,古人进行了多次人体解剖试验。如《灵枢·经水篇》中的:"脉之长短,血之清浊,气之多少,十二经之多血少气,与其少血多气,与其皆多血气,与其皆少血气,皆有大数""心主血脉""肝藏血"等,从而误将解剖发现的血脉系统错认为体表所发现的经脉。

临床中观察发现经脉有可能为人类进化过程中所淘汰的组织液开放式循环系统,正常人可能先天处于闭合状态,需要后天人为建立。经脉建立后,组织液的定向流动通道,可能就是经脉。经脉的先天闭合性和组织液的生理特性,导致解剖下是根本无法识别发现的。因此,古代医家将经脉与血管相互混淆,并非毫无依据,而恰恰来源于当时解剖发现。

《内经》中将人体血管中流动的血液定性为体表经脉刺激所诱发的流动液体来源,而气本身便不可见,便创立了营气入脉理论,而假想的营气便是体表经脉中的气。

体表经脉与解剖经脉的不一致性,给现代经脉研究增添了阻力。因此,《内经》中古代医家解剖下所认识的经脉本身便是血脉。而建立在此基础之上的脉诊法,其从《内经》创立之初,本身便是对动脉血管搏动情况的监测诊断。《素问·平人气象论》:"人一呼脉再动,一吸脉亦再动,呼吸定息,脉五动。"《灵枢·动输》:"经脉十二,而手太阴、足少、阴阳明,独动不休"。由此,可知古代中医学者脉诊本身便是对人体动脉的诊断方法。

营气本为五气,行于脉中,脉中五气情况不同,则脉搏跳动的五气属性特征不同。脉中的五气生克制衡情况同样反映着五脏储藏的五气平衡情况,由此,便可诊断疾病。五气脉诊法来源于五气化生理论,但其实质为古人对人体动脉搏动情况的五气特性分类的经验总结。如《素问·玉机真脏论》谓:"春脉者,肝也,东方木也……故曰弦,反此者病;夏脉者,心也,南方火也……故曰钩,反此者病;秋脉者,肺也,西方金也……故曰浮,反此者病;冬脉者,肾也,北方水也……故曰营,反此者病"。整个中医体系是建立在五气化生理论基础之上的,《内经》中将其与经脉学说、脏腑学说、脉诊学说、阴阳五行学说等相结合后,便形成了一整套完整的人体健康与疾病防治的方法论。

自此,中医围绕五气化生理论所构建的理论体系自成一体,其可以充分解释人体各项生理功能及疾病,并为诊断提供依据。因此,中医学对解剖生理的依赖程度大大降低,此后诊治疾病根本无须再通过解剖和生理病理的进一步论证。这代表了古人医学理论高度的同时,却也反过来阻碍了中医解剖生理学的发展进程。

中国古代各医家之间多存在门户之见,具有较强的保守意识,大多重道而轻器,奉行"述而不作"的理念,他们的解剖活动大多是为了验证前人的理论成果,一达目的即终止研究。且古代中医没有形成完善的教学体系,缺乏政府及社会支持,因此,解剖活动便多为个人行为,无法形成规范化、规模化长效研究机制。另外,在中国漫长的封建时代,对尸体的解剖一直备受儒家封建伦理道德和制度的制约,而阻力重重。而这些因素的存在,恰是中国传统医学解剖生理历经千年却无法与现代医学解剖体系比肩的根本原因。

第三章

基础理论

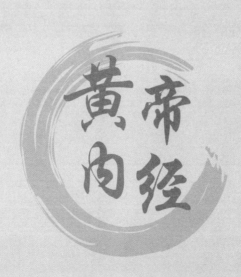

生理概论

《内经》的生理部分主要涉及五气化生理论下的脏腑理论、经脉循环体系、阴阳五行学说等。中国古人发现气化生万物,构成宇宙的本源。《内经》在气的思想理论基础上,进一步延伸出五气,指出天球五星的交替运转,产生五色运气,周行地表,分主五季,藏于五脏,化生人体在内的万物,归类五行,分属阴阳,藏为五色、五味、五音等。如此,便有了五脏与五季五方、阴阳五行、五色、五味、五音的对应关系。而经脉则为人体五气的运行通路而备受关注。《素问·天元纪大论》说:"太虚寥廓,肇基化元,万物资始,五运终天。"以太虚为万物的本始,此处的"太虚"也就是气,其分化为五色运气而行使其具体化生作用。《灵枢·刺节真邪》中称之为真气:"真气者,所受于天,与谷气并而充身者也"。五气化生理论贯穿整个中医人体生理探究过程的始终,为人体脏腑生理功能及诸多生理现象的理论基础。

脏腑生理

《内经》中的脏腑生理功能活动主要包含五脏内储藏的五气功能和人体脏腑解剖生理功能两大部分。其中,脏腑的五气功能为主,解剖生理功能为辅,医学解剖生理发现为脏腑五气化生功能提供解剖生理基础。

古人通过生理解剖发现五脏为实,便赋予"藏而不泄",储藏五气的功效;而六腑中空,受盛五味饮食,便可转化五味为五气,故"泻而不藏"。五味为地表五气的化生物,六腑转化的五气入五脏进行储藏。脏腑的五气对应关系,为中医脏腑表里关系的理论基础。

五脏的五气化生人体形体,便有了同气相求下的"五脏所主",心主脉,肝主筋,脾主肉,肾主骨,肺主皮。筋可助关节屈伸,为风木曲直之性,归属于肝;肉厚重而柔,为湿土之性,归类脾胃;骨收藏以为坚,为寒水之性,归于肾;燥则皮枯毛槁,为燥金之性,故为肺所主;血脉周流不息其色为赤,为暑火之性,归于心。《素问·阴阳应象大论》中有五气与五方、五行、五味、五至、五脏的对应关系,所论述的便是整个中医五脏的五气生理功能属性。由此,奠定了人体五气营养学说和五脏五气生理支配理论。

此外，秦汉时期的医家已经通过解剖和观察发现了人体各个脏腑组织器官的生理功能，如：心主血脉、胆囊储藏胆汁、肾与膀胱主泌尿、胞宫主生殖、胃消化饮食、肺主呼吸等。

在血液化生、尿液形成等复杂生理功能方面，受限于当时的科学技术，中医学者无法通过解剖获得正确的认知，而多归因为气化理论。且因解剖认识的不足，而并未能发现人体女性卵巢、输卵管及男性的睾丸、输精管等的作用，对人体男女生殖功能的认识不清。

循环体系

中国古人早在《足臂十一脉灸经》和《阴阳十一脉灸经》中，通过体表灸法刺激，便已经发现了人体体表的十一条经脉线及经脉中气血物质的向心性流动特性。

古人将体表经脉循证于人体解剖，发现了人体遍布全身的血液循环系统。因此，提出"心主血脉""肝藏血"的脏腑生理功能特性，并发现了人体血液循环与脏腑各项生理功能活动之间的紧密关系。如《素问·五脏生成》亦云："故人卧血归于肝，肝受血而能视，足受血而能步，掌受血而能握，指受血而能摄"。血液循环系统的发现，为《内经》中经脉的络脏、走行方向及循环路径的最终确立奠定了基础。至此，经脉沟通脏腑表里内外的人体大循环理论体系得以正式建立。由此可见，此时的经脉为体表组织液流动通道、循经传线与人体血管三合一体。

人体免疫系统的发现

古人通过日常生理观察，便已经发现了人体不同年龄、体质或性别，其抵御邪气的能力不同。于是提出了"正气存内，邪不可干"的疾病防治理论思想，这便是中国最早期的免疫生理学理论。在当时的科技水平下，古人尚未发现人体各项免疫因子或免疫细胞等的存在的。因此，中医古人论证了五态之人与阴阳二十五人的体质差异性，并创立了中医的卫气理论。其指出卫气具有卫外固摄的免疫防护功效。以上便是中医生理学的理论大纲，由此可见，中医先哲的生理基础研究方法论是非常严谨科学的。时至今日，在某些方面的内容仍然值得学习借鉴。

五气化生理论

　　五气化生理论，来源于古人的天象观测。早在《内经》成书之前的中国古代先哲便已经发现天地间充满"气"，天地万物都是由气所派生，气为构成宇宙万物的根源。至秦汉时期，中国古人通过天象监测发现了辰星、太白、荧惑、岁星、镇星五大行星的视年交替运动规律与经天五色气、四方四时、地表万物的对应化生关系，从而在原有气化理论基础之上创立了五气化生理论。至此，中医生命科学理论体系得以建立，古人天人合一的生命观被赋予更深厚的医学意义，为深入探讨研究人体健康疾病与外在自然界变化之间的对应关系提供了理论基础。五气化生理论作为主线将中医人体脏象学说、阴阳五行学说、经脉理论体系等相互融合，从而形成了中医特有的生命科学体系。

　　一年中，五星于五季交替出现于五方天极，显现为经天五色气，与地表五季的气候特征相对应。《内经》中的五气便是古人将一年五季中不同的气候特征，依空气流动性、温度及湿度等气候特性整体概括为风、暑、湿、燥、寒五大类，是为五气。并认为五气化生人体在内的地表万物，这也就是五气化生理论。

　　五星五季交替运转于五天极，所产生的五气分主四时，周行地表，化生万物，而依五气特性，将万物分属木火土金水五行。《史记·天官书》中记载"天有五星，地有五行"，后人依五星与地表五行的这种生化对应关系而将其统一命名为木、火、土、金、水五星。并根据五星运转所产生的五色星气之间的生克制衡关系，而创立了五行生克。因此，自然界存在五气五行体系，分为：风木系、暑火系、燥金系、湿土系、寒水系五大体系。

　　古代医家认为五气化生人体，解剖下人体五脏为实，可藏五气，由此，人体脏腑便具有了五气的功能特性，脏腑五气学说由此建立。

　　五气化生人体，藏于五脏，五脏储藏的五气分别化生并支配同一五气衍生物。具体可分为：肝风木系、心暑火系、肺燥金系、脾湿土系、肾寒水系五大脏腑系统。五大脏腑系统为自然界五气五行体系的人体分支。

　　五大脏腑系统是以五脏储藏的五气为中心，通过经络将人体六腑、五体、五官、九窍、四肢百骸等全身脏腑形体官窍连接成五大类有机整体。其具体，肝风木系，肝风木-胆-筋-目-爪；心暑火系，心暑火-小肠-脉-舌-面；脾湿土系，脾湿土-胃-肉-口-唇；肺燥金系，肺燥金-大肠-皮-鼻-毛；肾寒水系，肾寒水-膀胱-骨髓-耳-发。

　　且这五个系统并非孤存在，而是通过经脉的络属沟通而相互联系的。五脏五气机能的协调共济、相互为用,是维持人体生理平衡的重要保证。中医五脏五气系统间同样存在生克关系,五脏系统之间处于既相互制约又互根互用的动态平衡关系。

早在秦汉时期,包含五脏系统在内的五气体系便已经形成,并在《内经》中有着详细的阐述。五方生五气,五气生五行,五行生五味,五味生五脏,五脏各有所主,并与五色、五音、五声、五志等相对应。如:西方生燥,燥生金,金生辛,辛生肺,肺生皮毛,皮毛生肾,肺主鼻。其在天为燥,在地为金,在体为皮毛,在脏为肺,在色为白,在音为商,在声为哭,在变动为咳,在窍为鼻,在味为辛,在志为悲。其余四脏亦是如此。因此,五气为化生及维持生命的基本物质元素。

古人通过生活观察发现了人体呼吸和摄食的重要性,《素问·六节脏象论》中指出:"天食人以五气,地食人以五味。五气入鼻,藏于心肺;五味入口,藏于肠胃,味有所藏,以养五气。"因此,在人体五脏五气化生理论的指导下,将天之五气进入五脏的途径分为经鼻呼吸五气和口摄五味经六腑转化为五气两种。并在此基础上,确立了经脉输送五气的功能定位和具体的循环运送方式,依五气功能而命名了营卫二气,连接了脏腑的表里对应关系。天之五气周行地表,化生万物,分属五色、五味、五臭等,归为五行,与人体五气相对应。五气化生人体,人体经鼻直接摄取五气。因此,当天地间五气失司,非其时而至,出现太过与不及则化邪,便会导致人体五脏储藏的五气失衡,从而产生疾病。此为疾病论的六邪外因理论来源。

经鼻摄入的五气取决于天,而经口的饮食五气补益便成为唯一的人为五气干预。五气化生人体,藏于五脏,当五气失衡时,便产生疾病。因此,作为人体唯一五气干预方式的"口摄饮食"便成为人体五气营养补给和纠正疾病五气偏性的重要手段。当摄食五味偏嗜太过,则化生五气失衡,影响五脏五气的正常功能活动,产生疾病。中医在此基础上,创立了古代的五气药理治病理论。

此时,对饮食物的具体五气划分便显得格外重要,古人参考五气五行属性特征,从而将地表万物依口感分为五味、依色泽分为五色,分别蕴含五气信息。其中,味酸色青者,为风木所化,入肝;味苦色赤者,为暑火所化,入于心;味甘色黄者,为湿土之性,入脾;味辛色白者,为燥金化生,入肺;味咸色黑者,为寒水所化,入肾。

五气化生人体,藏于五脏,人体具有同一五气特性的组织物均由五气所化生支配。其中,《素问·宣明五气篇》篇指出"五脏所主""心主脉,肺主皮,肝主筋,脾主肉,肾主骨",此处的五脏,实为人体五脏储藏的五气,而脉皮筋骨肉则为人体形体各处具有五气属性特征的对应组织物。五主是五气学说在中医理论中的体现,说明了五脏五气与形体之间同气相求的内外对应关系。但当脉皮筋骨肉出现过劳,则损耗五脏储藏的五气,导致五气失衡,而产生疾病。五味不节和五劳同为中医疾病论的不内不外因理论来源。

而五脏储藏五气化生五情、五志,如《素问·阴阳应象大论》中所说的:"人有五脏化五气,以生喜怒悲忧恐。"《灵枢·本脏》中称:"五脏者,所以藏精神血气魂魄者也。"当人体情志太过,则耗损五气,导致疾病,此为中医疾病论的内因理论来源。

由此,可见人体五脏储藏五气的盛衰情况,直接与机体各项生理功能和精神思维活动有关。当五气储藏五气失衡,则会导致五脏系统功能出现紊乱,从而导致生理和精神疾患。

五脏五气支配体系,主要是通过经脉来实现对人的身体和精神思维功能活动两部分的支配功能的。

五脏储藏五气,当五脏储藏五气的功能失司,便会导致五气失衡。自然界五气失衡,便出现灾害;人体五脏储藏的五气异常,则会发生生理和精神思维疾病。当七情太过或五劳过度时,便会损耗人体五气,导致五气失衡,而产生疾病。

五脏储藏五气,五气依储藏的五脏命名为:肝气,心气,肺气,脾气,肾气。《灵枢·脉度篇》又指出:"肝气通于目,肝和则目能辨五色矣。"为人体五脏五气支配论的有力佐证。《素问·宣明五气篇》:"心恶热,肺恶寒,肝恶风,脾恶湿,肾恶燥。是谓五恶。"指出五脏各易为某一外邪所侵扰,也进一步印证了中医"五脏通五气"的理论。

因此,五气化生理论贯穿整本《内经》,为古中医学的基础理论内容。但《内经》中,古人对脏腑解剖和生理功能的认识发现,使得中医五脏还与人体呼吸、消化、运动、血液循环等生理活动相关,如:"心主血脉""肝藏血"等,但此时的脏腑解剖生理功能发现是为构建五气化生理论而存在的。

这就是天地五气化生理论下的五脏五气支配理论体系。自然界五星运转有时,五运气应时而来,对应五季。古人认为肯定存在某一物质中枢,来进行统一调节支配。

随着对解剖和人体生理功能活动认知水平的不断提升,古人发现心具有"主血脉"和"主神明"两大功能。"主血脉"主要是指,血脉为心所主,沟通脏腑表里内外,其内走行营血,营气便为五气。因此,心通过血脉对五脏五气具有统一支配作用,对应天之一气。这种支配作用,包含对五脏五气对人生理和精神思维活动两方面的化生支配作用。

因此,《素问·灵兰秘典论》中指出:"心者,君主之官,神明出焉。"心主管五脏精神思维活动。日常生活中,心对人体精神活动的主导地位,主要体现在当五脏所藏的情志波动异常,都会导致心脏节律的改变,从而出现心虚、心悸、心痛等。心主学说理论上应同时包含生理和神志两大部分,但《内经》中重点倾向于神志活动的支配作用为主。

五味理论

古代先哲的五气化生理论指出五气化生地表植被,《内经》中将其简称为"草"。《素问·六节脏象论》:"草生五味,嗜欲不同,各有所通",指出五味入五脏的理论来源于古人"天食人以五气,地食人以五味"的五气营养观以及"五味入口,藏于肠胃,味有所藏,以养五气"的五味经六腑转化五气的转化方式。

中国古代医家认为五气化生包括人在内的地表万物,五气以五味的形式藏于自然界的饮食物中,因此,进食五味便可补充人体五脏的五气。这本身便为中医营养和药理学的理论基础。

天地二气和合而成人,古人依《易·系辞》中的"天五地六"的宇宙观将人体解剖下的脏腑划分为五脏六腑,五脏储藏五气,六腑转化地之五味,转为五气,再入五脏进行储藏,用以支配机体各项生理功能活动,这便是古代中医学者创立的五脏五气支配体系。

五气与五味之间存在相互转换关系,与人体的精和形的化生息息相关。《素问·阴阳应象大论》:"阳为气,阴为味,味归形,形归气,气归精,精归化,精食气,形食味,化生精,气生形。"五气周行地表,化生万物,分属五味,因此,五气为阳,五味为阴;五味入六腑,转化为五气,藏于五脏。这便是五气与五味两者之间的辩证转化关系。

五气化生理论为中国上古气文化的生命科学延续内容。俗语的"人活一口气",便为人体五脏储藏的五气。此外,五味与五脏具有先后入属关系。如《素问·至真要大论》:"夫五味入胃,各归所喜,故酸先入肝,苦先入心,甘先入脾,辛先入肺,咸先入肾。"指出五味入属五脏,各有所主的对应关系。

五味与五行的对应关系由来已久,最早记载见于西周时期的《洪范》中:水润下作咸,火炎上作苦,木曲直作酸,金从革作辛,土稼穑作甘。《洪范》一书为西周箕子所著,《尚书·洪范》序云:武王伐殷,既胜,以箕子归镐京,访以天道,箕子为陈天地之大法,叙述其事,作《洪范》。因此,五味与五行对应理论的科学认识,必须与西周时期的认知水平和镐京附近的生态地理环境相结合。

当时的西周多位于今天的陕西省、山西省、甘肃省等西部地区,因其水中矿化度、氟离子等指标超标,当地的水多为咸水,湖泊多为咸水、盐湖,以它们为中心形成湖盆滩地。所以,当时之人认为有润下特性的水其味为咸;而当时饮食物多以火烤烟熏为主,饮食物多具烧焦后的苦涩味,因此,古人认为火炎上物焦而做苦;曲直作酸,植物等根茎含在口中,其味多为木之酸涩;从革作辛,西周时期的陕西省等地区便已经发现铜铁等金属矿,口感本自多辛辣,而熔金铸器时,其味更别有腥气,非苦非酸,其味近辛;稼穑作甘,成熟后的果实,因含有淀粉及果糖等,其味为甘。

此外,《内经》中五味的辩证关系还需从其生理及病理两方面加以论述。

生理方面

五气周行地表,化生五味,五味经口入六腑,转化为五气,入属五脏。其中,酸为青木之味,入肝,为木之性;辛为金属之味,食则鼻淌清涕,喷嚏连天,通于肺,为燥金之性;甘味淡,性平,为五气调和之味,属土;咸则脉枯血亏,欲多饮,入肾,为水之性;苦为焦之味,入口性燥,故归于心,为火之性。此为五味与五脏、五气的对应关系。

病理方面

五味与五脏的对应关系,还与古人生活实践活动中对五脏病变情况的总结。肝病,则胆汁分泌不足,无法中和胃酸,便会影响胃的消化功能,出现呕吐酸水,口腔发酸。中医的脾包含现代的胰腺组织,脾病,运化失司,则血糖增高,口腔发甜,与当代糖尿病类似;心病则心火上炎,口多生疮,口腔多苦;肺病,肺为娇脏,忌燥,当肺焦时口腔多辛;肾有病,收藏无力,则崩漏、遗精等,口腔发咸。《素问·至真要大论》:"五味入胃,各归所喜……久而增气,物化之常也,气增而久。夭之由也"。饮食五味可以滋养五脏五气,但若滋补过度,反会引起五脏五气失衡,导致疾病产生。

当人体五味摄入太过,则会有《素问·五脏生成》中的"五味所伤""是故多食咸,则脉凝泣而变色;多食苦,则皮槁而毛拔;多食辛,则筋急而爪枯;多食酸,则肉胝䐢而唇揭;多食甘,则骨痛而发落。此五味之所伤也"。

临床实践发现,五味与五脏病理表现具有相关性。苦味可以清泻脾胃肉类积滞。中药经常用到焦三仙就是把山楂、麦芽、神曲炒焦,用来消化肉食积滞。五色五味是古代人民最早通过日常生活观察总结所得出的人体五脏营养学理论。

五味摄入,依其在体内的特性,分阴阳。《素问·至真要大论》指出:"辛甘发散为阳,酸苦涌泻为阴,咸味涌泻为阴,淡味渗泻为阳。"后世将其概括为辛甘淡属阳,酸苦咸涩属阴。《素问·脏气法时论》则进一步归类为"辛散、酸收、甘缓、苦坚、咸软"的五味五气特性。

五气营养学

《内经》奠定了中国传统医学发展的理论基础,更确立了五气理论体系的框架,为中国传统饮食营养学的发展奠定了基础。

中国传统医学的人体生理病理学是建立在五气化生的理论基础之上的,五气藏于五脏,化生人体,当人体五气失衡则产生疾病与死亡。因此,合理补益人体五气,维持人体五气平衡,便是中医营养学的核心。

中国古代医家通过观察发现自然界存在着人类赖以生存的精微五气,人体只有不断的呼吸精气和摄食五谷,才是维系人体新陈代谢各项生命功能活动的关键。由此总结出人体五气入体的两种不同方式:五气周行于天,经鼻直接入体,藏于五脏;五气化生地之五味,藏于五谷,五味经口摄入六腑,六腑转化五味为五气,命名营气,同藏于五脏。这也就是《素问·六节脏象论》所指出的:天食人以五气,地食人以五味。五气入鼻,藏于心肺;五味入口,藏于肠胃,味有所藏,以养五气。而经鼻的五气来源于天,为天之所主,人力所不能及也。因此,中医的五气营养学主要是通过对饮食五味的调控机制来实现的。

五气的人体吸收过程

五气来源有二,则人体五气的吸收过程也有所不同。"天食人以五气,五气入鼻,藏于心肺",五气经呼吸入体,直接藏于五脏,此处的心肺便是五脏的简称。"五味入口,藏于肠胃"指出饮食物经口入胃,析出五味,入于六腑,六腑将五味转化为五气。其转化较为彻底的精微五气,在脾的运化作用下上蒸到肺入脉,命名曰营,再分别入五脏进行储藏;五味转化不彻底的"五气浊者",则散在于胸,并行于脉,命名曰卫。如《素问·五脏别论篇》中论及的六腑与天之五气的关系:"夫胃、大肠、小肠、三焦、膀胱,此五者,天气之所生也,其气象天。"便是如此。

脏腑五气的营养吸收机制

天之五气入于五脏,进行储藏:肝藏风木之气,心藏暑火之气,肺藏燥金之气,脾藏湿土之气,肾藏寒水之气。因此,便有了肝木应春、心火应夏、肺金应秋、肾水应冬、脾土应长夏的说法。

地之五味,入于六腑,转化五气,藏于五脏。五味与五脏的对应关系来源于《素问·至真要大论》及《灵枢·九针论》所指出的五入原则:"夫五味入胃,各归所喜,故酸先入肝,苦先入心,甘先入脾,辛先入肺,咸先入肾。"或《灵枢·五味》及《灵枢·九针论》所表达的五走:"五味各走其所喜:谷味酸,先走肝,谷味苦,先走心;谷味甘,先走脾;谷味辛,先走肺;谷味咸,先走肾"等。

其具体化生方式为:五味经口,入于六腑,则大肠转化辛味,取燥金之气;小肠转化苦味,取暑火之气;胆转化酸味为风木气;胃转化甘味为湿土气;膀胱转化咸味为寒水气。此五气再分别汇聚于胃,经脾的运化作用蒸腾于肺,进入血脉,命名为营气。营气起始于手太阴经,沿经脉入五脏各有所藏,一昼夜周行 50 周,止于厥阴肝经,再入肺,传至太阴经脉,进入下一循环。五味所入,便是中医药物性味归经学说的理论机制,不同的味与五脏有着不同的亲和力。

在此基础上,《内经》认为"脾胃为后天之本",进一步提出了脾胃学说。如《灵枢·玉版》:"胃为仓廪之官,五味出焉""人之所受气者,谷也。谷之所注者,胃也。胃者,水谷气血之海也。"便是对脾胃五气营养消化吸收功能的认同,其指出胃为五味析出的地方,人体五气化生之源。这些均进一步反映了天之五气化生五味,藏于五谷,入于六腑,转化五气,藏于五脏的营养吸收过程。

因此,五味在《内经》有多种近似称谓。如《灵枢·五味》中的水谷之"精微"、《灵枢·平人绝谷》中的"精气"、《素问·经脉别论》中的"食气"、《灵枢·刺节真邪》中的"谷气"等。

鼻吸天气,口摄地气,这本身便是对人体呼吸系统和消化系统生理功能的早期认识。在当时的科技条件下,古人是没有办法认识天地间是含有空气的,呼吸的意义在于吸入氧气排出二氧化碳,为人体细胞的新陈代谢的重要过程之一。此时,也同样没办法认识到人体消化系统对饮食物消化吸收的具体生理过程。此时,呼吸和饮食的营养元素一致,同为五气。

五味摄入的重要性

中国古人发现人体五气经鼻上授于天,有针对性补益,远非人力所能及也。但地之五味的摄入,营养吸收,却具一定的自主性。因此,中医营养学及药理学的根本便在于经口摄入不同五味饮食物来转化补益五脏五气,从而维持人体五气平衡,保障生命功能活动和救治疾病。因此,五味的正确摄入与否是非常重要的。《素问·平人气象论》:"人以水谷为本,故人绝水谷则死""故谷不入,半日则气衰,一日则气少矣。"《灵枢·五味》:"平人不食饮七日而死者,水谷精气津液皆尽故也。"由此可见,饮食物的摄入为人体营养之源,生存之本,人的生长发育是离不开营养支持的。

《内经》在《灵枢·五味》篇中根据自然界动植物的五味特性,从而总结出了五谷、五果、五畜、五菜的五味属性。五谷:禾亢米甘、麻酸、大豆咸、麦苦、黄黍辛;五果:枣甘、李酸、栗咸、杏苦、桃辛;五畜:牛甘、犬酸、猪咸、羊苦、鸡辛;五菜:葵甘、韭酸、藿咸、薤苦、葱辛。

五味的性能

五味由五气所化生,因此,五味本身便包含有五气的阴阳属性特征。如《素问·脏气法时论》:"辛散,酸收,甘缓,苦坚,咸软……此五者,有辛、酸、甘、苦、咸,各有所利,或散或收,或缓或急,或坚或软,四时五脏病,随五味所宜也。"《素问·至真要大论》中更是直接指出"辛甘发散为阳,酸苦涌泻为阴,咸味涌泻为阴,淡味渗泻为阳"的五味阴阳属性特征。

寒热温凉四气

在食物性能理论上,古代医家依据饮食物五味特性及五味摄入后所表现出的寒、热、温、凉的属性,将饮食物分类为四气,与自然界五气化生的四时气候特征相对应,进而提出了四气学说。其中,春温、夏热、秋凉、冬寒四时气候特征对应饮食物的寒热温凉四气。《内经》中对四气的直接论述相对较少,但从其相关治则等方面也可以体现出来。如《素问·至真要大论》:"热者寒之,寒者热之。"《素问·六元正纪大论》:"用寒远寒,用凉远凉,用温远温,用热远热,食宜同法。"都说明五味饮食同样具有寒、热、温、凉四种不同的食性。其中,寒凉性质的食物主要用于热性体质或热性病证,温热性质的食物主要用于寒性体质或寒性病证。

五味饮食失衡

五味为人体五气最主要的补益方式,当五味摄入太过或不及时,五气化生则出现紊乱而失衡,从而产生疾病或死亡。因此,在《素问·上古天真论》中总体概括为食饮有节。此处的节并非单指节制的意思,同时还有五味饮食需保持相对平衡之意。

中医理论认为,人体五脏储藏的五气处于一个动态的平衡中,各脏腑五气之间相互制约、相互作用,对立统一,以平为期。若饮食五味偏嗜,则五味作用于人体太过或不及,就会造成脏腑五气功能偏盛偏衰,使脏腑之间这种相互制约、对立统一下的五气平衡受到破坏,导致疾病的发生。如《素问·五脏生成篇》中的五味所伤:"多食咸,则脉凝泣而色变;多食苦,则皮槁而毛拔;多食辛,则筋急而爪枯；多食酸，则肉胝皱而唇揭；多食甘，则骨痛而发落"。

五色理论

中国古代传统医学是建立在五气营养学的基础之上的。因此，中国古代先民在长期的生活及救治实践中，逐渐依据外表色泽、口感将自然界五气所化生的饮食物分为五色、五味两大类别。其中色青者，为风木之气，其味酸，入于肝；色红者，为暑火之气，味多苦，入心；色黄者，为湿土之气，味甘，入于脾胃；色白者，为燥金之气，味辛，入于肺；色黑者，为寒水之气，味咸，入于肾。这便是五气的五色营养划分方法。

因此，《内经》中的脏腑营养论多是建立在五气化生理论下的五味或五色脏腑五气补益理论。中国古人在数千年前所发现的五气营养元素补充方法，其本身便隶属于现代医学的细胞营养元素学。人与自然界所存储的元素物质基本是相同的，人类只有不断地从自然界摄取自身细胞新陈代谢所必需的各种营养元素才能维持人体各项新陈代谢的生理功能活动，当元素摄取不足，产生缺乏时，便会导致疾病或死亡。

五气支配体系

《内经》中五脏的功能包含有生理解剖功能和储藏的五气功能两大部分。其中，五脏储藏的五气化生人体，处于支配地位，又称五脏五气的化生支配体系。

本着同气相求的原则，人体分属五气特性的部位组织物均为五气所主。五气化生万物，归类为五行，因此，五行的特性也同时符合五气的属性特征。

《尚书·洪范》对五行特性的经典概论为："水曰润下，火曰炎上，木曰曲直，金曰从革，土爰稼穑"。于是便有了《素问·宣明五气篇》中的"五脏所主""心主脉，肺主皮，肝主筋，脾主肉，肾主骨"。而《素问·经脉别论》："食气入胃，散精于肝，淫气于筋。"则较为详细地指出了五气多来源于六腑对五味的转化作用，先入于五脏，再散布于其所主。当人体五脏储藏的五气匮乏，化生支配无力时，便会出现《素问·痿论》所指出的五痿：痿躄、脉痿、筋痿、肉痿和骨痿。人体五脏五气分主身之筋、骨、肉、皮、毛、脉，当五脏五气失衡时，便会导致五痿。《内经》中的脏腑阴阳表里关系也由此而生，六腑转化五味为五气，藏于五脏，脏腑之间的五气对应关系为脏腑表里关系的理论基础。其一阴一阳，一脏一腑通过经脉互相络属，构成表里关系。其中：心与小肠、肺与大肠、脾与胃、肝与胆、肾与膀胱以及心包与三焦均互为表里。

而人体五脏储藏的五气对脏腑组织各部位的支配作用主要是通过经脉实现的。因此,《内经》中的经脉便同时具有血液循环系统输送氧气、营养物质和中枢神经对周围组织器官的支配作用两大部分功效。如《素问·五脏生成篇》所云的:"故人卧血归于肝,肝受血而能视,足受血而能步,掌受血而能握,指受血而能摄。"《灵枢·脉度》:"心气通于舌,心和则舌能知五味矣。"均指出人体五脏中五气的储藏情况与经脉的畅通与否,是五脏中五气支配作用发挥正常的重要因素。这便是中医古先哲所建立的一整套完整的五脏五气周身支配理论体系,并在此基础上,构建了经脉的络脏学说、脏腑表里学说、五脏所主、五脏所出等学说。

可汇总为:肝藏风木之气,与胆互为表里,主筋,开窍于目,其华在爪;心藏暑火之气,与小肠互为表里,主血脉;开窍于舌,其华在面,其充在血脉;脾藏湿土之气,与胃互为表里;开窍于口,其华在唇四白,其充在肌;肺藏燥金之气,与大肠互为表里;开窍于鼻,其华在毛,其充在皮;肾藏寒水之气,与膀胱互为表里,主骨,开窍于二阴,其华在发,其充在骨。这便是《内经》中人体五脏储藏五气的整体化生支配体系。

中医的五脏五气化生支配体系其本身同样符合古代尊天卑地的宇宙观及祭祀活动所表现出的"尊五脏轻其他"的人体观,也隶属于五气为纽带的天人合一的理论范畴。如此,才能清晰完整地解释《内经》脏腑理论中人体各处机体组织器官生理功能活动的支配状态。

五气元素与人体构成

现代生物化学指出人体和地球一样,都是由各种化学元素组成的,存在于地壳表层的 90 多种元素均可在人体组织中找到,元素为组成人体的基本功能单位之一。

而早在秦汉时期,中国的古代先哲便通过对宇宙万物的观察推衍发现了自然界所存在的五气化生现象。五气来源于天之五星,周行地表,化生人类在内的万物,归类五行,分属五味、五色。此处的五行、五味、五色便是其对地表万物依据五气属性特征所划分的五大类元素物质。现代科学以地表万物的化学元素组成进行分类,而中国古代先哲在数千年前便发现了万物趋同性的规律,并将其进行了科学五行、五味、五色等划分。因此,中国传统医学的五气化生理论,其本质为元素构成理论。自然界中包含人类在内的万事万物都是由五气所化生的,五行为其地表一切化生物的基本元素。《内经》中同样指出了五行元素在人体的脏腑分布规律及对健康疾病的影响。远古先民将自然界万物依属性特征划分为五大类,合称五气,并本着同气相求的原则,与人体脏腑形体相对应。其中,风木,色青,味酸,入肝;暑火,色赤,味苦,入心;湿土,色黄,味甘,入脾;燥金,色白,味辛,入肺;寒水,色黑,味咸,入肾。此为五气元素在人体五脏的分布规律。

"五气入鼻"和"五味入胃"为五气元素进入人体的两种方式,其与现代医学所发现的人体新陈代谢中元素的摄取与代谢过程基本一致。人体经呼吸获得氧气,经口摄入各类常量元素,从而维持人体的各项生命功能活动。

五气入鼻,藏于五脏;饮食物入胃,析出五味,经六腑转化为五气,在脾的运化作用下,上蒸于肺,入脉,化而为营,始于手太阴脉,分属五脏,终于足厥阴肝脉,昼夜运行五十周。当人体五脏储藏的五气元素出现失衡,便会产生疾病或死亡。

影响人体五气的因素主要分为内因、外因和不内不外因三种。《素问·阴阳应象大论》指出:"人有五脏化五气,以生喜怒悲忧恐。"五志五情的异常,会损耗人体五脏储藏的五气,导致五气失衡,疾病产生,此为内因。自然界五气非其时而至,出现太过或不及则化邪,是为六淫或六邪。侵袭人体,导致五脏五气的失衡,产生疾病。六邪由外而入,导致人体五气失衡,为外因。《素问·宣明五气篇》指出"五脏所主",肝主筋,心主脉,脾主肉,肺主皮,肾主骨。人体内五脏储藏五气,五气分别化生人体形体的脉筋骨肉皮。因此,当其出现过劳,便会损耗人体五气,出现《素问·宣明五气篇》《灵枢·九针论》中提到的"五劳所伤""久视伤血,久卧伤气,久坐伤肉,久立伤骨,久行伤筋",便是形体损耗,伤及五脏五气从而导致五气失衡,产生疾病,此为不内不外因。

以肝为例,《素问·经脉别论》指出:"食气入胃,散精于肝,淫气于筋。"《灵枢·脉度》:"肝气通于目,肝和则目能辨五色矣。"由此可知,肝储藏的风木之气为筋和目生理功能活动所必需的营养物质和能量的来源。

《内经》中同样对构成人体的五气元素之间的生克制衡关系进行了论述。指出,五气五行具有相生关系:风木生暑火,暑火生湿土,湿土生燥金,燥金生寒水,寒水生风木;相克为:风木克湿土、湿土克寒水、寒水克暑火、暑火克燥金、燥金克风木。《内经》中把这种相克关系称为"所胜""所不胜"关系:克我者为所不胜;我克者为所胜。以上便是中医五气元素的人体的分布规律及致病方式。中医的五气元素组成理论包含甚广,与现代医学的营养元素理论相近似。

现代医学指出人体是由各类化学元素所组成的,它与自然环境中的元素组成相一致。大体包括两类:必须元素、非必须元素。必需元素,共计有20多种,体内含量较多的有碳、氢、氧、氮、磷、氯、钠、镁、钾、钙等,约占体重的99.9%,为人体主要的元素组成。现代医学指出当人体元素出现失衡,便会导致人体疾病或中毒。同时,构成人体的化学元素之间同样也存在着相互生成、相互制约的生克关系,这与中医五行元素生克关系是一致的。

受限于古代的科技水平,中医古圣先贤是无法真正发现构成人体的化学元素的,但古人通过观察所发现的"人赖天地而生,万物所长"的朴素唯物主义辩证法思想下的五气元素化生理论却有着深刻的时代意义。古人所发现的元素组成不同,则特性、味道和色泽自然不同,这本身便属于现代元素营养学范畴,是非常科学的。这也是中医和中医药历经千年而不衰的根本原因。

中医药的科学性

古代中医学者认为五脏储藏的五气失衡是疾病产生的根源,因此,治疗疾病,便需要纠正五脏五气的失衡状态。而五气,因天而生,不受人力所支配,很难用以补益五脏五气的平衡。因此,中医先哲开创了中药食之偏性的治疗机制。

天之五气,周行于地表,化生万物,依五气不同,而分别表现为五种不同的味道或五种不同的色泽。且地之五味由口入胃,经六腑转化为五气,因此,地之五味可以转化为五气,从而纠正五脏失衡的五气。饮食不同味道或色泽的五气化生物,便可补益五脏缺失的五气成分,从而恢复五气平衡,治疗疾病。

五气元素理论与当代的人体生化元素构成理论是相对一致的。现代医学认为人体是由元素所组成的,当机体元素失衡,便会引起人体组织器官各项生理功能的异常,导致疾病发生或中毒事件。如:人体必须微量元素铁在人体中含量为4~5克,主要分布在人体血红蛋白中,参与血红蛋白的形成而促进造血。铁元素主要在菠菜、瘦肉、蛋黄、动物肝脏中含量较高。当人体铁元素含量失衡时,便会发生缺铁性贫血,甚至对人体能量代谢失常及免疫系统功能紊乱有直接影响。而此时,积极摄取外界动物肝脏等来补益人体缺失的铁元素便可救治疾病。

微量元素分为必需与非必需、有毒或无害,具有相对性。因为即使同一种微量元素,低浓度时是有益的,高浓度时则可能是有害的。且元素与元素之间同样存在相互依赖相互制约的生克关系。而这和中医的六气非其时而至则化邪,由益转害及五气的生克制衡规律是相一致的。

中医五气元素化生学说与现代医学元素组成理论都是对构成人体元素的深入研究结果。在当时的科技条件下,古人是没办法通过先进的科学仪器设备对宇宙元素组成进行深入研究,而只能通过粗浅的味道和色泽来加以区分,但古人这种严谨的思维方式和科学的方法论保障中医药的科学性。

中国传统医学的药物配伍和治疗原则其本身便是对人体元素失衡情况的干

预,是一门科学理论下的实践科学。其将人体元素失衡所表现出的症候,依五气五行特性,而主要分为五大类。人体所需要的必须元素,自然界各地多有分布。而微量元素则具有明显的地区和环境差异性,而这便是五方地域中药的由来和治病机理。中国古人在数千年前,便发现了不同地域或生存环境下的药物其五气属性不同,四气五味情况存在差异性,从而可以治疗人体不同五气失衡的疾病。而这本身便是人体微量元素的补益效果。

中医先哲通过观察发现了不同地区和地势的居民具有当地特有的地域疾病特征,这也就是现代医学的地区病范畴。地区病,现代医学称之为微量元素缺乏病,也同样属于中医五气元素失衡性疾病。

中医认为五气化生五味、五色等,五气不同其所具有的四气属性存在差异性,五味、五色等属性也多有不同。其和现代元素营养医学所指出的不同地域或不同颜色、味道的动植物其含有的微量元素是不同的相一致。如:味甜者,糖类(碳水化合物)含量较高;味咸者,无机盐等矿物质含量多等。而当人体微量元素摄入出现问题,便会导致疾病的产生。

现代医学的微生物、细菌病毒等也都是元素所构成的,其便为中医五气元素化邪的六淫或六邪,当其侵入人体内部,便会导致人体内部元素的失衡,从而导致疾病。

人体五脏储藏的五气失衡,是中医最根本的致病机制,其与当代元素致病理论是相一致的。中医药物使用食之偏性的治病机理,其本质便是通过自然界其他动植物所含有的微量元素来补充并纠正人体微量元素失衡的情况。

由此可知,古代医家将自然界饮食物按五味、五色进行区分,其意义便在于建立其与五气元素理论之间的相互匹配关系,从而用以纠正人体疾病产生时的五气元素失衡情况,是非常科学的方法论。

中医食疗

食疗作为中国传统医学临证学中疾病治疗的重要手段和特色之一,在《内经》中也有较多的论述,体现了中国古代传统医学"医食同源""药食同用"的思想。

中医的食疗理论同样是建立在五气化生理论学说的基础之上的,主要包含五味、五色食疗法。五气元素化生人体,为人体最主要的营养成分和组织器官各项生理功能的能量来源。当五脏储藏的五气营养元素缺乏,人便会产生饥饿感,而五气的失衡,才是疾病和死亡产生的根源。此时,通过自然界其他饮食物中所含的五气来补益人体缺乏的五气并纠正导致人体五脏五气失衡的偏性，便为食疗的根本目的。这为中医食疗的营养和药理价值的理论基础。

《内经》指出："天食人以五气，地食人以五味。"古人通过观察发现鼻吸五气，口摄五味，呼吸和饮食这两种方式共同维持了人体新陈代谢生理活动。其中，五色或五味为五气化生物的两种分类方式，是相互对应的，可经口入六腑，转化五气，入属五脏，来补益五脏的五气。其中，色青者味酸，入肝；色红者味苦，入心；色黄者味甘，入脾胃；色白者味辛，入肺；色黑者味咸，入肾。

但当过于偏嗜五味或五色饮食，则会导致五脏五气的失衡，产生疾病。故《内经》中提出谨和五味的饮食法则。如《素问·生气通天论》指出："阳之所生，本在五味，阴之五宫，伤在五味。是故味过于酸……味过于咸……味过于甘……味过于苦……味过于辛……是故谨和五味，骨正筋柔，气血以流，腠理以密，如是则骨气以精，谨道如法，长有天命。"过食五味对人体脏腑有不良影响，谨和五味便可骨气以精，长有天命。《内经》中的古人认为合理的饮食五味可以摄生，但偏嗜五味，也会产生疾病，因此只有谨和五味，才能享有天赋的寿命。

因自然界五方之内，五气属性不同，地表化生物的五色或五味存在差异性，从而各地区之间存在不同的五味饮食喜好，导致五脏储藏的五气失衡。因此，《内经》中进一步提出了因地制宜的地区病治则。如《素问·异法方宜论》中根据五方之人不同的生存环境、饮食偏好的地区疾病差异性，而分别选取了砭石、毒药、灸焫、九针、导引按跻的不同治法。同时，饮食物中的五气偏性同样包含着五气五行生克制衡属性，从而可以用此来进行疾病的饮食干预，为食疗纠正五脏五气偏性的重要方法。如《素问·脏气法时论》中有记载：肝苦急，急食甘以缓之；心苦缓，急食酸以收之；脾苦湿，急食苦以燥之；肺苦气上逆，急食苦以泻之；肾苦燥，急食辛以润之；肝欲散，急食辛以散之，用辛补之，酸泻之；心欲软，急食咸以软之，用咸补之，甘泻之；脾欲缓，急食甘以缓之，用苦泻之，甘补之；肺欲收，急食酸以收之，用酸补之，辛泻之；肾欲坚，急食苦以坚之，用苦补之，咸泻之。

《内经》中记载古人在日常生活饮食活动中，对自然界常见的饮食物依口味和色泽进行了五气属性划分，从而有了五谷、五蔬、五畜。其内所含的五气，可分别补益五脏中的五气，从而达到摄生和治病的功效。如《灵枢·五味》中的五宜：脾病者，宜食禾亢米饭、牛肉、枣、葵；心病者，宜食麦、羊肉、杏、薤；肾病者，宜食大豆黄卷、猪肉、栗、藿；肝病者，宜食麻、犬肉、李、韭；肺病者，宜食黄黍、鸡肉、桃、葱。

古人的食和药同为五气的化生物，两者之间并无本质性的区分，其两者的区别多是由自身所含的五气盛衰情况所决定的。当食物五气平和，无五味偏重，为平为淡者,多可长期食用,用以补益人体五气,为食。但当五气失衡,五味存在偏重者,则不可长期食用的,经六腑转化后,用以纠正五气的偏性,便为药。因此,《内经》中的古代医家在使用药快速纠正五气偏性的同时,还提出药与食应相互搭配使用的原则。如《素问·经脉别论》中的:"调食和药,治在下愈。"《素问·五常政大论》中便有"药以祛之,食以随之"的药食共用治病理念,并将其具体分为:大毒治病,十去其六;常毒治病,十去其七;小毒治病,十去其八;无毒治病,十去其九;谷肉果菜,食养尽之。

《内经》除了根据饮食物的五气属性不同所提出的饮食所宜原则外,因五气的生克制衡关系,还反过来论述了饮食物的"所禁",从而形成了中国传统食疗中特有的食忌学说。

《灵枢·五味》中从五脏病变的角度,提出五禁说:肝病禁辛、心病禁咸、脾病禁酸、肾病禁甘、肺病禁苦。此外,《素问·宣明五气篇》中更是直接指出五味与气血骨肉筋之间的对应关系,并论述了五味所禁:辛走气,气病无多食辛;咸走血,血病无多食咸;苦走骨,骨病无多食苦;甘走肉,肉病无多食甘;酸走筋,筋病无多食酸的理念。而《灵枢·九针论》中则将其阐发为五裁:病在筋,勿食酸;病在气,勿食辛;病在骨,勿食咸;病在血,勿食苦;病在肉,勿食甘。《内经》中的这些理论均强调了应根据人体疾病时的具体五气失衡情况而对饮食五味进行限制。

此外,《内经》中对饮食物的量及寒热特性也提出了科学饮食建议。如《素问·痹论》中的:"饮食自倍,肠胃乃伤。"《素问·生气通天论》中的:"因而饱食,筋脉横解,肠澼为痔。因而大饮,则气逆。"均指出饮食需要懂得节制,不可过饥或过饱,否则会伤及脾胃。而饮食物的寒热,也需要加以掌控,如《素问·阴阳应象大论》中所言:"水谷之寒热,感则害于六腑。"指出过寒过热都会对人体六腑产生损伤。

因此,中医的食疗也是以五气化生理论为基础的,为五气化生理论的分支。

五味因何入五脏

《内经》中的古人通过日常生活中的观察发现将五气化生的万物依口感划分为酸、苦、甘、辛、咸五种味道,并可经六腑转化为五气,分别入属人体对应的五脏,为五气化生理论的分支体系。五味与五气、五行和五脏的对应关系最早见著于《阴阳应象大论》。五味不同,则化生五气不同,入属的脏腑则存在差异性,这也就是中医的同气相求、同类感召理论的具体应用。

关于五味入五脏的具体方式和功效,《素问·宣明五气篇》等多篇论述均有五入、五走的记载,酸入肝,辛入肺,苦入心,咸入肾,甘入脾,是谓五入。这也是后世历代中医认为五味入五脏的来由,并将这一理论应用于临床药食养生的指导实践活动。

中国自古就流传着神农尝百草的远古传说,鉴于当时的农耕社会,科学水平低下,人们对人体新陈代谢过程及饮食物的营养成分,根本无法获得科学认知,也无法通过实验室的动物实验数据来证实不同味道的元素物质对内脏的影响作用。五味来源于日常生活饮食活动,而以五味与人体五脏的具体入属关系为基础的中医营养学和药理学则主要来源于医疗实践活动和经验总结。

《内经》言五味入五脏,有言五气者,有言生理者,有言病理者,有言五脏解剖者。此四者是为四象,四象之内,五味各异。

四象因素

五气属性不同

《内经》中有风木入肝,暑火入心,湿土入脾,燥金入肺,寒水入肾的五气与五脏对应关系。而风木曲直多酸,暑火上炎多焦苦,湿土稼穑多甘,燥金从革多辛,寒水润下多咸。正如《尚书·洪范》所言:水润下作咸,火炎上作苦,木曲直作酸,金从革作辛,土稼穑作甘。因此,便有了五味的五脏入属关系。

生理表象

五味入属脏腑,还可以通过五味饮食物摄入后人体五脏的生理表现形式来加以区分。青涩瓜果应肝木,味酸,可敛肝气,平肝火,是故酸入肝;肺开窍于鼻、主皮毛,多食辛辣,则通肺,皮毛汗出、鼻流清涕;水生咸,盐自水析,过食咸,则水液代谢失司,正对肾水;物焦味苦,苦通降心火,可应心;甘味性中,无有偏性,居于中宫,入于脾胃。

病理方面

五味异常,病者可见,不病者不可见。意思就是说五味的异常表现形式更多的是在病理状态下发现的。肝病则口内味酸,脾病则味甘,肺病则味辛,心病则味苦,肾病则味咸。

解剖之处

古人解剖下发现心肺居于上焦,脾胃肝胆居于中焦,肾居下焦。心主血脉,其性似火,故居上位,为暑火之脏;肺通天气,其性从革,居上为燥金之脏;肾居下位,通于膀胱,主津液代谢,有收藏之功,为寒水脏;脾胃居中,受盛水谷,别出五味,分溉四旁,有稼穑之性,为湿土之脏;肝居胃旁,木生土上,有疏土之功、曲直之性,故为风木之脏。木性作酸,火性作苦,土味作甘,金性作辛,水性作咸,五脏的五气与五行、五味相应,是故五味入于五脏。

由此可见《内经》中五味入五脏理论绝非偶然配对的结果,其有着深厚的理论文化背景。

五方的医学意义

早在周朝时《周礼》中便已经记载了古人以六辂祭祀先天五方(东、南、西、北、中)大帝。六辂祭祀:一曰苍辂,以祀昊天上帝;二曰青辂,以祀东方大帝;三曰朱辂,以祀南方大帝;四曰黄辂,以祭地祇、中央上帝;五曰白辂,以祀西方大帝及夕月;六曰玄辂,以祀北方大帝。其中,东帝主管东方,春季,为苍天之气所化;南帝主管南方,夏季,为丹天之气所化,红色运气;西帝主管西方,秋季,为素天之气所化,白色运气;北帝主管北方,冬季,为玄天之气所化,黑色运气;中央大帝主管中央,长夏,为黅天之气所化,黄色运气。

由此可见,五方理论由来已久,与人体五气五季生命规律息息相关。中国古代哲学体系中时间与空间建立紧密联系的方法,都来源于古人的天文,地理观察发现所得。古人将二十八星宿划分为四个区域,日月五星与北斗七星,沿此做圆周运动,在不同的时间(季节或时辰)里,走行的位置不同。

五方为时空方位,五季为时间划分,五行为天地万物属性划分,而五脏则为人体脏腑组织,四者之间都是以经天五色气为沟通纽带。《素问·五气运行大论》中对经天五气的描述为:"丹天之气经于牛女戊分,黅天之气经于心尾己分,苍天之气经于危室柳鬼,素天之气经于亢氐昴毕,玄天之气经于张翼娄胃。"指出古人观察天象,发现天上有青、赤、黄、白、黑五色运气横亘天空,故称为丹天、黅天、苍天、素天、玄天五天,统称为五天五气或五气经天。其中:丹天之气,夏季经于牛女奎壁四宿天空之上,下临戊癸之位,立为火气,气候主暑;黅天之气,长夏时节经于心尾角轸四宿天空之上,下临甲己之位,立为土气,气候主湿;素天之气,秋季经于亢氐昴毕四宿天空之上,下临乙庚之位,立为金气,气候主燥;玄天之气,冬季经于张翼娄胃四宿天空之上,下临丙辛之位,立为水气,气候主寒;苍天之气,春季经于危室柳鬼四宿天空之上,下临丁壬之位,立为木气,气候多风。如此,天地五方与五季,五气相互建立联系。

而早在战国时期楚国隐士鹖冠子在其代表著作《鹖冠子》中便就指出了北斗斗柄环运动下五方与五季之间的对应关系:斗柄指东,天下皆春;斗柄指南,天下皆夏;斗柄指西,天下皆秋;斗柄指南,天下皆冬。而五气化生五脏,五脏储藏五气,因此,五方,五季都借五气与五脏相沟通,在数千年前的秦汉时期对临床诊治疾病有着十分重要的医学意义。

阴阳五气的生命意义

中国古代天文学者通过观察发现天有五星各有所主,初称:辰星、太白、荧惑、岁星、镇星五星。《淮南子·天文训》中指出太白星,因其星光亮白而得名,对应地表金之性;荧惑星,其色火红,对应地表火之性;辰星,若隐若现,光亮较黑暗,其性主藏,对应地表水之性;辰星所居,五谷丰昌,多主农事,具地表木生发之性;镇星,其色昏黄,每岁入主二十八星宿之一,具地表土中之性。

木、火、金、水、土五星,春、夏、秋、冬、长夏五季,分别垂挂东、南、西、北、中五天极,有青、赤、黄、白、黑五色运气星光散布,横亘天空,故称为丹天、黅天、苍天、素天、玄天五天,统称为五天五气或五气经天。

其中,五星与五季,五方天极、五气、五色、五行相对应。由此,可见五行五气来源于中国古代天文地理学者通过观察发现的天之五星,并依五星的属性特征而与地上的五原素相配,从而建立两者之间的对应关系。

中国古代天文学者发现五星御临各方天极,释放五星色气。五星逆行,分属阴阳,则有阴阳五色气。其中,五气之阳,生成地表风暑湿燥寒五气气候特性,分属五季,主生长化收藏;五气之阴,下沉地表,化生万物形体,分属五味,其中酸木,苦火,甘土,辛金,咸水。《素问·五气运行大论》:"地者,所以载生成之形类也。虚者,所以列应天之精气也。形精之动,犹根本之与枝叶也,仰观其象,虽远可知也。"则进一步论证了这一理论。

古医学家发现"天食人以五气,地食人以五味",人须经鼻呼吸,经口摄食,方能长久,因此,提出五气入鼻,藏于心肺;五味入口,藏于肠胃,味有所藏,以养五气。气和而生,津液相成,神乃自生的生命营养观。也就是五气阴阳化生人体,经鼻吸入五气之阳和五味经口入六腑转化五气之阴而来,五气阴阳两者可以相互转化,储藏于五脏,各有所入,如《素问·宣明五气篇》中的"风酸入肝,暑苦入心,湿甘入脾,燥辛入肺,寒咸入肾"便为如此。

五气之阴,五味入属五脏,是通过建立营气理论,使营气入脉,周流全身脏腑组织而实现的。五味经口入胃肠所在的六腑,转化为五气之阴,在脾的运化作用下,上蒸于肺,入脉化生为营,起始于太阴肺脉,沿经脉周流全身,入五脏六腑,昼夜五十周,而大汇于太阴脉。并通过建立五脏五气支配理论而沟通表里内外,滋

再读黄帝内经——探寻生命科学

养支配人体各项生理功能。

而《素问·阴阳应象大论》中的:"气为阳,味为阴。味归形,形归气,气归精,精归化;精食气,形食味;化生精,气生形;味伤形,气伤精;精化为气,气伤于味。"指出五气之阳与储藏五气之阴的五味两者是可以相互转化的。"五气之阴"化生五味,促进了包含人体在内的动植物形体的生长发育;而五气之阳,则为人体机体能量和精神活动提供能量动力。五气阴阳调和,则人形神合一,精神饱满。

以形补形的科学

"以脏补脏""以形补形"理论,其作为形补养生的重要组成部分,历来被中医食疗养生者所推崇。其认为食用自然界其他动物对应脏器或外观上与人体组织器官相似的饮食物,可以补益人体该脏器。这一理论最早便来源于《内经》中的五气元素化生理论。

中国古人认为五气为构成包括人体在内的自然界一切物质的基础元素,因此,物质与物质之间的元素组成是一致的,这和现代医学的化学元素组成或生命基因理论是相近似的。

古代医家认为五气化生人体,当人体五气出现失衡时,便产生疾病或死亡。而现代医学经过长期的探索研究也逐渐认识到人体的化学组成元素或生命基因异常与人体疾病两者之间有着紧密的关联性。

自然界物质之间所含的五气属性不同,则自然便有了形态各异、色彩斑斓、味道迥异的芸芸众生。对应到现代医学,便是不同的化学组成元素或生命基因,便会产生各式各样的组织物类型。相同的基因片段,其元素构成一致,化生物的形状具有近似性。而五气元素化生理论本身便是最低级的元素分类方法,在当时的科技条件下,古人是不可能发现组织物的化学组成或生命基因的差异性的。五气化生物各有特性,互生互克,则其色味与组成形态也均不同。因此,建立在五气元素化生理论下的形补学说具有一定的科学意义。但因其元素划分的过于笼统,种类单一,因此,在实际临床应用操作中,多存在一定的偏差。

现代医学指出人体与近属哺乳类动物具有高度相似的基因组和组织器官,这些器官的生理功能和组织特性具有近似性。现代医学研究发现人体不同器官组织对元素的亲和力是不同的。如肝脏为ⅡB族中的锌和铁等元素的储藏地,多吃猪肝,便可以为人体肝脏吸收足量的铁、锌元素。心脏饱含钴元素,当其缺乏时,便会诱发心脏病。除此以外,骨骼中含有大量的钙、镁等元素。而这些和中医五脏对五气的储藏取向差异性是相同的。同时,人体各元素起作用的靶向

第三章 基础理论

器官和所支配的生理功能活动也具有固定分布性。如钙离子多存在于人体的骨骼和牙齿之中,用以维持正常的神经传导功能,主要可作用于心脏平滑肌上的心肌细胞,维持心脏收缩跳动。而这也与中医五气元素化生和支配脏腑形体的各项功能活动的特性相一致,《内经》中将这一生理功能特性称之为五脏所主。

因此,古人以形补形思想的实质就是当人体脏腑器官因缺乏某种五气元素而失衡产生疾病时,通过摄食五气化生的六畜相应器官或其形态近似化生物,经六腑转化为五气,用以补充其所缺乏的五气元素,调和五气失衡状态,从而达到防治疾病的目的。所以说,以形补形不光是经验之谈,而且是有科学道理的。

如:肉苁蓉味咸,色暗,形近似男性外生殖器,因此,中医古学者将其列为补肾壮阳之品。唐代《本草拾遗》中曾记载:"肉苁蓉三钱,三煎一制,热饮服之,阳物终身不衰。"现代医学也印证了这一点,肉苁蓉中含有大量氨基酸、胱氨酸、维生素和矿物质,对男性性器官有补益效果,也可有效提高精子活力和质量。

由此可知,"以形补形,以脏补脏"便是中医数千年前最早对人体元素与脏腑关系的研究。五气属性不同,则形态不同。相同的基因组合,便会构成近似的组织结构形态,从而具有近似的微量元素和生命构架。整个自然界本身便是一个能量和物质元素的交换过程体,各类元素在动植物、土壤、空气三者之间不停地交替运动,构成了一个大型的元素生态链。植物从土壤中获取相关营养物质,构建生命主体;而动物则摄食植物生存,将植物中的元素吸收供应自身新陈代谢,最后动物死亡,元素回归空气和土壤,进入下一轮循环。

五色入五脏

《素问·六节脏象论》指出:"草生五色,五色之变,不可胜视。"此处的"草"为五气化生的地表植被的统称。因此,"草之五色"为五气化生万物的另一种分类方法,因同属五气,因此应五味,分别入属五脏。其中,色青者,入肝;色白者,入肺;色黑者,入肾;色黄者,入脾胃;色红者,入心。五色与五脏的对应关系,主要来源于古人天象监测中五星的经天五色运气,并在生理、病理及生活实践活动中得以印证。

理论来源

五气经天

古人仰观天象,发现天球上有青、赤、黄、白、黑五色运气分别横亘东南中西北五天极,故称为丹天、黅天、苍天、素天、玄天五天,统称为五天五气或五气经天。五气周行地表,其阳者化生五季,转为风、暑、燥、湿、寒地表五气;其阴者,化生万物,藏于五味,显为五色,入于五脏。因此,地表万物之五色为经天五气之本色。经天五气与二十八星宿之间的对应关系,是东方青龙星系,南方朱雀星系,西方白虎星系,北方玄武星系的由来。此五色应五星、五气、五方,五色与五脏的对应关系,由此而来。

此外,五色与五脏的对应关系,还与人体生理解剖、病理症候及生产实践活动息息相关。

五脏生理解剖发现

秦汉时期,古人的脏腑解剖技术便已经相对比较发达,对人体的五脏六腑已经有了较为完整的认识。其中肺脏"两叶白莹,虚如蜂窠";肾脏里白而外黑;脾大抵以为"胰","色如缟映黄";肝多藏血,死后血凝而色青;心"色红有孔"。古代中医学者在数千年前便已经通过人体生理解剖,从而发现了人体五脏的固有本色,肝青、心红、脾黄、肺白、肾黑。

五色对五味

五味本身便具有五气的性质,入于五脏。而古人在日常生活中,逐渐发现了自然界中五气所化生的万物色泽与五味具有对应关系。《素问·宣明五气篇》所指出的:"黄色宜甘,青色宜酸,黑色宜咸,赤色宜苦,白色宜辛。凡此五者,各有所宜。"便明确指出了五色的五味所宜。五味入五脏,五色与五味相对应,为五色入五脏奠定了基础。

五行色泽属性

五气周行地表化生万物,归类五行,纷呈五色。其中木者应春,草色多青;火者应夏,天暑地赤;土为长夏,色黄且湿;燥金应秋,天苍地谢;水者应冬,天寒地冻,水深色黑。

五色与五脏疾病

肝病者,木气本色外泄,皮肤多青;肺病,金气本色外浮,则色白;肾病者,水色外泄,色多黑;心病,火气本色外散,则面红耳赤;脾病,湿土本色外泄,则肤黄。

且古代医家发现当人体五脏五气失衡产生疾病时,出于生理本能,便会喜食对应色泽或气味的饮食物。如:心病者,多喜红;肾病者,多食黑;肺病者,多喜白;脾胃不适者,多食黄;肝病者,多食青。

因此,人体五色与五脏所存在的对应关系,是古人唯物主义辩证法思想的产物,在当时的历史条件下,是相对比较科学的。

色诊的科学

中医五色为五气化生理论的分支,《内经》中认为五色为人体五脏中储藏的五气本色,两者具有对应关系。当五脏出现疾病时,其储藏的五气就会出现外泄,发散于手、面部等皮肤浅薄区域便表现出五气的本色,而这便是望诊中色诊法的理论依据。

其中,肝藏风木之气,其色为青,病则木气外泄,发为青色;心藏暑火之气,其色为赤,病则火气泻而为赤;脾藏湿土之气,色黄,病则土气泄而色黄;肺藏燥金之气,其色为白,病则金气泄而色苍白;肾藏寒水之气,色黑,病则水气外泄其色为黑。

《内经》中,古人通过临床发现,当人体先天五脏储藏的五气出现失衡时,便会出现五行人,而具有五色肤色,其中:肝病为木行人,面青而性易怒;心病为火行人,面赤肤红;脾胃失和则为土行人,面黄肌瘦;肺病则为金行人,面白而苍;肾病而为水行人,面色黧黑。

而当人体五脏病重,无法储藏五气,则五气全部外泄,浮行于表,则见真脏色或五死色,主死。《素问·五脏生成篇》中对此论述为:"故色见青如草兹者死,黄如枳实者死,黑如者死,赤如血者死,白如枯骨者死,此五色之见死也"。"青如翠羽者生……此五色之见生也"则为"五生色",意味着五脏的五气本色外泄有度,主生。而当五脏的五气外泄走行于脉,则为"真脏五死脉",如《素问·玉机真脏论》所记载的:"真脏脉见,乃予之期日……诸真脏脉见者,皆死不治也。"多为五脏储藏的五气全部外泄所致,一般真脏脉与五死色并非一定同时存在,需临床多加鉴别。人体五脏五气理论为中国古人通过长期临床观察所总结出的人体五种生命状态,其中,肝脏的风木之气为人体如木曲直疏泄的生命状态;心脏的暑火如火上炎;脾脏的湿土之气,具稼穑之功;肺脏燥金之气,具从革之性;肾脏寒水之气,主于收藏。

现代医学指出人体面部皮薄毛细血管丰富,当面部供血量或血液中其他元素出现异常时,便会表现出不同的色泽变化。这便为中医色诊的现代医学理论基础。人体血液色红,当火性上炎,身体有炎症时,则面部局部毛细血管扩张,其色为赤;肝具有代谢铁元素的重要作用,当肝脏疾病时,肝细胞遭到破坏的话,肝细胞内积蓄的铁离子会流入血管,使血液内铁成分增加,代谢无力,面部则发青;人体胃肠道具有消化吸收的稼穑功效,当肠胃消化不良,则面黄肌瘦;当人体大失血或缺血时,则血液中血细胞减少,面部则苍白无色;人体所有具有受纳组织功能特性的都为肾寒水之气的收藏作用,当人体基本的收藏功能都出现问题了,一般多主大病,此时,面部多变黑。

由此可见,中国古人按照五气自身特性将人体的生命功能状态分为五大类,而色诊法便是古代医家对人体这五类生命状态出现异常时所对应的五种面色的临床经验总结,其来源于医学实践过程。

中毒与元素失衡

《内经》中多次将中药称之为"毒药",并多采用以毒攻邪的治病方法。中药的"毒"其实是指药物的五气偏性,偏性越大,毒性越强,纠偏的功效也就越强。如《素问·异法方宜论》中的"其病生于内,其治宜毒药"和《素问·脏气法时论》中的"毒药攻邪,五谷为养,五果为助,五畜为益,五菜为充"便是对此的最早记载。而此类药物,对正常人来说便会严重干扰五脏的五气情况,导致五气失衡,从而产生疾病,因此,称其为"有毒"。五气化生万物,因此,在古人眼中,自然界的一切都是由五气所化生的,但自然界个体与个体之间的五气分布情况存在明显差异性,这便是万物毒性各不相同的根源。《素问·五常政大论》篇中将药物五气偏性的状况,分为大毒、常毒、小毒、无毒四大类,并指出"大毒治病,十去其六;常毒治病,十去其七;小毒治病,十去其八;无毒治病,十去其九;谷肉果菜,食养尽之,无使过之,伤其正也"的用药理念。意思就是当药物偏性太过,则病十去其六,便可以停药,否则就会因补偏太过,而进一步诱发五气失衡加重;常毒小毒较次,五气平衡的无毒瓜果谷肉,因无偏性,才是最佳的长久滋养方法。这就是中医古人的中毒学说理论。

中医的五气化生理论本身便是一种元素分类方法,其将地表化生物质依五气属性不同而划分为木火土金水五大类,归为五行。对应人体,则将人体的生命功能状态以五行特性分类,归于五气,藏于五脏。中医药之毒便为饮食此类药物所产生的人体五类生命状态的变化程度,此即为毒性,也就是古人五气失衡产生疾病的严重程度。而这些和现代生物化学元素的分类方法和功能作用相对统一,五气失衡中毒学说便是人体化学元素的中毒理论。

现代医学指出人体是由各类化学元素组成的,主要分为必需元素与非必需元素。必需元素是指人体新陈代谢或生长发育所必不可少的元素;非必需元素,这些是除了常量元素和一些必需微量元素外的元素,如铝、钡、钛等。当非必需有害元素摄入过量,便会导致元素中毒,从而危及人体生命健康。然而,即使是必需元素,也有一个合理摄入量的问题,当其摄入不足或摄入过量时,也会产生元素中毒现象,不利于人体健康。

但现代医学多将人体必须微量元素缺乏归为疾病范畴。而人体接触过量的重金属元素或有害元素物质,而导致的疾病或死亡,则称为元素中毒。因此,中医的中毒包含现代医学微量元素缺乏或过量症和重金属元素在内的有害元素中毒出现异常两部分。

而五气元素之间的生克制衡关系便是现代生物化学中的元素化学反应。相生关系如:元素铊中毒治疗方法中,用1‰的碘化钠或碘化钾溶液洗胃,使铊离子与钠离子或钾离子进行化学交换,使之生成不溶性碘化铊,从而排出体外。

因此,药物中元素与人体元素的相生关系,便是进入机体所产生的对健康有利的协同或转化作用;而相克,则多表现为其相互拮抗作用。

《内经》中指出"以毒攻邪"的用药理论,后人在此基础上引申为"以毒攻毒"的治疗方法。但需知邪和毒都为异常的五气元素。《内经》称五气非其时而至,出现外在太过或不及则化六邪;称自然界五气失衡、偏性太过的药物对人体五脏五气的不良影响为毒。

"以毒攻毒",包含两种意义:第一为以一种偏性药物来纠正另一种偏性药物对人体五气平衡的破坏力。第二种为人体五脏五气的失衡,其本身便是一种毒,此时借助外在药物的偏性(或毒性)来纠正五气平衡。

对应到现代医学便是借助外在有毒元素物质和体内毒素元素物质产生化学协同或转化反应,从而析出有毒成分,将有毒物质转化为人体不可吸收的物质成分,从而排出体外。因此,中医的"以毒攻毒"同样是非常科学的化学结构反应过程。

中医常说"三步之内,必有解药",中医五气化生理论认为任何一个局部区域当中,五气所化生的五行物质均处于生克制衡的平衡状态。因此,当一个地方出现五气偏性太过的动植物时,便一定存在另外一种事物的五气属性与之中和,纠正其偏性,从而维持局部五气的平衡。

对应现代医学,则主要就是有毒动植物附近生活的其他物种,一定携带有能与这种毒素中和的抗体,否则无法生存。而这本身便是一种生克关系的平衡理论,其和中医的五气平衡学说是相互一致的。

卫气出于地气

秦汉时期的中国古人通过生活观察便已经发现了人体存在部分抵御外邪的卫外功能,并将其命名为卫气,其为六腑转化五味所形成的五气中的浊者,《素问·痹论》称其为"水谷之悍气也",并指出"其气慓疾滑利,不能入于脉也,故循皮肤之中,分肉之间,熏于肓膜,散于胸腔"的分布规律。五气化生万物,因此,古人的卫气理念应同样具有相同的外界自然对照关系物。而这一关系物,便是潜伏在地表的地气,它很好的调节了四时的气候差异性,并对地表动植物具有一定的保护作用。

《素问·五运行大论》中指出"上者右行,下者左行。"上者右行,言天气右旋,自东而西以降于地;下者左行,言地气左转,自西而东以升于天。由此,可知天之五气周行地表,化生地气,其清者,为自然界万物生化之源;其浊者,潜伏地表,随外界气候变化而参与升降出入运动。五气周天,五季交替,盛夏天暑地热,其地气上蒸出于地表;严冬天寒地冻,则潜入地表深层,从而维持了一年四季土壤深层温度以及湿度的平衡。即使当天地二气动态变化失衡,非其时而至,出现太过与不及而化邪时,这种平衡也较难完全打破。从而保护地表植被根系和冬眠的动物,避免生长环境的过度变化所导致的死亡,具有护外的功效。

地气所具有的这种维持地表土壤内环境稳定,防止环境变化太过导致地表植物死亡的护卫功能,便为地之卫气。

而在观察中,同样发现人体也具有这种相对的抵御外邪,维持人体内环境平衡的能力,古人将具有这一功能的五气,命名为卫气。人体卫气防御功能理论来源于地之卫气。

卫气为五谷之浊气

秦汉时期的古代医家先哲发现不同年龄、性别、体质的个体,其抵御自然界六邪的能力是不同的。因此,在《灵枢·阴阳二十五人》中,根据阴阳五行学说,将人体禀赋不同的各种体质归纳为木、火、土、金、水五种类型,每一类型,又以五音的阴阳属性及左右上下等各分出五类,合为二十五种人,也就是二十五体质。《素问遗篇·刺法论》中指出"正气存内,邪不可干",此处的正气便是人体所拥有的如地之卫气一样的免疫防御系统,卫气隶属于正气,而具有抵御外邪这一防御特性的物质便是卫气。而《素问·评热病论》中"邪之所凑,其气必虚"则直接指出当邪气久留,则会损伤人体的正气,导致抵御外邪的能力减弱。

《灵枢·营卫生会》开篇说:"人受气于谷,谷入于胃,以传于肺,五脏六腑皆以受气。其清者为营,浊者为卫。"指出人体营卫二气同为地之五味所转化,五谷入胃,析出五味精微物质,其清者,经六腑转化为五气,上蒸于肺入脉,命之曰营;其浊者、悍者,慓疾滑利,上肺不入脉,散于胸中,循皮肤之中,分肉之间,肓膜内外,命名为卫,从而起着"温分肉,充皮肤,肥腠理,司开阖"的功效。

五谷为地气所化,其浊者,也就是地气中下沉于地表之下的部分,对应人体则为卫气,两者相互对应,来源于自然界和人体观察,符合天人合一的古代思维理念。

卫气虽为五谷转化之气中的浊者,但其同为五气精微物质成分,仅依其护外的功能而加以命名。《灵枢·营卫生会篇》中"营卫者,精气也",《灵枢·五味》中"谷始入于胃,其精微者,先出于胃之两焦,以溉五脏,别出两行,营卫之道"均指出人体营卫二气均为五味经六腑转化的五气精微物质。营气,类比地气中轻浮而上者;卫气则为重浊下沉者。因此,卫气同样为人体五气之一,为五谷所化生。

中医的气

气文化在《内经》中具于理论核心的地位,主要分为天地五气和人体内部诸气,且人体诸气均隶属于五气,依功能作用和分布位置而命名各异。

五气来源于天,周行地表而化生人在内的万物。如《素问·四气调神大论》中"天地气交,万物华实"及《素问·宝命全形论》中"人以天地之气生,四时之法成""夫人生于地,悬命于天,天地合气,命之曰人"直接指出了五气与人在内的万物之间的这一化生关系。

古人通过观察发现将五气化生的万物,分属五味,归类五行,并总结了五气进入人体的途径和运行通路。《素问·六节脏象论》中指出:天食人以五气,地食人以五味,人赖鼻吸五气,口摄五味而生。故有"五气入鼻,藏于心肺;五味入口,藏于肠胃,味有所藏,以养五气"之说。此处的"心肺"代指五脏,"肠胃"指六腑。五气经鼻入于五脏和五味入口经六腑转化而为五气,入于五脏,为人体五气的两种获取途径。五气入五脏,其中:风木之气入肝,暑火之气入心,湿土之气入脾,燥金之气入肺,寒水之气入肾。

而五气化生地之五味的对应关系为:风在地为酸,暑在地为苦,湿在地为甘,燥在地为辛,寒在地为咸。五味经口入胃,经六腑转化为五气,入于五脏的对应关系便为"五味所入"。《素问·宣明五气篇》指出:"酸入肝,苦入心,甘入脾,辛入肺,咸入肾。"当人体偏嗜五味,便会损伤五脏储藏的五气,产生诸多病症症候。

因此,五气来源于天,为人体所必需的物质元素基础。当外界六气当至不至或非其时而至出现太过或不及时,便会化邪,此时的六气又称为六邪或六淫。它会导致人体五脏储藏的五气失衡,产生疾病。因此,《素问·举痛论》又有"百病皆生于气"一说。

由此可见,《内经》中所论述的人体诸气均为五气,依其具体功效和储藏、分布位置而分别加以命名。

元气

广义的元气,便是指产生和构成天地万物的原始五气。元,通原,"始也",指天地万物之本源。因此,《难经·三十六难》中又称为"原气",居于命门。狭义的元气,以类比象,取意原有本原之意,指来源于父母的先天之精。《内经》指出肾具有收藏功效,收藏生殖之精和五脏之精。五脏之精也就是储藏于五脏的五气,而生殖之精也就是含有父母双方五气信息的精华物质。古人认为当父母双方的生殖之精交合时,便可以将先天五气的信息胎传给孩子。这便是元气为五气的由来。

宗气

《灵枢·邪客》:"宗气积于胸中。"指出宗气为积聚于胸中的五气。其主要来源于鼻吸五气和六腑转化五味,上蒸于肺,散布于胸的五气,此两者合而为宗气。

古人通过观察发现当自主呼吸或说话等时都会有气流的参与,且左胸部位存在不间歇的"气动",从而猜想人体胸中应储藏有某类"气"来支配人体的胸廓张合运动。《素问·平人气象论》中有:"胃之大络,名曰虚里,贯膈络肺,出于左乳下,其动应衣(手),脉宗气也。"指出秦汉时期的古人便是通过左乳下的虚里穴的搏动来测知宗气的盛衰的。而这里便为人体左胸心尖搏动的部位,古人所观察到的宗气搏动,本身便包含心脏的节律性搏动。

《灵枢·邪客》中指出宗气"出于喉咙",故参与说话,言语发音;"以贯心脉",可推动心脉气血运行;"行呼吸",参与人体呼吸运动。此外,宗气还为营气入脉和卫气布散全身提供动力支持。

营气

《灵枢·营卫生会》:"中焦亦并胃中,出上焦之后,此所受气者,泌糟粕,蒸津液,化其精微,上注于肺脉,乃化而为血,以奉生身,莫贵于此,故独得行于经隧,命曰营气。"指出人体经口摄入五味,经六腑转化,而为五气,在脾的运化作用下,上注于肺,入手太阴之脉,命名为营气。因此,营气为行于脉中的五气,因其具有入属五脏,滋养脏腑组织的功效而得名。

卫气

卫气则为五谷经六腑转化后的剽悍五气,又称水谷之悍气、水谷之浊气。

《素问·痹论篇》中指出，此五气"剽疾滑利，不能入于脉也，故循皮肤之中，分肉之间，熏于肓膜，散于胸腹"，具有抵御外部邪气入侵的护外作用，因而命名。

五脏之气

《内经》中的五气化生理论认为五气化生人体，藏于五脏。因此，《素问·五脏别论》中指出人体五脏具有"藏精气而不泻也，故满而不能实"的功效，此处的精气便是天之五气。

五脏储藏五气，才有了《素问·金匮真言论》中"五脏应四时，各有收受"说。其中如《素问·六节脏象论》所指出的心通于夏气，肺者通于秋气，肾者通于冬气，肝者通于春气，脾、胃、大肠、小肠、三焦、膀胱者通于土气。

其他诸气

真气。《内经》中有恬淡虚无，真气从之的说法。真气，就是天之五气。当人恬淡虚无时，天地之间和人体内部的五脏或经脉中的五气便会和谐运动，沟通有无。

经络之气。便为走行脉中的营气，为五气入属五脏，沟通六腑，濡养周身，支配五气各项生理功能活动的通道。

经鼻的呼吸之气，也同样为天之五气。内经中古人将呼吸之气和五味化生的水谷精微，两者的营养元素是一致的，都是五气。这一认识和现代医学对呼吸和饮食意义的认识差别较大。

由此得出，中国古代医家是建立在五气化生理论之上的。《内经》中出现的诸多气均属于五气范畴。

中医的血

《内经》中的经脉主要包含体表诱发的组织液流行通道、筋膜循经感传张力线和解剖下血液流动所在的血管通道三部分。《灵枢·本藏》中指出"气血"为经脉中的流动物质，因此，中医的血应包含体表诱发的流动组织液和血管中的血液两大部分。

《足臂十一脉灸经》和《阴阳十一脉灸经》中指出古代医家通过四肢末端的艾灸刺激发现了人体经脉组织液向心性流动的现象。在《灵枢·本藏》中："经脉者，所以行血气而营阴阳也。"进一步指出经脉为气血物质的流行通道。此时的古人将体表经脉诱发中所出现的下腹部的气体或液体的流动感和流动声，积极寻求解剖生理印证机制，从而在解剖中发现了遍布周身的血管及其中流动的血液。

至此，秦汉时期的古人便将体表刺激所诱发的经脉错误的印证为血管，并将下腹部组织液或代谢废气所产生的气体或液体流动感和流动音归为脉中流动的血液和营气的功效。此时的古人在解剖下是根本无法在血脉中发现体表经脉中的气体印证物的，便创造了营气经肺入脉与血并行的理论，从而与体表经脉中的气血相互对应。因此，秦汉时期的古人在人体共发现了体表组织液经脉循环系统和解剖下的血液循环系统两大循环体系。

中医血一词多义的原因

经脉易闭合性

人体组织液经脉循环系统为进化过程中遗留的开放式循环系统，因高效血液循环系统的建立，而逐渐闭合。因此，经脉循环系统在正常人身上是不存在的，需要后天重新建立。

功能相似性

当体表组织液经脉建立后，古人发现体表各处的浅刺激均能诱发组织液出现流动，因此，组织液经脉无处不在，具有循环流动特性。而这和古人在战争外伤、尸体解剖过程中所发现的血管中血液的周身存在性及循环性相一致。两者一表一里，遍布周身，均具有周身循环特性。

组织液的难发现性

组织液存在于组织细胞间隙之中，遍布周身各处，无明显色差，更无肉眼可视的闭合管道。组织液经脉的这些特性使得秦汉时期的中医先哲通过解剖无法真正将其发现的，其和血液循环系统概念的相互混淆，此时解剖下所发现的血管被称为血脉，为可视化的经脉。

血液循环系统的发现

《内经》中对血管及管中血液的诸多论述，也都说明此时的古人早已发现了人体血液循环系统的存在，并有了一定的认识基础。如《素问·五脏生成篇》中的"诸血者，皆属于心"以及《素问·痿论》中的"心主身之血脉"，都指出当时的古人便已经发现了人体心脏与血管的连接关系，心脏在宗气的作用下具有血液灌注的功能。当时的中医学者受限于当时的历史条件，没有发现心脏窦房结的节律性启动特性，故将心脏的节律搏动特性归结为宗气，认为宗气"以贯心脉"，具有助心推动心脉气血运行的功效。

血的作用

但此时对血液循环系统功效的认识尚多停留在营气入五脏,滋养周身的基础作用上,对血的功能认识明显不足。秦汉时期的医学理论是建立在五气化生理论体系基础之上的,五气才为人体唯一的营养元素物质,而这也就是脉中的营气。因此,此时的古人虽然已经认识到血液循环系统的重要性作用,但其更多地为营气的濡养作用,和血无关。

《素问·五脏生成篇》:"故人卧血归于肝。肝受血而能视,足受血而能步,掌受血而能握,指受血而能摄。"营气在脉中伴血而行,因此,此处所表述的血的功效,实则还为血脉中营气的作用。除此之外,这也同样表明秦汉时期的古代先哲已经发现了血液循环系统对维持人体新陈代谢生命活动的重要意义。

营气对周身的濡养作用,其本身便是人体组织细胞新陈代谢活动中,血液循环系统将携带的消化系统的营养物质和呼吸系统的氧气,共同输送至细胞外组织液中参与组织细胞新陈代谢活动,为组织器官生理功能活动的营养来源。在当时的科技条件下,古人是根本无法认识到人体新陈代谢生理功能活动的,营气理论有着同时代的进步意义。因此,营气才是当时人体组织器官营养和功能动力的来源。

而五气化生理论绝非凭空想象,而是中国古人通过长期观察发现所得出的。天上五星轮流交替显于五方天极,自然界便出现了五季轮替,而地表植被则经历了生、长、壮、老、矣由生到死的全过程。因此,古人认为一定存在某一物质来掌控并维系这些对应关系的稳定,而这便是五气。

人体生命存活的基础条件为经鼻呼吸和经口摄入饮食,两者缺一不可。古人在当时的历史条件下,是无法真正明悟两者的区别的。因此,古人创立了五气化生理论。

血管、经脉

此外,这一时期的古人也多已完成了对人体血管的分类认识,古人通过日常体表观察和解剖发现了人体的动静脉和毛细血管。

《灵枢·经脉》中指出:"经脉十二者,伏行分肉之间,深而不见……诸脉之浮而常见者,皆络脉也。"《灵枢·脉度》又有"经脉为里,支而横者为络,络之别者为孙"一说。其中将人体的血管分为深层的大动、静脉(经脉)和走行体表的浅表静脉(络脉)和微动静脉毛细血管(孙脉)。《灵枢·动输》中则指出:"经脉十二,而手太阴、足少阴、阳明,独动不休……故人一呼,脉再动,一吸脉亦再动,呼吸不已,故动而不止。"这里跳动不休的经脉便是人体比较易于触知的动脉。此外,《内经》中三部九候的脉诊位置也多为动脉的搏动区域。其气口、手太阴则为桡动脉分布,足少阴则相当于内踝后动脉,足阳明则为足背动脉,足太阴相当外踝上动脉。

《灵枢·经脉》:"诸脉之浮而常见者,皆络脉也。""凡诊络脉,脉色青。"这里所描述的便是浅表静脉,肉眼在体表多见纵横交叉的青筋,和现代医学中的静脉曲张相类似。

刺络放血

基于血脉认识之上的经脉治疗方法,《内经》中多采用刺络放血疗法,它是人类历史上最早以放除污血调整局部血液微循环障碍的方式,来达到治病救人目的的血液疗法之一。《素问·调经论》提出"病在脉,调之血;病在血,调之络"的整体治疗理念。《素问·阴阳应象大论》中"血实宜决之"及《素问·针解》中"菀陈则除之者,去恶血也"等则指出了刺络疗法的原则多是有瘀,而实者则需放除污血,改善局部血液微循环障碍,促进血液的正常流动。刺络出血的治疗方法,进一步说明了当时的古代医家对血管微循环障碍的超前认识。

血的化生

《内经》中血的化生也与人体五气紧密相关。秦汉时期的古人通过观察发现当五味调和,五气营养充足则人气血旺盛;反之,则气血亏虚。因此,认为血液的化生也与人体六腑转化的五气相关。并对此有诸多论述,如《灵枢·决气》:"中焦受气取汁,变化而赤,是谓血。"《灵枢·邪客》:"营气者,泌其津液,注之于脉,化以为血。"这些均说明了人体的五气与血的关系。《灵枢·营卫生会》中则对其做了更加详细的论述:"中焦亦并胃中,出上焦之后,此所受者,泌糟粕,蒸津液,化其精微,上注于肺脉,乃化而为血,以奉生身,莫贵于此。"其指出人体口摄的五味,经六腑转化为五气,在脾的运化作用下,上蒸至肺,与津液调和而化赤为血。

此外,《内经》中对血的化生过程还存在另外一种解读方法。当时的古人以自然界江河为参,发现大江大河都为小溪、小河汇聚而成的自然现象。经脉本身便为人体的江河,古人由此认为六腑转化的五气与津液调和化血的场所应在全身各处低洼的溪谷之处。如《灵枢·痈疽》中所说的"中焦出气如露,上注溪谷,而渗孙脉,津液和调,变化而赤为血。血和则孙脉先满溢,乃注于络脉,皆盈,乃注于经脉"便是对这一论点的详细阐述。

由此,可见血液的化生主要依赖中焦"受气"获得营气,并"取汁"津液,化生为血。且古代医家通过观察发现当人体大量出汗时，则脉管中的血量也会急剧减少。因此，《灵枢·营卫生会》有"故夺血者无汗，夺汗者无血"之说。由此可见，《内经》中的血，为体表诱发的经脉组织液和解剖下血管中的血液两部分组成，其由五气与津液调和而生，并无明确的功能作用。

气血的关系

气血理论作为《内经》的核心思想内容贯穿始终，为中医脏象学说、经脉理论和阴阳五行体系等的理论基础。气与血两者共同维系着人体的生命健康活动，《素问·调经论》中强调说："人之所有者，血与气耳"。

人体经脉气血理论最早来源于人类的体表刺激实践活动，两者早期来源一致。《足臂十一脉灸经》和《阴阳十一脉灸经》指出通过体表刺激便可以诱发出人体向心性循经感传和经脉气血物质的流动，从而在人体下腹部出现气体或液体的流动声或流动感。秦汉时期，人体血管解剖发现以及五气理论的进一步完善，古人则将体表经脉中的气体和液体流动物质，归总为气血，其血便是解剖下血管中的血液，而气则为古人假想的经脉中的五气，也就是营气。

气血为经脉中的流通物质，因经脉主要有二，分为体表组织液经脉和解剖下血管经脉两种。因此，经脉中的气血含义也各有不同。气主要为经脉中的五气，也就是经肺入脉的营气；而血则包含体表诱发的流动的组织液和血管流动的血液两部分内容。中国古人通过体表诱发刺激所发现的经脉中的气血物质，就是人体细胞外组织液及其代谢废气。

气和血的科学辩证关系，因血的双向含义，在《内经》中气与血两者之间便同时具有相互依存、相互转化的双向调节作用。

《素问·阴阳应象大论》中古人通过观察发现地气上升为云，天气下降为雨；雨出地气，云出天气，这一自然界天地二气转化关系，这也是中国最早的气态与液态物质转化认识。中医古先哲将其应用于气与血两态物质之间的转化过程。在《灵枢·营卫生会篇》中指出："营卫者，精气也。血者，神气也。故血之与气，异名同类焉。"气与血两者仅为形态差异，本为同类。

气能生血行血

古人气能生血这一理论，同样来源于古人的生活实践过程。古人通过观察发现当五味饮食物摄入充足，则脉洪，力足，面红；而长期饥饿，则脉弱，面黄血色不足。因此，认识到血液多少与包含五气的五谷摄入多寡相关。

在《灵枢·邪客》："营气者,泌其津液,注之于脉,化以为血,以荣四末,内注五脏六腑。"和《灵枢·痈疽》："中焦出气如露,上注溪谷,而渗孙脉,津液和调,变化而赤为血。"等篇章中均指出气能生血,当人体营气与津液调和,则化生为血。

气能行血。古人发现生活中刮风时,则河水加速流动,树枝摇摆不定。对应人体,在五气化生理论下,古人发现胸廓起伏自主呼吸,则脉动,因此,得出胸中的宗气贯心脉,行呼吸,对血液具有推动作用。而死亡呼吸停止,则脉动消失。对这种呼吸在,血脉流动;呼吸停,血脉停滞的现象归总出"肺主呼吸,朝百脉";后世中医将其总结为"气为血之帅",气对血脉中的血液具有推动作用。对此,《内经》中也多有论述,如《灵枢·邪客》："宗气积于胸中,以贯心脉,而行呼吸。"以及《平人气象论》："人一呼脉再动,一吸脉亦再动。"等均指出气能行血这一功效。

此外,据推测,气能行血还来源于古人移精变气①的临床医疗实践活动临床当经脉疏通建立时,多首先出现经脉中气体的流动,其后才为液体血,这一先后顺序,也表明了气能行血的作用。其反映到经脉建立上,则可能为当人的精神意念长效聚守时,便可调动气对血的推动作用,诱发下腹部经脉中液体的流动感。这里的气为有可能是意念,血有可能是经脉组织液。气能行血,可能为高阶②意识对低阶③经脉组织液的共振循环推动作用。

血为气之母

经脉中的气来源于古代医家的体表刺激诱发实践活动,并深受五气化生理论的影响。而古人在三部九候脉诊中,当触摸人体动脉时,同样可以感受到其周身气动现象。脉搏跳动存在身体各处,因此,营气周流全身五十而大会于手太阴。

古人认为这种气动感的来源便为五气。但在战争,外伤或解剖中,却根本无法发现血脉中的气体存在,仅存有血液成分。因此便有了营气入脉,与血液同行,助血行运周身的血气伴行理论。而生活中当血液丢失,则脉搏气动感减弱,甚至消失。因此,古人认为血对气具有携带包含作用后世医家将这一作用称为"血为气之母"。人体气血平衡,则生命活动得以正常进行。反之,则如《素问·调经论》："血气不和,百病乃变化而生"。

---

① 移精变气一词出自《黄帝内经》,在本书中指代本人临床总结而来的手法操作。
② 高阶在本书中指已经建立经脉循环者。
③ 低阶在本书中指尚未完全建立经脉循环者。

因此,掌握并积极调整气血之间的辩证关系,使其恢复协调平衡的状态是治疗疾病的常用法则之一。

营卫二气

五气化生理论指出五气来源于天,化生人体在内的万物,藏于五脏。五气才是主导自然界一切事物发展变化的主体,具有支配人体各项生理机能活动并为其营养和能量物质的来源。因此,《内经》中包含营卫二气在内的诸气兼属五气。五气进入人体的方式也就是营卫二气的化生来源。

《素问·六节脏象论》中指出天食人以五气,地食人以五味,为人体五气的两种来源途径。五味经六腑的转化作用,可以转化为五气,供应人体。转化后的五气依功能作用可分为营气和卫气,营气为五气入脉起滋养作用的人体营养物质,卫气则具有抵御外邪的作用。

这一思想主要来源于中国古代先民对宇宙的思索和生活经验总结。古人在生活中,通过观察发现经口摄入的饮食物才是人体各项生理功能活动的物质来源,当营养物质摄入不足,便会出现肢体乏力,抵御外邪的能力减弱等现象,《灵枢·五味》中指出:"半日则气衰,一日则气少矣"。古人将其印证于解剖发现饮食物摄入后主要腐熟于中焦的胃,传化于六腑,最后将糟粕从大肠排出体外的消化吸收过程。古人将这一解剖生理发现与早期的五气化生理论相结合,从而得出了营卫二气的化生途径和功能作用。如《灵枢·营卫生会篇》:"人受气于谷,谷入于胃,以传与肺,五脏六腑,皆以受气,其清者为营,浊者为卫,营在脉中,卫在脉外。"将谷气中的清者和浊者分别命名为营气和卫气。五气周行地表,化生万物,归为五味,因此,饮食物本身便含有五气。五味经口入六腑转化,化生五气,其清者,为营,也就是五谷中的精微物质,经脾运化,上蒸于肺而入手太阴之脉;浊者,为卫气,散于胸中,行于皮下,分肉之间,具有卫外作用。

是故《素问·阴阳应象大论》中指出"故清阳为天,浊阴为地",对应自然,则营气为地表五气中清而化生万物者;卫气为五气重浊藏于地表之下者,具有保护植物根系和冬眠动物的作用。与现代医学相对应,则营气便是细胞新陈代谢所必需的营养物质,卫气则为人体免疫防御系统功能之一。

营卫一词,用以指代营气与卫气,两气同出一源,皆为水谷中五气精华所化生。营行脉中,具有营养周身作用而得名;卫行脉外,其名则得益于其捍卫躯体外邪的功能。

《内经》中的营卫二气为当时科技发展局限的产物,在当时的历史条件下,古人是根本无法真正认识到人体新陈代谢过程中饮食物的营养物质或氧气需吸收入血进入血液循环系统，才能为人体的各项生理机能活动提供能量补给。而对人体更为复杂的免疫组织器官和众多免疫因子的生理认识便更为困难。由此可见，古人借用营卫二气来表达其所发现的人体营养物质来源和抵御外邪功能的现象，在当时是非常具有进步意义的。

因此，古人将复杂的营卫二气化生过程用气化蒸腾现象来加以解释，便得出了著名的营卫二气化生学说。营气和卫气经六腑化生后，古人为进一步阐释两者在人体的功能作用，仍需解决运行方式、布散位置和运行动力的问题。

古人通过观察发现胸廓的舒张运动对人体营卫二气、呼吸、言语、血脉等均具有显著地推动作用，将其命名为宗气。因此，宗气为人体营卫二气的运行动力。如《灵枢·邪客》中："宗气，以贯心脉，而行呼吸。"指出胸廓的自主舒缩运动，为人体经脉气血运行的动力。

其中，六腑转化五味为五气精微物质，其清者为营，浊者为卫。清者上蒸于肺，入手太阴脉，周流周身奇经八脉和十二正经，止于厥阴肝经，再重新进入太阴脉参与下一个经脉周身循环过程。为营气入属五脏，濡养周身各处的循环通道。而卫气则行于脉外，散布于胸，行于皮下，分肉之间，营卫两者一昼夜而周行五十周而大汇于肺手太阴之脉。配合古历法，十二地支与十二脏腑、十二正经对应，寅为农历一年之首，手太阴肺经为经脉之始。因此，得出手太阴肺经对寅，则有了十二月建中的"正月建寅"一说。

《灵枢·营气》中营气的具体脉内循环路径为："气从太阴出注手阳明，上行注足阳明，下行至跗上，注大趾间，与太阴合……此营气之所行也。"以及《灵枢·营卫生会篇》中的卫气周流方式："卫常与营俱行于阳二十五度，行于阴亦二十五度一周也。故五十度而复大会于手太阴矣。"营行脉内，卫行脉外，两者周行五十度而汇于手太阴之脉。

因此，古人的营卫二气理论在当时的科技条件下，也算是是一种相对科学严谨的生理基础。

卫气性浊的由来

五谷饮食的气化理论，为五气化生理论的延伸，并与日常生活观察息息相关。日常生活中当五谷摄入人体，过饱或脾胃不适时，便会出现嗳气；当人饥饿难耐时，腹部还会出现饥肠辘辘的气体排空声，也就是肠鸣音；每日排的矢气出自消化道末端的肛门，为五谷气；而当情志不舒，则两胁胀满；饮食不节，则腹部胀满,不思饮食。古代医家认为这些气出于肠胃六腑,为五谷化生之气,其清者自中焦上蒸于肺入脉为营,肺为胃之上,主一身之气;浊者下走大肠,排放矢气。是故,肺与大肠互为表里。

这些气性浊,为"水谷之悍气",不入于血脉,而周行皮肤之中,分肉之间,熏于肓膜,散于胸腹,为《内经》中的卫气,此处的肓指脏腑之间的空隙之处;膜,即胸、腹之膜,亦名肓膜。临床当卫气异常所产生的病理症候则进一步论证了这一发现。《灵枢·寿夭刚柔》中指出:"卫之生病也,气痛,时来时去,怫忾贲响,风寒客于肠胃之中。""怫忾贲响"便是人体肠胃受寒,表现出的肠鸣音过度的表现。而《灵枢·卫气失常》中的:"卫气之留于腹中,蓄积不行,菀蕴不得常所,使人支胁胃中满,喘呼逆息者。"则指出当卫气失常则会出现胸腹部胀满积气的病理表现。

《内经》中的古代医家将其所发现的抵御外邪入侵的卫外功能也归类为体内的这些"慓悍之气"。因此得出《灵枢·本藏》中"卫气者,所以温分肉,充皮肤,肥腠理,司开阖者也""卫气充则分肉解利,皮肤调柔,腠理致密矣"的功能作用。

《灵枢·营卫生会篇》中指出营气和卫气都来源于六腑对饮食物的转化,五味经口入胃肠所在的六腑,经六腑转化,其清者经胃上蒸于肺,入脉为营;其浊者,则出下焦,命之曰卫,因此有"营出于中焦,卫出于下焦"一说。《灵枢·卫气》中:"六腑者,所以受水谷而行化物者也。其气内于五脏,而外络肢节。其浮气之不循经者为卫气。"便是对这一过程的最好论述。

《灵枢·卫气行》中卫气的周身循环根于肾中阳气。卫气的运行,白昼始于足太阳膀胱经而行于阳分,夜晚始于足少阴肾经而行于阴分,其经气自下焦膀胱和肛门出。这些同为慓悍之气,说明人体五谷除了形成清气的营气外,还会在下焦出现肠鸣音、放屁等现象,因此,有了"卫气性浊出于下焦"的说法。

宗气

《内经》中的宗气理论认为宗气为储藏在胸中的五气,具有"贯心脉""行呼吸"的功效,因为人体五气之主,故称之为宗气。其理论多来源于古代医家在日常生活中通过观察发现人体胸廓的舒缩运动与血脉运行、自主呼吸和言语发音等息息相关。是古人在当时的历史认知条件下,对人体各项生理功能活动动力机制的科学阐释。古人发现当胸廓有节奏的自主舒缩运动时,人体便产生了呼吸和心前区持续有序的气动。当呼吸时,胸廓舒张,则人体开始吸气;收缩,则为呼气的开始。一吸一呼又与人体心前气动和脉搏气动相对应,如《素问·平人气象论》中的："一呼,脉再动;一吸,脉亦再动;呼吸定息,脉五动"。因此,古人认为胸廓部位应存在某一特定五气,来支配人体的这些生理功能活动,称其为宗气。进一步寻求解剖生理循证发现人体胸部区域肺表面的胸膜脏层和紧贴于胸廓内壁的胸膜壁层两者构成了一个大的胸膜腔,内含气体组织。因此,古人认为胸膜腔内存在的气体,才是心脏自主跳动和肺脏自主呼吸的动力,命名为宗气。于是,在《灵枢·邪客》中总结出"宗气积于胸中,出于喉咙,以贯心脉,而行呼吸"的生理功能特性。并指出宗气有利于推动血脉气血运行的功效,当宗气不足,则影响血脉运行。

古人通过观察还发现了左乳下的虚里穴位置作为人体宗气的触诊位置。而此处正好相当于心尖搏动的部位,为人体心脏泵血的功能强弱的诊断位置。如《素问·平人气象论》:"胃之大络,名曰虚里,贯膈络肺,出于左乳下,其动应衣脉,宗气也……乳之下其动应衣,宗气泄也。"此处心脏的搏动情况,便为中医宗气的盛衰状态。《灵枢·五味》中:"谷始入于胃……其大气之搏而不行者,积于胸中,命曰气海。"以及《灵枢·邪客》云:"故五谷入于胃也,其糟粕,津液,宗气分为三隧,故宗气积于胸中。"均指出人体宗气来源于五味经六腑转化的五气。古代中医先贤将其触诊部位定为虚里穴,为胃之大络,也已经说明宗气的来源。

宗气对人体血脉、呼吸等都具有推动作用,《灵枢·刺节真邪》中指出当外邪中伤人体时,宗气出现淤滞,便会出现"宗气不下,脉中之血,凝而留止"的现象,而当邪气得不到及时有效的祛除,便会"有热则化而为脓,无热则为肉疽",甚至喘咳不止,宗气将彻底外泄而危及生命。

显然胸廓部位不可能存在一股同时支配人体言语发声、自主呼吸和心脏搏动泵血等功能的气体成分,但中国古代先哲对人体言语发声及心肺自主功能活动的认识和探索过程是非常值得肯定的,并具有一定的时代进步意义。

古人所认识的支配自主呼吸的宗气主要为人体胸腔负压在内的呼吸动力组织结构,气体进出肺是由大气和肺泡气之间存在着压力差的缘故。在自然呼吸条件下,此压力差产生于肺的张缩所引起的肺容积的变化。可是肺本身不具有主动张缩的能力,它的张缩是由胸廓的扩大和缩小所引起,而胸廓的扩大和缩小又是由呼吸肌的收缩和舒张所引起。当吸气肌收缩时,胸廓扩大,肺随之扩张,肺容积增大,肺内压暂时下降并低于大气压,空气就顺此压差而进入肺,造成吸气。反之,当吸气肌舒张和(或)呼气肌收缩时,胸廓缩小,肺也随之缩小,肺容积减小,肺内压暂时升高并高于大气压,肺内气便顺此压差流出肺,造成呼气。呼吸肌收缩、舒张所造成的胸廓的扩大和缩小,称为呼吸运动。呼吸运动是肺通气的原动力。而肺内的空气在一定的压力下由肺部发出,通过声带间的狭缝,使声带发生振动,于是便形成声音,为言语发声的动力装置。

而心脏有节律地跳动,是由于心脏本身含有一种特殊的心肌纤维,具有自动节律性兴奋的能力。构成心脏的传导系统,它包括窦房结、房室交界、左右房室束和浦肯野纤维。心肌细胞兴奋时,通过兴奋-收缩偶联机制,触发心肌细胞收缩而引起心肌细胞兴奋性,是首先有窦房结细胞引发,然后沿传导通路有序地传到整个心脏。而窦房结细胞具有自律性,它兴奋后整个心脏兴奋,依次出现收缩和舒张。这是一个复杂的电生理过程,心脏能跳动的动力是心肌细胞的兴奋性的收缩和舒张,动因是窦房结自律性细胞兴奋性的发放。

因此,宗气为古人对心肺自主运动和言语发声动力因素科学思索的结果,在当时的历史条件下,具有一定的医学指导意义。

大气与猝死

《内经》中的"大气"多为人体瘀滞的五气,日久可化邪,导致人体猝死。《灵枢·五味》中指出:"其大气之抟而不行者,积于胸中,命曰气海。"这里的气海便为六腑转化五味,上蒸于肺,滞留在胸的五气。后世多将大气与宗气两者混淆,大气与宗气同属五气,但在功能特性与储藏位置上是存在差异的。

宗气为人体五气之宗,有助血脉运行,司呼吸的功效。而《内经》中所讨论的大气则多为五气汇聚之地,久之多化邪,亦即王冰所说的"大邪之气"。大气入脏或异常上逆等均可致病。故医圣张仲景深悟大气之意,曰:"阴阳相得,其气乃行,大气一转,其气乃散。"其实就是指人体大气的易瘀堵性。

大气在人体的汇聚部位,除胸中气海外,还有《素问·气穴论》中所论的:"肉之大会为谷,肉之小会为溪,肉分之间,溪谷之会,以行营卫,以会大气。"此处的"溪谷"及《灵枢·九针论》中所指的关节部位:"淫邪流溢于身,如风水之状,而留不能过于机关大节者也。故为之治针,令尖如挺,其锋微员,以取大气之不能过于关者也。"这些人体位置都多为大气汇聚之处,易出现异常堆积而导致疾病。

古代医家发现膻中气海、诸多关节及溪谷穴位等人体部位易出现大气瘀堵而产生诸多不适感,这些位置均是结缔组织筋膜弯曲折叠之处,气血最易瘀堵之地。古人将人体营卫二气相互交合的位置取在此处,便也印证了大气便为人体瘀堵的营卫五气物质,胸中气海处,"搏而不行的营卫之气"者,便是大气。

大气为瘀滞过多的营卫二气,因此,营卫二气流行之处,便是大气汇聚所出之地,两者在《内经》中相伴而生,紧密相连。大气产生于溪谷,营卫之气也汇于溪谷,此所谓:"以行营卫,以会大气"。

古代医家工作者同样发现有些人看似无病,却"气闷,气冲",突然猝死;有些人脏腑"憋闷胀满",不久则重病缠身,匆匆死亡。古代医家将人体瘀滞的营卫气机,统称为大气。于是便将此类猝死性疾病归属为"大气致病"理论。

《内经》中对此也进行了详细的阐述,如《灵枢·五色》中指出:"人不病卒死,何以知之?……大气入于脏腑者,不病而卒死矣。"人的猝死多和大气入侵人体脏腑有关。并在《灵枢·病传》中指出了大气入侵脏腑的死亡时间:"大气入脏,腹痛下淫,可以致死,不可以致生。大气入脏…病先发于心,一日而之肺,三日而之肝,五日而之脾,三日不已,死。冬夜半,夏日中。"其同样指出将瘀滞的多余大气导出体外的泻法,可以达到很好的治病效果。如《素问·离合真邪论》中的"大气皆去,故命曰泻"及《素问·热论》中的"大气皆去,病日已矣"均是对此的论述。

常年临床观察发现当人体出现心脏猝死、脑出血意外等脏腑病变前,在脏腑所在的体表对应位置区域便会积存大量的气体,此时的体表叩诊气体浊音明显增强。如:心脏病时,心前区叩诊气体音出现异常强化。通过接触此部位的经脉共振治疗,便会出现较多气血物质化开后的下腹部气体或液体流动感或流动摩擦音。随之,叩诊音减弱,不适感消失,危机解除。秦汉时期的古代医家正是通过体表大气叩诊检查法和患病脏腑部位经脉共振[①]治疗时所发现的瘀滞气血物质增多的表现规律,从而得出大气与猝死等脏腑疾病之间关系的。这一发现规律来源于临床科学实践,时至今日,对临床猝死性疾病的早期防治和发病机制研究,依然有着十分重要的指导意义。

正气与三大调节系统

古人早在秦汉时期,通过观察便已经发现了人体本身便具有防御病邪侵袭的功能,从而能够有效地防止疾病的发生。而这一功能,《内经》中称之为正气。人体诸气兼属五气,依所处位置和功能不同而分别命名。因此,此处的正气,便是以其可防范病邪、维持人体五脏储藏五气平衡和预防疾病发生的功能而命名。

《内经》中将影响人体的病邪主要分为内因、外因和不内不外因三部分。内因多为内在五志、五情情感之邪;外因为外来六淫之邪;以及不内不外的五劳之邪。它们都能够损耗人体五脏储藏的五气,从而导致五气失衡,产生疾病。良好

---

① 经脉共振一词,来源于本人的临床治疗实践活动,为移精变气手法操作过程中,对医生与患者两者经脉间所出现的共振循环关系的一种描述方式。治疗中,当医患经脉共振出现同步循环时,医者对应患者的病灶区便会同时出现不适感,如憋胀痛、钝痛感等,当经脉疏通后,二人的不适感同时消失,胸腹部出现同步的气体或液体流动感和流动摩擦音,随之一同出现打嗝、放屁和尿量增多的现象。

的正气,能快速有效调节紊乱的五气,恢复五气平衡,预防疾病发生。是故《素问遗篇·刺法论》中指出:"正气存内,邪不可干"。

后世之人多将正气与卫气两者混为一谈,认为卫气便为人体的正气,而其实两者属于包含与被包含关系。《灵枢·本藏》指出:"卫气者,所以温分肉、充皮肤、肥腠理、司开合者也"。卫气的这些作用都主要以抵御外来六邪为主,从而避免六邪入侵所导致的五脏五气失衡,减少疾病发生。但卫气对人体内部不良情致因素和不内不外的五劳因素等对五脏储藏的五气失衡情况的影响却并无很好的预防效果。

因此,卫气并非正气,正气具有调和影响五脏五气失衡的内外诸邪的功效,而卫气偏于一隅,隶属于正气范畴。

正气维持人体五气平衡的功能作用,主要包含维持体内五气摄入平衡和避免五气异常透支两大部分。五气摄入,主要包括鼻吸五气和五味经六腑的转化两种方式。而古人眼中五气的这两种入脏方式便是人体的新陈代谢活动。正气具有调节五气摄入平衡的作用,从而维持人体正常的新陈代谢活动。

五气化生五脏六腑,支配人体各项生理功能活动,因此,任何异常的生理或情绪活动都会产生五气的损耗,产生疾病或死亡。如《素问·阴阳应象大论》中:"人有五脏化五气,以生喜怒悲忧恐。"指出人体的情志活动均由五气化生。而《素问·宣明五气篇》中的"五脏所主""心主脉,肺主皮,肝主筋,脾主肉,肾主骨"便说明了人体五脏五气同样化生并支配人体诸形体的内外对应关系。现代医学经过数百年的发展已认识到人体不良情绪或异常的形体劳损均会导致人体新陈代谢出现问题,从而产生疾病。

由此,可见五气的平衡,涉及人体全部的生理功能活动,《内经》中的正气,其本质应为人体分布各处、功能各异的诸五气的功能调和的状态。只有全部气功能协调有序,才能真正维持人体五气的平衡,防止疾病发生。

对应现代医学,正气应为维持和调节机体内环境稳态和新陈代谢生理平衡功能的人体自身的三大调节系统:神经调节、内分泌调节和自主调节。

当三大调节系统功能正常,则内环境稳定,细胞新陈代谢功能活动就能正常进行,此时人体便可远离疾病的困扰,真正达到"正气存内,邪不可干"。

真气与肾间动气

《内经》中真气,同为五气范畴,《素问·离合真邪论》中指出"真气者,经气也。"故又称"经气",与《难经》中的原气或后世医学家相传的元气同义而异名,都是指人体的"肾间动气"。

《难经·三十六难》指出"原气系于命门",为"生气之原,五脏六腑之本,十二经脉之根,呼吸之门,三焦之原",《难经·八难》中又称其为"肾间动气"。而"肾间动气",便为经脉同步共振或周天经脉建立过程中,下腹部两肾之间位置所出现的气体或液体的流动感和流动摩擦音。古代中医称之为气动。经脉建立过程中,下腹部所出现的流动的气体或液体物质,便是中医经脉中的气血;其流行的通道,为经脉。因此,《内经》中的古代医家所提到的发生于人体双肾之间的真气或经气,其本质便为经脉建立时,人体下腹部经脉中流动的组织液或代谢废气。

《灵枢·刺节真邪》:"真气者,所受于天,与谷气并而充身也。"指出真气为经鼻的"五气"所化,与六腑转化五味所得的五气相并而入于五脏。而五气本身便为人体的经脉之气,也就是经气,与真气和肾间动气相对应。

《内经》中同样有对人体真气异常所产生的病候的相关论述。如《素问·评热病论》中指出当人体"真气上逆"则"口苦舌干,卧不得正偃,正偃则咳出清水也"真气来源于命门的肾间动气,当真气上逆时,则肾水上逆于肺金,肺为水之上源,是故卧不得偃,咳清水。

因此,《素问·上古天真论》中提出:"恬淡虚无,真气从之"的摄生方法,其本意便为告诉后世之人建立经脉循环后,身心虚无,便可长久保持经脉中真气的畅通状态。

五气升降出入运动

《内经》指出宇宙间的万事万物,都处于永不停息的运动变化之中,从而有了日月星辰、四时寒暑、五季交替。运动变化是一切事物的常态,这一运动变化规律自然包含人体内部的气机升降出入运动。《素问·六微旨大论》指出:"升降出入,无器不有""非出入,则无以生、长、壮、老、矣;非升降,则无以生长化收藏""天道右旋,地道左旋。"天地二气的升降出入,化为五季,以应自然界的生、长、化、收、藏,人的生、长、壮、老、矣。

五气化生人体,五脏储藏五气,因此,人体气机的升降运动,其本身便为五脏中五气的运动。《内经》中并未对五气属性进行直接论述,但五气周行地表,化生万物,归类为五行,五行的特性与五气是相互一致的。五行学说由来已久,运动属性各有不同,人体内的五气来源于天,其升降特性自然与外界五气五行相一致。

人体五气的这一特性,也决定了解剖下五脏的五气划分。《内经》中的古人解剖发现,心肺居上,为天,为阳;肝肾居下,为地,为阴;在上者心肺易下,在下者肝肾易上。因此,如果不考虑其他因素,心肺居上应分别正对具有向下特性的燥金、寒水,肝肾居下,对风木暑火,湿土居中不变。但此时,上寒水而下灭暑火,这一五行相胜关系导致人体气机无法生发。因此,在保留原有燥金居上,肝木居下的基础上,将上寒水与下灭暑火相互对调,从而形成水火交融,阴阳调和之象。此时结合五脏解剖生理特性,则心居上主血脉,其色为赤,为暑火所化;肺居上,朝百脉,其色白,为燥金所化;肾居下主膀胱水液代谢,其色为黑,为寒水化生;肝居下近胃旁,其色青,有曲直向上疏土之功;脾居中焦,消食五谷,以灌四旁,为湿土所化生。如此便心肾相交,五气调和,升降有序,共同维护着五脏五气的生克平衡,此为五脏五气的升降运动。当人体五气出现异常时,便会产生疾病症候,从而有了中医的肝火上亢,心火上炎,肾不纳气,心肾不交等病候论述。

人体的五气特性,定位了人体五脏气机的升降运动,但升降有左右。为了进一步论述人体五脏气机的左右升降规律,《内经》中的古人参考了日月五星在天球上的东、西、南、北四方整体运动规律。古人天象观测多坐北朝南,故天东为左,天西为右。以星辰的东西运动,来推衍机体内部五气的左右运行规律。

地球自西向东自转,因此,日月五星在天球上多自东向西反向右旋运行,对应人体隔膜以上的气机运行,此为天道左旋之表象;而地球自东向西公转,反映到天球上,便为星辰自西向东的左旋运动,与人体隔膜以下的气机运动相关,对应地道右旋之表象。

古代天文学指出"天道左旋,地道右旋",对应人体脾土居中,隔膜以上者应天,左肝右肺,日月自东向西右旋,则肝升肺降;隔膜以下者为地,日月星辰一年中自西向东而左旋,顺肠道蠕动方向,自右侧升结肠上升—横结肠—降结肠下降,周行一圈。心肾居中,直下直上的人体"八字"气机循环。

同时人体五气同样具有出入运动的特性。人体获取五气的途径有二,《素问·六节脏象论》中将其表述为"天食人以五气,地食人为五味"。秦汉时期的古代医家认为经鼻直接呼吸五气和经六腑转化五味为五气为人体五气的两种入脏方式。而五志异常、七情太过的不良情绪和筋骨肉脉皮的五劳都会损耗五脏的五气,此为五气所出。

脾土的重要性

当镇星行于中天极,此时五季应长夏,为湿气所主。湿性重浊,为土之性,故又称湿土之气。五气化生人体,其中脾胃藏湿土之气,受盛五味,六腑转化以为五气,入于五脏,故被后世学者称之为后天之本。

《素问·玉机真脏论》:"脾脉者、土也,孤脏以灌四旁者也。"《素问·太阴阳明论》:"脾者,土也,常以四时长四脏。"意思是说脾位居人体中央的中焦,为孤脏,五行属性为土,寄旺于四季,补益五脏五气。北斗历法中土居于中宫,划分四季,合称五季,在季节划分中分别旺于四季最后十八天。便是暗示其五季居中,分指四季;五脏居中,化生五气,藏于五脏的功能特性。其暗含五行中只有脾土具有涵养化生其他四气,具五气调和之性的功能特征。

自然界的万物,尤其是地表植物是离不开土壤的,其必须扎根土壤才能获取其生长所必需的营养物质。对应人体,同样如此,人体脾胃便承载了大地的功效,可腐熟五谷,转化五味为五气,入属五脏,以供应人体生长发育所必需的营养元素。由此可见,中土脾胃为五脏五气营养物质的真正来源,是非常重要的。

人体睡眠机制

阴阳学说同样影响着人体睡眠觉醒的生理活动,故又称为阴阳睡眠学说。

《灵枢·口问篇》:"阳气尽,阴气盛,则目瞑;阴气尽而阳气盛,则寤矣。"指出人体睡眠和醒觉的生理活动主要是由体内阴阳消长出入变化所决定的,并与自然界昼夜阴阳变化规律相对应。人体阴阳消长规律与自然界的阴阳变化一样,具有日节律和夜节律。

人体阴阳消长的变化,决定了睡眠和觉醒的生理活动。阴阳是自然界的规律,中医有关睡眠的理论必然统摄于中医的阴阳学说之中。中医有关睡眠的理论,离不开阴阳学说的统摄。睡眠与觉醒交替循环,是人体生命活动最显著的节律之一。它是人类长期进化过程中适应自然阴阳消长规律的结果。

太阳在天球上东升西落运动,导致自然界的昼夜转化。日有十二辰,对应天象就是太阳周日视运动中日在二十八星宿中的阴阳昼夜运行规律。如《灵枢·卫气行》中所说"房至毕"之间运行,为阳,"昴至心"为阴,"阳主昼,阴主夜"。《素问·金匮真言论》中指出:"平旦至日中,天之阳,阳中之阳也;日中至黄昏,天之阳,阳中之阴也;合夜至鸡鸣,天之阴,阴中之阴也;鸡鸣至平旦,天之阴,阴中之阳也。故人亦应之。"此即为一日阴阳盛衰情况。天地阴阳的盛衰消长,致一天有昼夜晨昏的节律变化,人与自然相应,故人体的阳气亦随之有消长出入的日节律运动。平旦,人体阳气随外界阳气的生发由里外出,人起床活动;中午,人体阳气最盛;黄昏,阳气渐消;入夜则阳气潜藏于内,人就上床休息。阳入于阴则寐,阳出于阴则寤。

《灵枢·口问篇》说:"阳气尽,阴气盛,则目瞑;阴气尽,而阳气盛,则寤矣。"便是阴阳二气与人体睡眠与觉醒两者之间的对应关系。其中,阴主静,阳主动;阳气衰,阴气盛,则发生睡眠;阳气盛,阴气衰,人即醒觉。阴阳盛衰主导睡眠和醒觉的机制,是由人体营卫气阴阳出入运动及神志活动来决定的。

人体入夜睡眠后,除护外功能减弱外,人体的五志(即喜、怒、思、忧、恐)精神思维活动同样减少或消失。《素问·阴阳应象大论》:"人有五脏化五气,以生喜怒悲忧恐。"指出五志为五脏储藏的五气所化生。因此,平旦,卫气走行阳分,而五志出焉,入夜睡眠时,则卫气需入于五脏进行储藏,五志活动减弱或消失。白天属阳,阳主动,故神运于外,人寤而活动;夜晚属阴,阴主静,故神归其舍,内藏于五脏,人卧而寐则休息。当人体五脏储藏的五气出现异常,入夜神智活动无法停止,则会导致睡眠障碍。

古人发现当人夜间睡眠时,则体质虚弱,易于感受外邪,此时卫气亏虚,抵御外邪的功能下降;白昼则卫气功能良好,不易感受外邪。而当疾病时,卫气亏虚,则多嗜睡,而适度的睡眠又有利于增强人体卫气抵御外邪的能力。这都为中国古代医家将人体睡眠机制归类于卫气奠定了基础。

卫气与睡眠两者之间的关系,在《内经》中多有论述。如《素问·营卫生会》和《灵枢·卫气行》等篇所指出的:"故卫气之行,一日一夜五十周于身,昼日行于阳二十五周,夜行于阴二十五周,周于五脏,是故平旦阴尽,阳气出于目"。古人发现平旦卫气行于阳,人体阳气盛于外,温煦周身,卫外而为固,人寤则目睁而有了思维活动及肢体活动;入夜卫气运行于阴分五脏,卫外功能减弱,人卧寐休息则活动相对终止,仅剩五脏功能活动维持生命存活。

人体抵御外邪功能的昼寤强而夜寐弱的特性,是古人将睡眠与觉醒机制归结为卫气的关键。卫气通过阴阳跷脉,来司目的闭睁。由于卫气昼夜运行的规律,使人体出现寤与寐的不同生理活动。因此,总结出一套卫气从目开始,昼日行走手足阳经外侧阳分;入夜则入于五脏周行人体阴经阴分的昼夜循行路线。以达到昼日护外,入夜潜藏的目的。平旦时,卫气出于目,分别循足太阳经、手太阳经、足少阳经、手少阳经、足阳明经、手阳明经之外运行,再从手阳明经入掌中,足阳明经入足心,行阴分至目,为一周,昼行阳分二十五周。入夜则如《灵枢·卫气行》中所述:"阳尽于阴,阴受气矣。其始入于阴,常从足少阴注于肾,肾注于心,心注于肺,肺注于肝,肝注于脾,脾复注于肾为周。"卫气从足少阴经注入肾,依五行相克脏腑顺序循环运行于阴经及五脏二十五周。

而古人现实生活中发现,昼夜入睡和苏醒时间因人而异,有多有少,有早有晚。对此,进一步得出卫气如《灵枢·卫气行》:"是故夜行一舍,人气行于阴藏一周与十分藏之八,亦如阳行之二十五周,而复合于目。阴阳一日一夜,合有奇分十分身之四,与十分藏之二,是故人之所以卧起之时,有早晏者,奇分不尽故也。"昼行阳分,夜行阴分,一昼一夜共有余数十分之二周身和十分之二周脏。因此,人卧起的时间有时早些,有时晚些,那是由于卫气白天行过二十五周、夜间行过二十五周之后,都还有未尽的余数的缘故。

卫气夜晚从阳分而入于阴分,周藏于五脏,便是后世所说的"阳入阴"。及失眠时,卫气无法从阳分过渡到阴分五脏,又被称之为"阳不入阴"。相反,当卫气平旦从阴分而入阳分出现异常,便会导致"阴不入阳",而产生嗜睡。故卫气行于阳分尽则卧,行于阴气尽则寤。

《内经》中对这两种截然相反的异常睡眠状况进行了详细解读。指出当人体生病的时候,卫气运行失司,"阳不入阴"便会导致睡眠障碍。《灵枢·大惑论》:"黄帝曰:病而不得卧者,何气使然? 岐伯曰:卫气不得入于阴,常留于阳。留于阳则阳气满,阳气满则阳跷盛,不得入于阴则阴气虚,故目不瞑矣。"而《灵枢·寒热病》又有"阳气盛则目,阴气盛则瞑目"的说法。

人体卫气循行障碍,导致人体阴阳失司,是睡眠障碍的根本。相反,古人发现饱餐后或多湿者,多昏昏欲睡,因此,得出当一个人"肠胃大而皮肤湿,而分肉不解焉",便会出现嗜睡。其原因在《灵枢·大惑论》中描述为:"肠胃大则卫气留久;皮肤湿则分肉不解,其行迟",卫气"留于阴也久,其气不清,则欲瞑,故多卧矣"。而"其肠胃小,皮肤滑以缓,分肉解利,卫气之留于阳也久,故少瞑焉"。

老年人睡眠时间过短,则如《灵枢·营卫生会》中所说的:"老者之气血衰,其肌肉枯,气道涩,五脏之气相搏,其营气衰少而卫气内伐,故昼不精,夜不瞑"。

自然界阴阳规律有日节律及年节律变化,因此,每日及每一年中的各个时间段,睡眠觉醒情况均有所差异。而人体的睡眠觉醒和自然界阴阳变化息息相关,因此,睡眠养生须同样真正做到天人合一。而天人合一就是人体的作息生物钟应当顺应大自然的规律。健康的睡眠,不仅有赖于正常的作息规律,而且还要顺应四季变化,适应四季生、长、收、藏的规律。因此,睡眠应符合一日的生化收藏。

睡眠要顺应四季

《四气调神大论》:"春三月,此为发陈。天地俱生,万物以荣,夜卧早起……夏三月,此为蕃秀。天地气交,万物华实,夜卧早起,无厌于日……秋三月,此谓容平。天气以急,地气以明,早卧早起,与鸡俱兴……冬三月,此为闭藏。水冰地坼,勿扰乎阳,早卧晚起,必待日光"。总结为:"春三月,夜卧早起;夏三月,夜卧早起,无厌于日;秋三月,早卧早起,与鸡俱兴;冬三月,早卧晚起"。

日作息规律

《灵枢·顺气一日分为四时》指出:"以一日分为四时,朝则为春,日中为夏,日入为秋,夜半为冬"。睡眠与醒寤是阴阳交替的结果,"阳气尽则卧,阴气尽则寤"。每天子时,阴气最盛,而阳气最弱,则多宜卧;午时,阳气最盛,阴气衰弱,阳极而阴生。子时和午时都是阴阳交替之时,也是人体经气"合阴"与"合阳"的时候,睡好子午觉,有利于人体养阴、养阳。

除此之外,秦汉时期的医学者通过观察总结发现"胃不和则卧不安"的现象。《素问·逆调论》并将这一原因归结为阳明气逆:"人有逆气,不得卧,是阳明新逆也。阳明逆,不得从其道,故不得卧也。"而这恰是最早的"腹脑"理论①体系的雏形。

现代睡眠机制研究指出,大脑同时存在睡眠与觉醒两个系统,分别主管人体的睡眠和觉醒。两者之间交替支配,便产生了睡眠与觉醒过程。此理论,与中医阴阳睡眠学说如出一辙,两者一阳一阴,相互对立统一,共同来完成睡眠与觉醒的生理活动。

五脏精神观

古代医家通过解剖发现人体脏腑中一部分中空组织结构参与饮食物的消化过程,称之为六腑;而其他实心脏器则为五脏。六腑中空主转化五味,以入五脏;五脏为实,实则储藏五气,与五气化生理论相对应。

中医所说的神是指人体生命活动的外在表现,又指人的精神、意识、思维活动,为阳,为气,主动。《灵枢·本神》篇说:"生之来谓之精,两精相搏谓之神。"神随先天五气之精而生,孕育于父母,主要为人体的精神思维活动。

人体的精神思维活动因人因时而各有不同,平旦目睁,则出,入夜安眠,则止,与人体营卫五气昼夜规律相同。

因此,古人认为人体的五志七情等情志思维活动,同样由五气所化生,也是建立在五气化生理论基础之上的。如《素问·阴阳应象大论》所指出的"人有五脏化五气,以生喜怒悲忧恐。"《灵枢·本神》所说的:"肝气虚则恐,实则怒……心气虚则悲,实则笑不休。"则进一步指出了五脏所藏的五气与人体精神思维活动两者之间的关系。《素问·宣明五气篇》:"五精所并:精气并于心则喜,并于肺

---

① 有医学研究推测下腹部自主神经丛有可能有一定的脑功能特性,又称之为"腹脑"。

则悲,并于肝则忧,并于脾则畏,并于肾则恐,是为五并,虚而相并者也。"指出正常情况下,人体五气分别进入人体五脏储藏,当五脏储藏五气功能出现异常,五气各有虚实,并精功能减弱,便会出现五精同时入主一个脏器的情况,便会导致人体七情的产生。

人体五志七情由五气所化生,则其本身便具有五气特性,为五脏所主。如《素问·举痛论》:"怒则气上,喜则气缓,悲则气消,恐则气下……惊则气乱……思则气结。"指出人体怒发冲冠则气上,两胁胀满,舒泄不畅,为肝风木之气;喜则气缓,血脉畅达,为心暑火之气;思则气结,食不知味,不思饮食,为脾湿土之气;悲则气消,万念俱灰,鼻涕横流,为肺燥金之气;恐则气下,收藏失司,大小便失禁,为肾寒水之气。人体七情均由五脏储藏的五气化生,而当七情太过时,便损耗人体五气,导致五气失衡,从而产生疾病。这便是中医疾病论中的内伤七情因素。

人体五脏五气化生五志,五气、五行具有生克关系,因此,五志之间同样具有五气相生相克的关系属性特征,也符合五行相生相克相侮的生克理论。当五志生克失衡,便会损耗五脏五气,从而产生疾病。秦汉时期的古代医家,便运用五志之间的生克关系,总结出一整套独特的七情治病法,来平衡五脏失衡的五气从而达到治病的功效。如:怒胜思,大怒可缓解脾胃思虑太过的气结;喜胜悲,大喜可缓和肺悲的气消太过;思胜恐,思虑清楚便没有恐怖;悲胜怒,悲而啼哭则怒气消;恐胜喜,心气过缓则喜笑不休遇恐气下而止,故可用恐治范进中举后的失心疯。

同时,五志情绪生克的传变具有一定的规律,从而很容易地推导五志疾病的转归和预后。《内经》在诸篇中以"肝怒"为例,详细阐述了这一生克传变规律。当大怒伤肝,肝怒传子,则心气涣散。如《灵枢·本神》:"盛怒者,迷惑而不治";肝怒传母,则损伤肾志,"肾盛怒不止则伤志"。当肝怒乘土,则如《素问·玉机真脏论》所说:"怒则肝气乘矣";肝怒侮金,则肺悲,如《素问·宣明五气篇》说:"精气并于肺则悲"。因此,《素问·玉机真脏论》说:"故病有五,五五二十五变,及其转化。"指出了情志病的多种传变规律。

生活中,除了五志情绪活动外,古人同样对人体整体精神面貌进行了系统总结。《内经》中将其分为精神魂魄意志,称一个人精神面貌良好为有精神,有魄力,意志坚定;而不好,则为没精打采,失魂落魄。如此,可以看出,精神魂魄,也为五气化生,正常也为五脏的五气所藏状态,当因疾病或突然受惊而导致五气失衡,从而出现异常。因此,《灵枢·卫气》中同样指出:"五脏者,所以藏精神魂魄者也。"这里的五脏功能便为五脏中储藏的五气功能特性。

神分藏于五脏,但却主宰于心。《灵枢·邪客》篇中指出:"心者,五脏六腑之大主也,精神之所舍也"。古人如此推崇心主神的功能,主要来源于生活实践活动。日常生活中,当七情太过或精神魂魄异常时,则多会出现心脏区域的憋闷胀痛感,甚至心脏刺痛感,也就是常说的心痛。且心主血脉,人体营卫五气与血同行脉中,五气化生人体五脏的精神思维活动,又统称为神,因此,心主神志,为五脏六腑之大主,五脏的精神观便为心主导下的五气化生变化过程。

第四章

生理系统

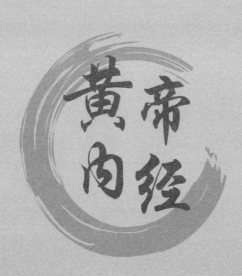

人体运动机制

运动功能的完成取决控制中枢、传导方式、运动器官和营养来源四个方面内容。现代医学指出人体运动功能在脑与脊髓中枢系统控制下,经各级神经上下传导刺激冲动,以作用到肌组织的感受器,带动相近骨骼及关节活动,产生运动。其肌组织细胞营养供应主要来源于血液循环系统,血液将肌细胞所需的氧气和营养物质输送至肌细胞,同时将肌细胞的代谢废物代谢出人体。

因此,在现代医学角度,运动系统由骨、关节和骨骼肌三种器官组成。从运动角度看,骨是被动部分,骨骼肌是动力部分,关节是运动的枢纽。

而《内经》中的运动机制则同样为五脏五气所主,五气不但为运动发生的控制中枢还为其营养物质来源。《素问·宣明五气篇》:"五脏所主:心主脉,肺主皮,肝主筋,脾主肉,肾主骨。是为五主。"古人所认识到的运动组织结构分别是由脉、皮、筋、骨、肉五大部分组成的,其为五脏五气所主,共同参与了人体运动发生,只有五脏五气调和,运动功能才能正常。

对于脉、皮、筋、骨、肉五大运动组织的营养来源,《素问·五脏生成篇》中指出:"故人卧血归于肝,肝受血而能视,足受血而能步,掌受血而能握,指受血而能摄。"此处的血明显就是古人所认为的运动营养物质来源,为人体解剖下血脉中的血液。《营卫论》:"营气行脉中,化以为血。"营气入于血脉当中,与血液调和,为脏腑及肢体运动的营养来源。营气本为五气,因此,此处的血更多的应该是指脉中与血液调和的五气,此同样符合五气支配化生理论。

营气与血液同行于脉中,因此,在古人眼中,运动过程,经脉起着传导运动冲动及携带营养物质的作用。也就是此处的解剖经脉起着血管和神经的双重作用。

此外,古人在当时的历史条件下,无法真正发现运动的根本机制,便只能将运动中所参与的骨、筋、肉、皮、脉都统一归类为运动组织。分别在五脏五气的支配下,参与运动活动。当五脏五气出现异常,便会导致"五痿"(痿躄、脉痿、肉痿、骨痿、筋痿),而影响运动活动。当燥金之气有异,则肺热叶焦,皮毛虚弱,以生痿躄;心暑火之气不足,则脉厥,生脉痿;肝风木之气虚,则筋急而挛,发为筋痿;脾湿土之气热,则肌肉不仁,发为肉痿;肾寒水之气虚,则腰脊不举,以为骨痿。

导致痿病的原因非常复杂,感受外邪、情志内伤、饮食不节、劳倦久病等均可致病。总之,就是五脏五气的过度耗损,便会导致痿症,从而影响运动活动。

中医所论述的痿症,在临床上多相当于现代西医所论述的运动系统疾病,包括重症肌无力、肌营养不良症、运动神经元疾病、多发性肌炎及皮肌炎、周期性瘫痪、多发性神经炎、脊髓空洞症、代谢性疾病、甲状腺功能亢进、强直性疾病等。

呼吸发生机制

早在《内经》成书之前的春秋战国时期,中国的古代的医学家便已经认识到人体呼吸运动对维持生命活动的重要意义在于吐故纳新。庄子在《庄子·刻意》中便直接指出:"吹呴呼吸,吐故纳新。"此时的吐故纳新尚处于抽象理论概念时期,古人并未能对其形成完整的理论体系。而这一生活认识和现代医学中肺呼吸氧气和二氧化碳的气体交换过程是基本一致的。秦汉时期,随着对人体呼吸器官解剖生理认识水平的进一步提升和五气化生理论统治地位的最终确立,古人对呼吸内容物、参与器官、呼吸频率和呼吸的生理或病理发生机制已有了较为清晰的认识。此时呼吸的最重要意义便在于获取人体生命存活所必需的五气。如《素问·六节脏象论》中所述的:"天食人以五气,地食人以五味。五气入鼻,藏于心肺"。

古人在日常生活和解剖中发现,人体肺脏与鼻子相通,参与人体的呼吸运动。因此,《素问·金匮真言论》中指出:"开窍于鼻,藏精于肺。"《灵枢·脉度篇》:"肺气通于鼻,肺和则鼻能知香臭矣。"肺和鼻,为肺气出入的门户,鼻的通气和嗅觉的功能,主要依赖于肺气的作用,肺气和,呼吸通利,嗅觉才能正常。此时,对呼吸组织器官的认识较为笼统,对呼吸肌、器官、支气管等的认识不足。

古人认为人体呼吸的动力主要为五脏和宗气所主,五脏和宗气为呼吸的动力来源。《难经》有言:"呼出心与肺,吸入肾与肝。呼吸之间,脾受谷气也,其脉在中。"很明显,《难经》用如此简洁的一句话说明了中医的呼吸活动和肝、心、脾、肺、肾五脏之间存在着密切的关系。具体如下:肾主纳气,肺所吸入之清气有赖肾的摄纳,防止呼吸浅表。肺为气之主,肾为气之根,肺主出气,肾主纳气,阴阳相交,呼吸乃和。肝主疏泄,调畅气机。肝为刚脏而主疏泄,肺为娇脏而主呼出。肝位下以吸,肺位上以呼,呼吸得宜则气机舒展。脾主运化,水谷精气由脾上升,与肺的呼吸之气相合而生成宗气。宗气走息道而行呼吸,贯心脉以行气血。脾脏不仅调节气的运行,而且调节气的质量。心主血,血为气之母,气非血不和,气不得血,则散而无统,血是气的载体,五气津液调和而生血。

　　肝肾居下,在下者主吸;心肺居上,在上者主呼。因此,便有了中医的"吸入肝与肾,呼出心与肺"之说。而当五脏中任何一脏储藏五气功能出现异常,均可引起呼吸疾病,而导致呼吸困难,多咳而喘。《素问·咳论》:"五脏六腑皆令人咳,非独肺也。"指出人体的咳的病症,并非单一的肺脏所主,五脏六腑兼可致咳。《难经·十一难》曰:"今吸不能至肾,至肝而还。"便都会导致呼吸异常发生,进一步论证了中医所认为的人体五脏都参与呼吸气机的调节。

　　此外,《内经》中也认为宗气为人体呼吸运动的动力来源之一。在当时的历史条件下,古人是没办法真正认识胸腔负压、呼吸肌收缩运动等对人体胸腔气体交换的意义的,但却通过观察发现胸廓舒缩运动与呼吸两者之间的对应关系,古人将这一现象,归类为宗气的影响。宗气积于胸中,为肺吸入的五气和六腑转化五味而生的五气的混合物,为五气范畴。《灵枢·邪客》:"宗气积于胸中,出于喉咙,以贯心脉,而行呼吸。"指出宗气一方面上出于肺,循喉咙而走息道,推动呼吸;一方面贯注心脉,推动血行。此处的宗气和现代医学的胸腔负压,呼吸肌扩张运动对胸廓压力的改变是相对一致的。

　　因此,可以得出中国古人认为人体呼吸主要是受五脏和宗气的影响和支配。

　　《内经》中的古人通过呼吸与脉搏两者之间的对应关系,从而判断呼吸次数和脉搏跳动的正常与否。

　　《素问·平人气象论》:"人一呼,脉再动;一吸,脉亦再动;呼吸定息,脉五动。"此处的平人就是正常人,一次呼气手上的脉跳两下,一次吸气手上的脉也是跳两下,呼气与吸气之间有停顿脉跳一下,所以,人一次呼吸脉搏跳五次。《难经·一难》中还指出人体呼吸与血脉蠕动长度两者的关系,如:人一呼脉行三寸,一吸脉行三寸。

　　现代医学指出完整的呼吸运动过程,主要包括三个互相联系的环节:外呼吸,包括肺通气和肺换气;气体在血液中的运输;内呼吸,指组织细胞与血液间的气体交换。而古人所认识到的经鼻呼吸五气,则为外呼吸过程,主要包含呼吸组织器官和呼吸动力。

　　经鼻摄入的五气和经口五味转化的五气,两者入脉,自手太阴肺经开始,昼夜绕经脉循环五十周,滋养全身组织器官,又称营气。而这便是五气在人体经脉中的运输途径和内呼吸过程。

　　因此,古中医学者在数千年前便已经发现了人体呼吸对维持生命新陈代谢功能活动的重要性。但受限于当时的科技水平,古人是没办法认识到呼吸的氧气和饮食物消化吸收的营养物质两者之间区别的,故在五气化生理论基础上把两者统归五气范畴。

脉诊的血液监测

血液循环系统是由心脏、血管、毛细血管及血液组成的一个封闭的运输系统,其流通脏腑组织各处,为各级组织细胞新陈代谢提供氧气和营养物质,并将其代谢废物排出体外。同时各组织器官的诸多分泌物(激素)及其他信息物质也都通过血液进行运输,以作用到靶器官,协调整个机体的功能。因此,血液含量多少及成分多寡情况,可以用以监测人体各组织器官功能活动状态,辅助疾病诊断。这便是现代医学血液检查的理论依据。

中国古人在秦汉时期,便已经发现了人体血脉的循环体系,并将其与体表经脉循环发现相互融合,创立了经脉理论学说,并依据五气化生理论而创立了脉诊法,通过对动脉血管及血液情况的监测,来完成健康疾病诊断。

五气化生理论指出,人体营气入脉,与津液调和化血,而营气为滋养作用的五气,因此,脉诊的目的便是对五气情况的监测。五气化生五脏,五脏储藏五气,脉中五气的多寡盛衰直接关系着五脏五气储藏情况,这为脉诊疾病诊断的理论核心。

《灵枢·脉度》指出:"营气之行也,常于平旦寅时,从手太阴之寸口始。自手太阴注手阳明,足阳明注足太阴,手少阴注手太阳,足太阳注足少阴,手厥阴注手少阳,足少阳注足厥阴,终于两跷、督、任,是谓一周也。二十八脉,周而复始,阴阳相贯,如环无端。五十周毕,明日寅时,又会于寸口。此营气之度也。"营气的运行经脉之中,起于手太阴肺,周行二十八脉,昼夜"五十周于身",最后重新会于太阴寸口。因此,古人对经脉中营气周行循环全身组织各处的认识,和现代医学血液循环系统相一致。

秦汉时期,脉诊法最早主要采用三部九候遍诊法,分别对手太阴(如寸口脉)肺,手少阴(如神门穴)心,手阳明(如合谷穴)三焦,足厥阴(如足五里穴或太冲穴)肝,足太阴(如箕门穴或冲阳穴)脾(胃),足少阴(如太溪穴)肾五脏对应经脉五气盛衰情况进行诊断。随后产生的寸口脉诊法则为将五脏经脉中五气的遍诊法过渡到"独取寸口",以一处血脉五气情况来加以辩证。血脉中五气情况不同,则对应血脉的脉象跳动不同,遍诊法理应更为精准。但血脉为循环的整体,寸口单一部位的五气情况对整体具有代表性。

五气化生五行,因此,五气本身便具有五行自身的属性特征,当五脏五气调和时,生克互抵,为平人脉或有胃脉。五气分主五季,各有所应。其中,五气应五季,肝风应春,为木之性;心暑应夏,为火之性;脾湿应长夏,为土之性;肺燥应秋,为金之性;肾寒应冬,为水之性。因此,五季不同,则五脏储藏五气的情况存在差异。便有了春弦、秋毛、夏洪、冬沉的四季脉象,弦为肝风木曲直之性,毛为肺燥金从革之性,洪为心暑火上炎之性,沉为肾寒水收藏之性。

而当五脏储藏五气功能异常,则外泄至脉中的五气同样会出现失衡,而表现出"单一五气"或"生克五气"的脉象特征。

《内经》将可能涉及的五气生克脉象总结为近百种。典型的脉名就有:浮、沉、大、小、满、疏、格、关、溢、覆等。脉诊中,古人的五气脉象区分,其实便为人体脉象搏动中,所包含的五大类形式脉象特征。

因五脏五气情况受外界五气变动情况,七情透支,五劳消耗等影响。因此,《内经》中的脉学理论及诊脉方法,均涉及脉诊方法、时间、部位及脉学的生理、病理变化等许多方面。

循环系统

《内经》中包含有两套循环系统:一套为人体体表所发现的组织液经脉循环系统;另外一套则是解剖生理下的血液循环系统。秦汉时期的医学工作者将两者融合而形成了中医特有的经脉循环系统。

循环系统理论的建立必须解决循环物质特性及化生来源、循环通道、周流方式、动力器官及循环意义等问题。

《灵枢·本藏》中指出:"经脉者,所以行血气而营阴阳也。"便已指出经脉中所运行的是人体的气血两种物质成分。《足臂十一脉灸经》和《阴阳十一脉灸经》中所指出的四肢末端体表刺激,所诱发出的向心性流动的气血物质,可能便是人体的组织液和组织液中的代谢废气,两者流经胸腹部区域便会发出各式气体或液体的流动摩擦音。至秦汉时期,古人将解剖下所发现的血液循环系统与体表经脉系统两者融合。可能此时经脉中的气则单指营气,血则同时包含血液和体表刺激下流动的组织液两部分,但更多侧重于血液。

《灵枢·营卫生会》中:"此所受气者,泌糟粕,蒸津液,化其精微,上注于肺脉,乃化而为血,以奉生身,莫贵于此,故独得行于经隧,命曰营气。"经脉中运行的气,便为营气,其与血并行脉中,两者的化生都离不开人体中焦脾胃的五味摄取。人体经口摄入五味,经六腑转化为五气,上蒸于肺与经鼻吸入的五气汇合,入脉而为营气;营气与津液调和,则化生为血。此便为秦汉时期古人所认为的气血的化生来源方式。

循环器官

早在秦汉时期,古代医家便已经初步认识到了心脏与血脉之间的解剖关系,并发现了人体存在的动静脉及微毛细血管组织结构。古人将人体解剖下的血管走行方式和体表组织液经脉的流行顺序相互结合,从而形成了十二经脉和奇经八脉的体表经脉走行线路。《素问·痿论》中"心主身之血脉"和《素问·五脏生成篇》中"诸血者,皆属于心"均表明了心脏与血脉之间的连接关系。《灵枢·脉度》:"经脉为里,支而横者为络,络之别者为孙。"将人体经脉循环通道按脉的大小、深浅的差异分别称为经脉、络脉和孙脉。

经脉为主干,存在于机体内部,贯穿上下,沟通脏腑内外表里,主要包含手足三阴三阳经在内的十二正经和督、任、冲、带、阴跷、阳跷、阴维、阳维八条奇经。络的原意是网络,简单说就是主路分出的辅路,存在于机体的表面,纵横交错,遍布全身,孙脉则为经脉的最末节。其中,经脉多为人体大动脉分布,络脉则为静脉,孙络为毛细血管或微毛细血管。

《灵枢·动输篇》:"经脉十二,而手太阴足少阴阳明,独动不休……故人一呼,脉再动,一吸,脉亦再动。"此处所论述的便是人体的动脉。《内经》中同样通过人体寸口或其他动脉浅显位置的动脉搏动情况来诊断疾病,也就是著名的"三部九候"遍诊法和寸口诊病法。

此外,秦汉时期的古代医家还通过体表测量,对人体解剖经脉——血管的长短进行测量。得出《灵枢·脉度》中:"手之六阳,从手至头,长五尺,五六三丈。手之六阴,从手至胸,长三尺五寸,三六一丈八尺,五六三尺,合二丈一尺,人气五十周于身,脉行八百一十丈。"并依人呼吸一次脉跳动的距离,一日的呼吸数量,一日分一百刻,从而计算出人体经脉一日需运行50周的结论。

动力来源

经脉的循行动力来源于人体的积聚于胸的宗气,《灵枢·邪客》称:"宗气积于胸中,出于喉咙,以贯心脉,而行呼吸。"宗气具有助力呼吸,贯注心脉,推动经脉气血运行的功效。

宗气的这些作用主要来源于生活实践活动,古人在生活中发现人体胸廓的舒缩运动与呼吸、血脉运行和言语发声相关,并在左乳附近触摸到跳动不休的气动。生理解剖下,发现了人体的胸膜腔组织空隙结构。因此,古人认为积聚于胸的宗气,才是人体自主呼吸和血脉运行的动力来源。并依据此处的搏动来测知宗气的盛衰,从而得出呼吸和血脉的动力大小。如《素问·平人气象论》说:"胃之大络,名曰虚里,贯膈络肺,出于左乳下,其动应衣(手),脉宗气也。"左乳下的虚里穴,其实就相当于心脏心尖搏动的部位,当其搏动正常,宗气充盛时,则推动里强;若其搏动躁急,引衣而动,是宗气大虚,此时血脉跳动和呼吸功能都减弱;若其搏动消失,宗气亡绝,则心脏停止跳动,呼吸停止。

循环方式

营气经肺入脉,与血伴行,因此,经脉的循环方式便是营气的流行方式。《灵枢·脉度》指出营气的循环方式为:"营气之行也,常于平旦寅时从手太阴之寸口始,自手太阴注手阳明,足阳明注足太阴,手少阴注手太阳,足太阳注足少阴,手厥阴注手少阳,足少阳注足厥阴,终于两跷、督、任,是谓一周也。二十八脉,周而复始,阴阳相贯,如环无端。五十周毕,明日寅时,又会于寸口。此营气之度也。"也就是人体营气从肺脏出来注入手太阴肺经和手阳明大肠经;向上过足阳明胃经和足太阴脾经注入脾脏;脾脏的营气直接注入心,循手少阴心经,手太阳小肠经,足太阳膀胱经,进入足少阴肾经,注入肾脏,肾脏再注入心(包),散于胸腔,循厥阴心包经,合于手少阳三焦经,注入膻中,散于三焦;从三焦注胆,上行肝脏,注入肺脏。沿十二经的运行时为主体循环路线,从足厥阴肝经又直接回到手太阴肺经。此外,还有两条支线:一是足厥阴肝经开始,过督脉、任脉到达于手太阴肺经;另一分支,运行到足少阴肾经就回来一部分,回到足太阳膀胱经,这又是一个分支。按照这样的顺序,运行于二十八脉之中,终而复始。一日一夜周身循环五十周。

循环中枢

脏象学说是以五脏为中心,通过经络系统内属于腑脏,外络于肢节,将六腑、五体、五官、九窍、四肢百骸等全身脏腑形体官窍联结成有机整体。五脏,代表人体的五个生理系统,人体所有的组织器官都可以包括在这五个系统之中。其具体联结的系统结构有:肝系统(肝-胆-筋-目-爪),心系统(心-小肠-脉-舌-面),脾系统(脾-胃-肉-口-唇),肺系统(肺-大肠-皮-鼻-毛),肾系统(肾-膀胱-骨髓-耳-发)。这五个系统相互之间并非孤立,而是通过经脉的络属沟通并接受经脉中五气的支配。五气化生五脏,五脏储藏五气,借经脉沟通脏腑表里内外,为五脏支配生理系统理论的理论基础。

循环的治疗

当人体经脉中的气血不通,出现瘀滞,便会导致人体五气失衡,从而产生疾病,并创立了"刺络法"来纠正经脉的瘀堵,从而改善人体局部微循环障碍情况。《灵枢·小针解》有:"宛陈则除之者,去血脉也。"《灵枢·九针十二原》:"凡用针者,虚则补之,满则泄之,宛陈则除之。"《灵枢·终始》:"久病者,邪气入深……必先调其左右,去其血脉。"为针刺活血化瘀治则的提出奠定了理论基础。

《内经》中对人体循环系统的论述,在当时的情况下,是非常超前的。但受限于当时的解剖技术和伦理道德,古人并未能在此基础上真正掌握人体经脉循环系统和血液循环系统的全貌,从而导致了后世之人对经脉循环系统的误解。

消化系统

秦汉时期的中医学者通过观察发现和生理解剖已经对饮食物的消化吸收生理过程有了相对深入的认识,并形成了独立的系统理论。它主要包含饮食物的摄取分类、消化器官组成,转运过程,消化及营养吸收方式和糟粕排泄等。

中国古人认为五气化生人体,为构成人体的基本营养元素。《素问·六节脏象论》:"天食人以五气,地食人以五味。五味入口,藏于肠胃,味有所藏,以养五气。"指出人体饮食物的消化吸收为人体五气来源之一,对维持人体生命功能具有重要意义。

五气周行地表,化生万物,归类五味、五色。因此,人体饮食物的五味、五色不同,其所含的五气营养元素存在差异性,经人体六腑转化为五气后,便可入属不同的五脏。《素问·宣明五气篇》有五味入体一说,"酸入肝,苦入心,甘入脾,辛入肺,咸入肾",且青、赤、黄、白、黑五色饮食经六腑分别转化为风、暑、湿、燥、寒五气,入属肝、心、脾、肺、肾五脏。这便是人体消化吸收饮食物的营养构成。

饮食的具体化生过程为:饮食五谷经口咀嚼,入胃腐熟,再如《素问·灵兰秘典论》所言"脾胃者,仓廪之官,五味出焉",而析出五味,六腑转化五味,化生五气之阴,在脾的运化作用下,上蒸至肺,与经鼻五气之阳汇合,入脉成营气,营气与津液调和则化血,气血自太阴肺经为始,周流二十八脉,最后再汇入于太阴肺,昼夜行五十周。而糟粕则顺肠下行,经小肠泌别清浊,固体浊污之物入大肠而以粪便形式经魄门排出体外,清者则化气以蒸入膀胱,经尿排出。如《素问·经脉别论》:"饮入于胃,游溢精气,上输于脾,脾气散精,上归于肺,通调水道,下输膀胱,水精四布,五经并行。"这就是整个中医消化吸收系统的整体过程。

由此可见,中医的五脏六腑均参与人体饮食物的消化吸收过程,将饮食物化生五气,从而补益人体五脏五气才为中医消化吸收功能的终极目的。因此,中医饮食物的消化吸收也是以五气化生理论为基础的。

脾

中医脾，为五脏之一，在天，五气为湿，脾在五行属土，为阴中之至阴，与长夏之气相通应，旺于四时。脾在体合肌而主四肢，开窍为口，其华在唇，在志为思，在液为涎。经足太阴脾经与胃的足阳明胃经相互属络，相为表里。此外，脾还具有运化水谷精微，运化水液代谢，升清降浊的功效。

秦汉时期，解剖技术已有较高水平，古人通过解剖发现脾为实心，为五脏之一，位居中焦，膈之下，胃之左。同一时期的《难经·四十二难》："脾重二斤三两，扁广三寸，长五寸，有散膏半斤，主裹血。"则有了关于脾的重量、形态和功能的最早记载。而古人解剖下发现的脾，基本上应该对应西医的胰腺位置。人体的胰脏藏于胃之左后方，借脏壁膜相连，与《素问·太阴阳明论》中"脾与胃以膜相连"相符。脾胃两者同属中焦，兼具土性，胃中空为囊，为六腑，腐熟五谷，转化而不藏。因此，中土位居四方，配合四时、四气、四行、四傍的功效，只能由脾完成。《素问·玉机真脏论》中指出："脾为孤脏，中央土以灌四旁。"《素问·厥论》："脾主为胃行其津液者也。"便是对其最早的论述。

脾兼具土之性，主运化。脾的运化功能，其实就是脾土，生长万物，具稼穑之功，以灌溉四傍（心暑火，肝风木，肺燥金，肾寒水）的功效。《素问·太阴阳明论》："脾者土也，治中央，常以四时长四脏各十八日寄治，不得独主于时也。"同时指出脾土为湿之气，时旺于四季末最后各十八日，也就是《素问·刺要论》中的七十二日四季之月。五气化生人体，五脏储藏五气，五脏中脾土具有灌溉四傍，"不得主时"之性，也就是运化功能。

脾的运化功能主要表现在运化五谷和运化水液两方面。运化五谷和水液，其实就是脾在五谷五味化生营气的过程中，具有升清降浊的功效。将六腑转化的五气，上蒸至肺，从而方便入脉化血，形成营气。同时具有辅助小肠分别清浊的运化功能，清者下蒸而入膀胱，参与调节水液代谢，浊者下行传导大肠，经魄门排出体外。

生理功能

通于长夏

脾通于长夏的根本原因在于五星五气视交替运动与五季的对应关系，其中，土星于长夏时节，显现于中天极，此时地表的气候特征为湿，为土之性。

长夏之季，气候炎热，雨水较多，天阳下迫，地气上腾，湿为热蒸，酝酿生化，万物华实,合于土生万物之象,而人体的脾主运化,化生精气血津液,以奉生身,类于土爱稼穑之理,故脾与长夏,同气相求而相通应。

五脏储藏五气,脾为土脏储藏湿气,旺于长夏。当脾储藏湿气功能出现异常或外界湿气太过化为湿邪,便会导致体内湿气紊乱,影响脾的运化功能,形成湿性体质。因此,《素问·至真要大论》中指出:"诸湿肿满,皆属于脾。"日常生活中所说的湿气很重,便是储藏在脾中的湿气外泄的说法。当因外邪侵袭,饮食不节,思虑太过,便会损伤脾脏,导致脾储藏湿气的功能减弱,便会导致湿气外泄,从而影响脾的运化功能。故《素问·脏气法时论》有"脾恶湿,急食苦以燥之"的治疗方法。后人简称其为"脾喜燥恶湿"。苦为心味,心暑火可燥脾湿土,故具有燥湿健脾之效。长夏时节,五气为湿气所主,当湿邪过盛,则脾储藏湿气失衡,伤及脾胃,多会导致脾运化五谷能力不足,多伴脾胃不和,宜祛湿健脾。

湿土化生

五气化生人体,藏于五脏,依五气特性不同而分属五脏支配体系。其主要包括脏腑表里和五脏所主两大部分。对应湿土,则藏于脾,构成人体的脾湿土支配体系。六腑转化五味为五气,入属五脏。其中,胃转化甘味为湿气,藏于脾。这便是中医脾胃互为表里的理论来源。此外,脾与胃隔膜相连,脾为阴土,胃为阳土,两者借足太阴脾经和足阳明胃经相互络属,互为表里。如:足太阴脾经,入腹,属脾,络胃;足阳明胃经,下膈,属胃,络脾。

此外,脾的湿土之气还化生人体的肉,因此,便有了脾主肉,在体合于四肢的说法。如《素问·痿论》:脾主身之肌肉,四肢皆禀气于胃而不得至经,必因于脾乃得禀也。

肌兼具土厚重之性,当脾储藏湿气外泄,湿气内停,脾运化水液功能减弱,多肢体湿肿,出现四肢困重无力,肌肉举抬重浊。如《素问·太阴阳明论》:"今脾病不能为胃行其津液,四肢不得禀水谷气,气日以衰,脉道不利,筋骨肌肉皆无气以生,故不用焉。"且肌肉多需脾胃运化水谷精微化生的营气滋养,才能壮实丰满,反之则瘦削,软弱无力,甚至萎废不用。健脾胃生精气是治疗痿证的基本原则,《素问·痿论》称为"治痿独取阳明"。

其他功能

脾开窍于口

人的食欲、口味与脾的运化功能密切相关。脾的湿气运行于足太阴脾经,其连舌本,散舌下开窍于口,舌主司味觉,所以,食欲和口味都和脾相关。脾气健旺,则食欲旺盛,口味正常,如《灵枢·脉度》说:"脾气通于口,脾和则口能知五谷矣。"若脾失健运,湿浊内生,则见食欲不振,口味异常,如口淡乏味、口腻、口甜等。

脾之华在唇

口唇的色泽可以反映脾气功能的盛衰。如《素问·五脏生成篇》说:"脾之合,肉也;其荣,唇也。"《灵枢·五阅五使》:"口唇者,脾之官也。"脾胃健运,则口唇丰满有光泽,运化无力,则枯萎色暗,其华在唇。

在液为涎

涎,多黏多湿,为胃之液,当脾运化水湿的功能减弱,则可使湿气上蒸而唾液黏稠,故有脾在液为涎一说。

脾主升清,胃主降浊

脾宜升清,才能将六腑转化的五谷精微物质上蒸于肺,参与营气和血的化生,如此才能维持人体生命功能活动。而胃蠕动正常,才能推动糟粕排出。脾气宜升胃气宜降,才能促进人体新陈代谢活动的正常进行。

在志为思

《素问·阴阳应象大论》:"人有五脏化五气,以生喜怒悲忧恐。"其中,脾储藏的湿气化五志的忧。因此,当忧思忧虑太过,便会损耗脾储藏的湿气,导致脾功能减弱。

脾主统血

脾的湿土之气有统摄、控制血液在脉中正常运行而不逸出脉外的功能。脾统血理论是在脾裹血的基础上提出的。"脾裹血"之说,首见于《难经·四十二难》曰:脾主裹血,温五脏。脾主中焦,为营气化生之源,营行脉中,血由气摄,脾运化无力则六腑营气转化不足,便影响了营气统摄血液的功能,容易引起各种出血疾患。故有"脾裹血"之说。

因此,《内经》中对脾的认识,更多停留在脾储藏湿气的功能器官层面,且当时古人所说的脾实为胃后的胰腺组织,与现代医学的脾脏出入较大,需要加以区分。

胃

胃为阳土,为五谷受盛之海,主腐熟转化甘味为湿气的作用,与现代医学胃的功能相近似。中医对胃的这种认识主要来源于尸体解剖及日常生活经验总结。

中医早在数千年前的《内经》中便已经有了对胃大小、长度、受盛五谷量等的详细介绍。如《灵枢·肠胃》记载："至胃，长一尺六寸；胃纡屈曲，伸之，长二尺六寸，大一尺五寸，径五寸，大容二斗五升。"《灵枢·平人绝谷》："胃大一尺五寸，径五寸，长二尺六寸，横屈受水谷三斗五升，其中之谷，长留二斗，水一斗五升而满，上焦泄气，出其精微，慓悍滑疾，下焦下溉诸肠。"两篇中胃的长短、大小、五谷容量数值不同，除反映其成书非一人一时之作外，也进一步指出当时古人反复解剖印证的严谨科学态度。

生理功能

受纳功能

胃具有受纳功能，主要为水谷的受盛的场所。古人发现当摄入足量食物后，中焦位置便会出现明显饱腹感，餐后数时辰后，便会出现饥空感。求证解剖便发现了袋状的胃组织结构。因此，胃具有受盛排空水谷的作用。《灵枢·玉版》："人之所受气者，谷也；谷之所注者，胃也；胃者，水谷气血之海也。"《灵枢·海论》也说："水谷之海有余，则胀满；水谷之海不足，则饥不受谷食。"皆是对这一功能的描述。

六腑特性

《素问·五脏别论》："水谷入口，则胃实而肠虚；食下，则肠实而胃虚。"及《灵枢·平人绝谷》："胃满则肠虚，肠满则胃虚，更虚更满，故气得上下。"指出胃为囊袋，具有转化水谷而不藏的生理特性，当饮食不下，便会出现胃区憋胀不适感，呕吐宿食，其中空，具有"实而不能满"的特性，故为六腑之一，用以转化甘味为湿气，入于脾脏。

腐熟功能

古人发现当五谷不化时，胃区便会有浓烈的灼烧感，并呕吐酸水物质，也就是常说的烧心。当情况严重时，呕吐出的宿食多是腐烂的食糜。摄入五谷，从胃排出的却是腐熟的糜烂浊物。从而认定胃具有消化腐熟五谷的作用。解剖发现胃紧邻食管，且存有酸性灼烧液体；食物在胃里，也多呈现乳糜状。

于是提出胃主腐熟水谷的生理功能。《难经·三十一难》中指出："中焦者，在胃中脘，不上不下，主腐熟水谷。"《灵枢·营卫生会》说的"中焦如沤"，谓腐熟水谷也，更形象地描绘了胃中腐熟水谷之状。此处的中焦，便是人体胃的指代称谓。

以降为顺

胃主通降是指胃脏的气机宜通畅、下降的特性。主要是指胃为六腑之一，主转化物而不藏，当化物异常，便会上逆，而嗳气，呕吐酸水或宿食。因此，便有了胃主通降，以降为顺的特性。

五志为思

《内经》指出五脏五气化生人体五志，其中脾湿气化生五志之思。当人体思虑太过，则损耗脾脏湿气，导致脾的运动功能不足，而影响胃肠饮食物消化吸收的正常功能活动，进而引起胃肠道的功能障碍。人就会不喜饮食，反酸、嗳气、厌食、恶心、呕吐、剑突下灼热感、食后饱胀、上腹不适或疼痛，每遇思虑太过则症状加重。

消化功能

《素问·平人气象论》："人以水谷为本，故人绝水谷则死。"指出水谷入胃转化五气对维持人体生命的重要意义。五谷入胃，经六腑转化为五气，人才能生长发育，并充满活力；胃中空空，则五气匮乏，神疲肢倦甚至出现死亡。受限于当时的生理解剖，古人因此得出胃具有受盛腐熟水谷，析出五味，传至六腑的消化吸收功效。如《灵枢·营气》："营气之道，内谷为宝，谷入于胃，乃传于肺，流溢于中，布散于外，精专者，行于经遂，常营无己。"《灵枢·五味》："谷始人于胃，其精微者，先出于胃之两焦，以溉五脏，别出两行，营卫之道。"都指出胃具有消化五谷，析出五味，与人体六腑五气的转化息息相关。概括地讲，胃为五味的来源，因此可称其为人体营卫二气的化生之源。《灵枢·五味》中将其称为"五脏六腑之海""脏腑禀气之源"，便是如此。

由此可见，《内经》中胃的功能，同时包含解剖生理胃的功能和胃作为六腑之一对五气的转化功能两部分组成，与现代医学的胃存在一定的差异。胃受盛水谷、析出五味，为人体六腑转化五味为五气的重要环节，因此，故有"阳明常多气多血"之谓。后世中医也常非常注重胃与胃气的调理，提出"有胃气，则生；无胃气，则死"及"脾胃为后天之本"的论点。

小肠

古人发现小肠为"受盛之官"，接收来自胃的食糜，并具有"泌别清浊"的功能，也就是清者在脾运化作用下，气化蒸入膀胱；浊者，则转为粪便，进入大肠。同时小肠中空，为六腑之一，具有转化苦味为暑气的特性。

《内经》中的古代医家早在数千年前,便已经通过解剖掌握了小肠的长度,大小,重量,受纳食物量,上下连接位置等。如《难经·四十二难》:"小肠重二斤十四两,长三丈二尺,广二寸半,径八分、分之少半,左回叠积十六曲,盛谷二斗四升,水六升三合,合之大半。"《灵枢·肠胃》:"小肠附后脊,左环回周叠积,其注于回肠者,外附于脐上,回运环十六曲。"当时的解剖便发现小肠为胃的下端部分,受纳来自胃的食糜,其下段注入回肠。所以《素问·灵兰秘典论》中称其为:"受盛之官"。

生理功能

泌别清浊功能

泌,即分泌;别,即分别,区分。小肠上连胃,下注大肠,为两者的中间消化道部分。饮食物在胃中为食物与液体的混合物,而从大肠排出则变为相对干燥的粪便;从膀胱外阴部排出的却是液态的尿液。因此,古人推论:胃与大肠中间的小肠必然具有分清泌浊的功效。它将清者,热蒸为气,在脾运化下,进入膀胱;浓缩浊者,进入大肠,转为粪便。因此,小肠者,化物出焉。《灵枢·营卫生会》中对此进行了详细论述:"水谷者,常并居于胃中,成糟粕,而俱下于大肠,而成下焦,渗而俱下,济泌别汁,循下焦而渗入膀胱焉。"此处的下焦内含小肠,别回肠泌别清浊,而渗入膀胱。当小肠泌别清浊的功能减弱,便会出现《灵枢·经脉》中的"是主液所生病者",即其证也。

临床上常用利小便即所以实大便的治法,即是这个原理在临床治疗中的应用。

表里特性

小肠转化苦味为暑气,入于心,这为两者表里关系的根本原因。因此,小肠又称赤肠。五脏藏五气,心藏暑火,经手少阴心经或手太阳小肠经而相互络属。其中,手少阴心经下膈,络小肠将暑火带至小肠;手太阳小肠经入缺盆,络心,两者互为表里。

此外,两者的表里关系也来源于古人的辩证法思想。古人发现的小肠泌别清浊功能,其前提便是需要小肠高温化火,蒸腾食糜中的水分化气,从而才可实现气化入膀胱,干燥食糜为粪便的目的。此处小肠的火,便为心下降的暑火之气。

现代生理发现胃中的饮食物中的水液,主要在人体的小肠黏膜壁进行吸收入血,其余少量的经由大肠黏膜壁吸收入血。小肠对水分的吸收作用与中医小肠泌别清浊的功能存在相似性,但膀胱中的尿液并不是直接从小肠而来。小肠吸收营养和大部分水分入血,进入血液循环,最后进入肾脏,原尿中除部分被肾小管重吸收外,其他剩余部分(也就是尿液)再由输尿管输送到膀胱暂时储存,最后再由尿道将尿液排出体外。以上就是尿液的产生及排出途径。

总之,中国古代医家在数千年前,通过观察分析及解剖,得出小肠泌别清浊的功能结论在当时的科技条件下,具有积极的科学意义。

大肠

《内经》中的中医古人通过生理解剖及日常生活观察便已经发现了人体大肠的各项解剖生理功能特性。且大肠为六腑之一,转化辛味为燥气,藏于肺,此为大肠的五气转化功能特性。两者共同构成了中医的大肠。

大肠的各项生理功能认识来源于古代解剖,《难经》中便对大肠解剖有着详细的记载。《难经·四十二难》:"大肠重二斤十二两,长二丈一尺,广四寸,径一寸,当脐右回十六曲,盛谷一斗,水七升半。"中指出古人通过解剖发现大肠的长度,大小,重量,盛水谷糟粕量,上下连接位置等。

同时大肠接收小肠泌别清浊后下移的粪便,经肛门而排出体外,属整个消化过程的最后阶段。粪便多在大肠中可短暂停留,大肠对粪便的收放具有一定的约束力。古人将大肠的这两大特征,归结为"传道",称其为"传导之腑""传导之官"。如《素问·灵兰秘典论》曰:"大肠者,传道之官。"传道:传,驿站之意;道同导,通达之意。此处的传,便是大肠对粪便相对的约束力,道、通、导,为通达粪便的意思。

大肠的传导功能对应现代医学主要是由肛门内外括约肌的收缩放松机制完成的。肛管外层为肛门外括约肌,它是骨骼肌,为随意肌。内层为肛门内括约肌,它是不随意的平滑肌部分。肛门内括约肌的生理功能主要是起闭合肛门和协助排便作用。它平常呈收缩状态,关闭肛门,防止直肠内的粪便、液体、气体流出,维持直肠一定的张力,这种收缩状态除排便时可持续工作,不易疲劳。当直肠内充满粪便时它自动张开,协助排便。肛门外括约肌有括约肛门的功能,肛门外括约肌的组成像三个 U 形环,使肛管紧闭。在产生便意感时,如果外界条件不允许排便,就可以通过收缩外括约肌来闭合肛门,控制排便,但外括约肌易疲劳,持续收缩一般只能维持 50 多秒,超过此时间,大便就控制不住而排出体外。

生理功能

主变化

《素问·灵兰秘典论》指出："大肠者,变化出焉。"何谓变、化?《内经》中对变、化二字,也早有解释。《素问·天元纪大论》指出："物生谓之化,物极谓之变。"《素问·六微旨大论》中有："夫物之生从于化,物之极由乎变。"因此,可见变是渐变、量变的意思,化是渐变已经完成了,即质变。

饮食物的消化吸收,经口入胃受纳腐熟、经脾的运化,肺的输布,将人体所需的精微物质输送周身,而其产生的糟粕物质,进一步通过小肠的泌别清浊,最终依赖大肠的传导,以粪便的形式排出体外。

因此,古人认为大肠排泄粪便为人体饮食物消化吸收完成后的终端代谢过程,主化;而代谢粪便的排出为消化吸收的终结,便为阴极之时,阴极则阳生,又意味着新的一轮消化吸收过程的开始,主变。

表里关系

大肠转化辛味为燥气,入于肺,是两者表里关系的根本原因。此外两者之间的关系还与天地二气同源化生与二气人体代谢方式有关。

《素问·六节脏象论》所言:"天食人以五气,地食人以五味;五气入鼻,藏于心肺;五味入口,藏于肠胃"。五气经鼻入肺,称之为天气;五气下临于地,化生地气,入属五味,因此,经口摄入的为地气。方才有了《素问·阴阳应象大论》中:"天气通于肺,地气通于嗌。""嗌"就是咽喉,咽喉是进食的通道,我们进食五谷也是在吸纳地气。因此,地气,浊气也,也就是饮食之气。肺吸天气,嗌入地气,大肠出矢气。矢气,就是地气中的浊气,下行大肠,从魄门而出,与肺呼出之气相对应。因此,肺主天气,大肠主地气,肺与大肠互为表里,两者经手阳明大肠经和手太阴肺经相互络属。其中,阳明大肠经,络肺,属大肠;手太阴肺经,下络大肠,上膈属肺。

肺通天气与大肠通地气,天地二气,同属五气范畴,与《素问·五脏生成篇》中所指出的:"诸气者,皆属于肺。"肺主气包括主呼吸之气和主一身之气是一致的。

而生活中古人发现当排泄粪便时,多需憋气,迫肺气下行,以助大肠之气,从而促进粪便排出。此进一步印证了两者之间的表里对应关系。

《内经》指出"肺主皮毛",古人为进一步印证肺与大肠的表里关系,将人体肺所主的皮的情况与大肠厚薄等相比较,得出对应关系,进一步印证肺与大肠的表里关系。如《灵枢·本藏》中："肺合大肠,大肠者,皮其应""肺应皮。皮厚者,大肠厚,皮薄者,大肠薄;皮缓,腹里大者,大肠大而长;皮急者,大肠急而短;皮滑者,大肠直;皮肉不相离者,大肠结。"便是对此的相关论述。

肺的固摄作用

肺居上焦,通于天气,肛门居下焦,通于地气,肺与大肠互为表里。天气对地气具有化生和统摄的功效,因此,肺气对大肠具有固摄作用。当人体肺气虚,对大肠的推动作用减弱,对肛门的固摄作用降低,便会出现肛门开合失司。

古人将肛门内外括约肌对大肠的收缩功能,归类为肺的固摄作用。并将大肠末端的肛门称之为魄门,而肺藏魄,表明两者关系。《素问·五脏别论》:"魄门亦为五脏使,水谷不得久藏"。肛门,内通于肺,故曰魄门。

其实,大便时憋气,主要是通过屏气,迫使膈肌下降,同时收缩腹肌,增加腹内压,从而增加对肠道粪便的推动力。而矢气(屁)主要来源于我们吞咽唾液或食物时,一起咽下去的空气及肠内细菌所产的气体,其中有一部分以打嗝的方式从胃排出,剩下的空气则进入肠部,经肛门排出体外。

人体呼吸之气和人体矢气两者分属两大生理系统,但都多为空气成分。后世部分养生学派,曲解《内经》中大肠矢气这一部分内容,认为其同为经脉中的五气或真气,不可轻易排出,是着实不可取的。

津液

中国古代医家在日常生活和解剖中,发现人体存在血液外的诸多其他体液成分。并依流动属性和分布位置差异而分为津和液,合称津液。津液和血液都来源于水谷之气,两者紧密相连,相互交换,共同主宰着人体体液代谢。

区分

《灵枢·决气》中指出:"腠理发泄,汗出溱溱,是谓津……谷入气满,淖泽注于骨,骨属屈伸,泄泽补益脑髓,皮肤润泽,是谓液。"《灵枢·五癃津液别》:"津液各走其道,故三焦出气,以温肌肉,充皮肤,为其津;其流而不行者,为液。"因此,津液中,质地较清稀,流动性较大,布散于体表皮肤、肌肉和孔窍,并能渗入血脉之内,起滋润作用的,称为津;质地较浓稠,流动性较小,灌注于骨节、脏腑、脑、髓等,起濡养作用的,称为液。

来源

人体周身的津液来源于小肠泌别清浊过程。其较清者上蒸为卫气,分布三焦,形成人体肌肤表面日常所见的湿润皮肤,便是津,其具有固摄作用。而另外一部分则在人体关节,脑髓各处沉淀,化生五液。其较浊者,则下蒸进入膀胱进行储藏。因此,津液均来源于人体的小肠泌别清浊功能,而分布体表、关节各处,在膀胱储藏。《素问·灵兰秘典论》指出:"膀胱者,州都之官,津液藏焉。"古人发现膀胱犹如津液的大海,定时排泄,却永不匮竭,为人体最大的液体储藏和调控中枢。因此命膀胱为州都之官,主管津液代谢。

而当膀胱失司,阴阳气道不通,四海闭塞,三焦不泻,便会出现《灵枢·五癃津液别》中的津液不化,水谷留于下焦,不渗膀胱,津液代谢异常,而发为水胀。

肾者主蛰,为封藏之本,合于三焦、膀胱,对津液代谢具有调节作用。肾开窍二阴,对膀胱津液储藏具有固摄作用。肾气足,则前阴固,对膀胱津液的收藏作用强;肾气弱,则前阴固摄无力,膀胱津液亏虚。

饮食水谷,其糟粕进入小肠,在赤肠高热的蒸腾作用下发生气化,经脾土的运化功能而渗入膀胱,进行储藏,此为膀胱津液的化生过程,膀胱储藏津液。而人体膀胱津液的所出,同样依靠气化来加以完成。因此,《素问·灵兰秘典论》中指出:"膀胱者,州都之官,津液藏焉,气化则能出矣。"此处的气化所出主要包含尿液和汗液排出两种途径。其中,肾阳气化膀胱津液,形成尿液,应时排出体外;《素问·阴阳别论》中有"阳加于阴谓之汗",而《灵枢·决气》则进一步指出:"腠理发泄,汗出溱溱,是谓津。"五气之阳蒸皮下之津,化气以为汗液。

因此,《灵枢·本脏》中有:"膀胱者,腠理毫毛其应。"肺主皮毛,为水之上源。对应经络则为足太阳膀胱经,太阳,巨阳也,主一身之阳,主一身之表,所以外邪侵犯人体首犯膀胱经,导致毫毛紧闭,汗出失司,皮下之津排泄异常。

代谢通道

五谷入体,分为五气营养物质和水谷糟粕,其五气为营。小肠泌别清浊,其上蒸五味浊者为卫,卫气散布体表,部分停留下来称之为津,阳加于阴,而发为汗液;其下蒸糟粕清者,转化为津液,进入膀胱,临时储藏。卫气借三焦与膀胱相连。

《灵枢·本输》中称三焦为"中渎之腑,水道出焉,属膀胱。"而《灵枢·营卫生会》中称:"下焦,注于膀胱,而渗入焉。"说明三焦是人体管理水液的器官,有疏通水道,运行水液的作用。

亏虚症候

古人认为津布散于体表皮肤、肌肉和孔窍各处,对汗液具有固摄作用。《灵枢·决气》中指出当"津脱者",则腠理开,汗大泄;液,对骨节、脏腑、脑、髓等,起濡养作用,液脱者,骨属屈伸不利,色夭,脑髓消,胫痹,耳数鸣。

与血液的交换

古人临床与生活中发现"汗血同源"。大汗者,其脉弱血虚,不可再行放血疗法。而亡血家、衄家等大出血者,其津液必衰少,不可强行发汗。

汗为津液,津液参与血液化生,当发汗太过,则津液亏虚,化生血液无力。而当出血太多,则需更多津液参与血液生成,血中津液大量丢失,汗液减少。

故有"夺血者无汗""夺汗者无血"之说。同时,汗、血同味为咸,则是对"汗血同源"的进一步印证。

脑脊液的发现

《素问·解精微论篇》中有:"泣涕者,脑也,脑者阴也。髓者,骨之充也。故脑渗为涕。志者骨之主也,是以水流而涕从之者,其行类也。"这里由脑流出的"鼻涕",便是对脑脊液的最早记载,又称脑脊液为"鼻漏"。为战争外伤或解剖活动中所发现的脑中流出的液体成分。因其位居颅骨之中,因此,《灵枢·决气》中将其归为液的范畴。有"谷入气满,淖泽注于骨,骨属屈伸,泄泽补益脑髓,皮肤润泽,是谓液"的说法。

津液均为五气—卫气化生,其中津,散布周身;而液则化生有五,称为五液,以应五脏五气。《素问·宣明五气篇》中指出"五脏化液"各有不同:"心为汗,肺为涕,肝为泪,脾为涎,肾为唾;是为五液。"也就是:心暑火气散,则为汗;肺燥金气外泄,通窍于鼻而为涕;肝风木气,通于目窍则为泪;脾湿土气,通于口窍而为涎;肾寒水之气,上行而为唾。故又称五脏五气化五液。

五脏五气分别化生五液,五液还受其他四脏四气的影响,当脏腑五气气机出现异常,便会影响五液正常化生过程。如以汗液为例,《素问·阴阳别论》指出:阳加于阴谓之汗,此处的"阴",便为皮下的津。正常情况下,五脏五气各有所主,汗为心之液,因此,此处的"阳"便主要为心储藏的暑火之气并受其他四气的影响。当人体五气阴阳调和,则汗出有度。但当五脏储藏五气的功能减弱,迫五气外行,五气兼为阳,散于皮下,则阳加于阴,蒸阴津出于皮肤,而为汗。因此,任何影响阳气蒸发阴津的过程都会导致出汗异常。

正如《素问·经脉别论》所说:"故饮食饱甚,汗出于胃。惊而夺精,汗出于心。持重远行,汗出于肾。疾走恐惧,汗出于肝。摇体劳苦,汗出于脾。"饮食饱甚,则胃伤,胃气外泄,而迫津出于皮肤;惊则伤心,心气外泄,则汗出;持重远行则伤肾,肾水之气外浮,则汗出;恐惧疾走,伤肝,肝储藏风木之气功能减弱而外泄,汗出于肝;摇体劳苦,肉劳则耗伤脾气,脾气不固,则汗水为脾。

五脏化液病理理论的提出,为五脏化液学说的重大完善,它是古代医家辩证唯物主义方法论的体现。虽然其结论并非完全可取,但这种严谨认真的生活和工作态度值得我们后人学习。

泌尿生殖系统

泌尿和生殖系统,本是两个独立的生理系统,但两者在组织器官构成上,具有重合性,《内经》中的古人据此将两者支配中枢统归于肾,便有了肾主生殖和泌尿的两大功能。而肾的这一功能作用,更多的来源于肾脏储藏的寒水的特性。水曰润下,有收藏之功,人体泌尿系统的膀胱、男性生殖之精和女性月事活动都必须存有一定的储藏作用才能维持其生理功能活动。而这一储藏功能特性便为肾的寒水所主,这才为泌尿和生殖两者同属于肾的根本原因。

此外,泌尿和生殖功能同属于肾,还与人体外泌尿道和外生殖器两者的同一性有关。中国古人通过解剖发现人体下焦区域只有肾为实心脏腑,可储藏精气,归为五脏之一。五脏藏五气,化生并支配人体各处同气组织化生物的各项生理功能活动。因此,肾脏所藏的寒气主管附近其他组织器官的生理功能活动。外生殖器和外泌尿道,男性两者合一,女性两者毗邻,此才为肾同时主生殖和泌尿的直接原因。受当时封建纲常和伦理道德的限制,对女性外生殖器和尿道口的观察和解剖存在诸多不便,使得古人解剖和观察的对象也多为男性。因此,泌尿和生殖两者功能器官特性无法得到有效的区分辨别。

在当时的科技水平下,古人对人体的认知多停留在脏腑水平,而对功能和结构复杂的下腹部,则存在明显的不足。因而,围绕男性和女性外生殖器的上行解剖是很难发现小而复杂的输精管或输卵管等的,对其各自具体功能属性的认知就更为困难。因此,古代的解剖又可称之为粗解剖。其对男女泌尿系统的认识多停留在肾主膀胱,共司尿液排泄;肾藏精主生殖,女子胞为孕育胎儿场所。因此,才有了肾藏精,主生殖发育的观念。如《素问·上古天真论》中指出:肾者主蛰,封藏之本,为精之处也。当女子二七而天癸至,任脉通,太冲脉盛,月事以时下,故有子;丈夫八岁,肾气实,发长齿更。二八肾气盛,天癸至,精气溢泻,阴阳和,故能有子。

而肾主泌尿,则正如《素问·金匮真言论》中所说的肾开窍于二阴。而《灵枢·本脏》:"肾合三焦、膀胱。"《素问·灵兰秘典论》:"膀胱者,州都之官,津液藏焉,气化则能出矣。"《素问·宣明五气篇》中指出当"膀胱不利为癃,不约为遗溺",因膀胱位居最下,乃水液所归之洲渚,肾居其上,则为其本。简单理解为肾合膀胱,通于二窍,主管津液下行所出。

因此,《内经》中肾主生殖和泌尿,更多地为肾脏所藏的寒水之气的功能特性,并深受当时对肾解剖和生理认识不足的影响。

泌尿系统

中医泌尿系统理论的建立,便是古人对尿液形成和排出机制的认识过程。

生成

古人在日常生活和解剖中发现尿液来源于脾胃摄入的水谷。《灵枢·营卫生会》曰:"水谷者,常并居于胃中,成糟粕,而俱下于大肠,而成下焦,渗而俱下,济泌别汁,循下焦而渗入膀胱焉。"指出:水谷入胃,其清者上蒸于肺,化生营卫;其浊者下行下焦入于小肠,在脾运化作用下,小肠泌别清浊,其中清者气化进入膀胱,进行储藏,其浊者食物残渣则进入大肠。此为尿液生成过程。

尿液来源于水谷,但解剖下,肠胃和膀胱并无直接连接通道,小肠上连于胃,下接大肠,受盛胃腐熟的水谷。行至下焦,则清浊自分,化为尿液和粪便,进入膀胱与大肠。且生活中当小肠虚寒,则为溏泻,小便减少。因此,小肠便具有泌别清浊的功效。小肠分清泌浊,便是小肠吸收水分入血的作用。小肠吸收水分入血,进入血液循环,行至肾脏,转为原尿。原尿经肾小管重吸收的剩余部分经输尿管进入膀胱,因此,膀胱应为尿液的临时储藏场所。在当时的历史条件下,古人将其归为气化,赤肠化火,蒸其为气,入膀胱转为津液。因此,《素问·灵兰秘典论》中称中医膀胱为"州渎之官,津液藏焉",津液的储藏组织;只有排出体外的液体部分,才为尿液。津液气化理论来源于《素问·阴阳应象大论》中古人通过生活观察发现"地气上为云,天气下为雨"的自然现象,气与液水之间的相互转化机制。天地间五气通过云雨进行转化,而津液则同样为人体五气转化方式。

肾为下焦唯一实体五脏,储藏寒水之气,五气主藏,助膀胱储藏津液,因此,《灵枢·本输》中有"肾合膀胱"之说。古人解剖发现肾与膀胱借输尿管相连,肾主膀胱,有脏腑表里关系。

排放机制

古人发现膀胱上借输尿管连接于肾,下直接和尿道相连。肾气主收藏,开窍二阴,主管二阴开合。膀胱储藏津液,前阴尿道开,则膀胱津液泻而为尿;闭则方便膀胱津液储藏。因此,中医尿液排放机制为在肾的主管作用下,二阴有司开合,从而控制尿液排放过程。

解剖下,肾脏与膀胱、尿道组织的生理连接,为中医泌尿系统形成的物质基础,而气化理论,则为尿液的生成提供了相对合理的解释。

肾

中医肾为五脏之一,位处下焦,为下焦唯一实体脏器,储藏寒水之气,主收藏,为人体泌尿,生殖和生长发育的中枢,又称先天之本。

自胃下口至二阴的下腹腔部分,古人又称之为下焦,主要包含肾、膀胱、女子胞、二阴,为人体泌尿,生殖和大肠排泄糟粕的场所。肾位居下焦,为五脏之一,储藏寒水之气,五气主藏,司二阴开合以助膀胱储藏津液;藏生殖之精,以主生殖;储五脏之精,促生长发育;司呼吸,纳气以为藏。此为肾主生殖,泌尿和生长发育的理论基础。

生理功能

肾藏精,主生殖

两性交合,父精母血,而孕育生命于胞宫。古人在两性生活及临盆生产活动中发现,男子的精子和女子的月信——血两者交合而孕育生命。女子月信以时下,有着明显的时间规律。受孕则经停,产褥后则经行。因此,古人得出"母血"参与生殖过程,同男子精子一样同为生殖之精。《灵枢·决气》中"两神相搏,合而成形,常先身生,是谓精",以及《灵枢·本神》所说"生之来,谓之精"都是对两性交合孕育生命过程的总结。

胎儿出生后,继续获得来自外界的五气营养。当男子二八十六岁或女子二七十四岁时,机体发育成熟,则肾储藏寒水之气最盛,肾气过盛,则溢出任脉而化为生殖之精。出现男子遗精,女子初潮。男女此时初具生殖功能。如《素问·上古天真论》所说:"二八,肾气盛,天癸至,精气溢泻,阴阳和,故能有子。"即指机体自身形成的生殖之精。

藏五脏之精，主生长发育

肾为水脏，五气为寒，有收藏之性，能敛藏五脏过盛的五气，也就是"脏腑之精"。五气化生人体，为人体的营养物质，从而可以促进生长发育。《素问·上古天真论》曰："肾者主水，受五脏六腑之精而藏之。"便是肾主五脏六腑之精的论述。

因为肾所藏先天之精是人体生长、发育的根本，所藏后天之精是维持生命的物质基础。人体生、长、壮、老、已过程与肾中精气盛衰有关。《素问·上古天真论》记述了肾中精气与人体各年龄段生长发育的对应关系。《灵枢·经脉篇》指出："人始生，先成精，精成而后脑髓生。"先天之精对人体的孕育、成形到整个发育成长过程起着决定性作用。

先天之本

中医古人的先天思想主要为五气化生理论。肾脏储藏五脏五气，化生生殖之精，生殖之精蕴含父母双方先天五气，当两者相互交合，五气化生人体，生而成人。肾脏储藏的先天五气和五味经脾胃转化的后天五气，两者相互结合，为生长发育的营养物质。因此，《灵枢·经脉》中有"人始生，先成精，精成而后脑髓生，骨为干，脉为营，筋为刚，肉为墙，皮肤坚而毛发长"的说法。

中国古人认为肾脏主管及储藏先天之精，与人体生长发育功能密切相关。当小儿先天五气禀赋不足，则会影响肾储藏先、后天五气的功能，从而出现"五软、五迟"生长发育障碍病症。古人将骨内的组织物统一认同为髓，人体大脑由颅骨包绕，所以古人便认为"脑为髓海"。颅脑囟门骨的闭合及肢体骨骼的坚硬生长统归为中医的肾。

呼吸功能

中医的呼吸功能并非单由肺完成，而与五脏有关，《难经·四难》中有"呼出心与肺，吸入肝与肾""五脏者"之称。其中，肾位居下焦，五气主藏，有助肺吸入五气的功效，也就是"肾主纳气"。当肾储藏寒水功能减弱，则收藏无力，纳气行呼吸的作用受损，从而出现呼吸浅急而喘，不能仰卧。《素问·逆调论》中直接指出："肾者为水之脏，主卧与喘。"说明咳、喘等症与肾有关。

呼吸过程中，吸气时，膈肌收缩，位置下移，腹壁隆起，造成腹腔内组织物吸纳气体进入腹部的感觉假象。古人呼吸至提踵亦是如此。而肾居下焦，为寒水之脏，水曰润下，主收藏，因此，古人认为肾有纳气的作用。古人解剖发现，心肺两脏位居上焦，处隔膜之上，为呼气器官，主呼；肝肾同居膈下，为吸气的动力器官，主吸。

肝肾向下向外的吸力为吸气时膈肌下沉的动力,符合古人当时的力学认知。现代医学指出:呼吸运动时,肝的位置常随膈肌升降而改变,通常平静吸气时可下降可达 2~3 cm。

主二阴

《素问·金匮真言论》中"肾窍于二阴"及《素问·五常政大论》中"肾主二阴"指出:古人发现人体下腹部存有二阴,称阴户和魄门,分管尿液和粪便代谢。肾居下焦,五气主藏,有调控二阴缩放的功效,从而辅助膀胱储藏津液,利于大肠传导粪便。

膀胱具有储藏尿液的作用,与尿道相连,应时排尿。肾合于膀胱,通过尿道调控膀胱津液代谢。而大肠同样具有储藏粪便,应时排便的作用,肾开窍魄门,通过肛门(魄门)缩放调控大肠储藏粪便代谢。当肾调控二阴的功效减弱,则可引起大便溏泻或小便不禁等病症。

故当肾功能正常时,则大小便各行其道,膀胱与大肠储藏功能正常,代谢废物应时而至。

膀胱

小肠为赤肠,泌别清浊,蒸水谷化气,在脾土的运化作用下,渗入于膀胱,藏为津液。膀胱为人体津液储藏之所,尿液生化之源。其在肾封藏作用的统一支配下,有效的调节人体的水液代谢。

中医膀胱在整体尿液排出中,主要涉及津液的生成,储藏及尿液化生过程。膀胱津液的生成,主要有赖于小肠的高热对五谷糟粕中水液的蒸发化气泌别清浊的功能,并在脾土对水液的运化作用下,从而渗入"胞薄以懦"的膀胱,转为津液,进行储藏。因此,《灵枢·营卫生会》中所指出的:"水谷者,常并居于胃中,成糟粕,而俱下于大肠,而成下焦,渗而俱下,济泌别汁,循下焦而渗入膀胱焉。"便是对这一过程的论述。

尿液化生过程

中医膀胱为人体津液的储藏场所,津液并非尿液,尿液由津液所化生。肾者主蛰,为封藏之本,合于三焦、膀胱,以调节"决渎"三焦和"洲渚"膀胱的津液代谢。

《素问·灵兰秘典论》:"膀胱者,州都之官,津液藏焉,气化则能出矣。"中指出肾对膀胱和三焦水液的调节,主要来源于肾阳对津液的气化下蒸作用。当命门火旺,则膀胱津液气化有力,三焦"决渎"疏通水道能力增强,则尿液生成较多,当超出肾的收藏固摄作用极限时,便会导致尿道开合,而排尿。因此,膀胱和大肠对尿液或粪的暂时性储纳,主要得益于肾的封藏作用。因此又有肾开窍于二阴之说。肾通过二阴开合,来调控尿液代谢和粪便排泄。当超过肾气的固摄作用时,则二阴开,而化尿排粪;当未能超出时,则进行暂时储藏。

当肾阳不足、命门火衰,则蒸腾膀胱津液无力,发为癃闭。中医解剖并未能发现膀胱与尿道之间的直接连接关系,是古人膀胱储藏津液,经肾阳气化而生成尿液理论的根本原因。二便的暂时寄居功能,则主要依赖肾的收藏作用,具体体现在对二窍开合的制约作用。

生殖系统

中医生殖体系的建立同样必须具备几个条件:第一,生殖器官;第二,生殖之精的生化来源;第三,生殖受精过程。只有同时掌握这三个方面,才能在当时的条件下,相对科学地解读人体生殖过程。

生殖器官

男性的外尿道兼有泌尿和生殖两大功能,女性两者间隔较近,受封建思想束缚,两者多混为一谈。但阴道及女子胞参与生殖,阴道为交合受精场所,为《易经》文化取其象而作阳爻和阴爻,女子胞具有孕育生命的功能。

肾为水脏,主收藏,主藏精,分为储藏男女生殖之精和脏腑之精。其中,生殖之精,又为先天之精,主要为男性的精子和女性的月信。其包含脏腑之精——五气,具有化生人体组织器官的功效。

当时的解剖并未发现男性睾丸,输精管和女性的卵巢,输卵管,卵子等组织结构特性。因此,将具有五气收藏属性的肾脏作为藏精之所。而胎儿出生后,通过摄食五味补益肾储藏的后天脏腑之精——五气,则为生长发育和第二性特征的出现提供营养物质基础。

男性射精,则排泄黏稠液体,而女性难见排卵,而有月信。《素问·上古天真论》:"月事以时下,故有子",发现受孕与月信紧密相连。因此,生殖过程又有"父精母血"之说。

《素问·上古天真论》中指出:"肾者主水,受五脏六腑之精而藏之。"也就是肾储藏五脏过盛之五气,也就是五脏之精,与生长发育和生殖活动有关。当男二八,女二七肾气盛,则储藏五脏五气精华的能力渐盛。五气转化生殖之精较多,则天癸至，女子月事以时下，男子则精气溢泻，出现遗精，具备生殖能力。但随着年龄增加，肾气衰竭，蕴藏五气能力不足，则女子七七天癸竭，月经停止，地道不通，而无子也；男子八八天癸竭，精少，肾脏衰。而这便是《素问·上古天真论》中的"女七男八"生命规律与肾气盛衰规律对应关系的由来。

男女先天生殖之精蕴含五气信息属性，肾储藏后天五脏过盛的五气之精，两者五气入属五脏，化生人体。因此，先后天之精相互为用，相辅相成，对人体生、长、壮、老、矣的生长发育过程具有支配作用。肾所藏的"先后天五气之精"是人体生长、发育的根本，因此，《灵枢·本神》有"生之来，谓之精"的说法。

生命孕育过程

《灵枢·决气》指出："两神相搏，合而成形，常先身生，是谓精。"男女先天生殖之精所蕴含的五气相互融合，从而化生形体组织器官，为五气化生理论的应用。

父母双方通过先天生殖之精的交合，将双方携带的五气信息融合给子女，其类似于现代基因的遗传过程。子女从父母双方生殖之精中所获得的五气情况直接决定了自身机体脏腑组织生长发育等的化生情况。而基因同样支持着生命的基本构造和性能，储存着生命的种族、血型、孕育、生长、凋亡等过程的全部信息。两者具有化生功能的统一性。

女子胞

中医的女子胞为月信和孕育生殖场所。月信应时而下，具有月周期规律，与生殖受孕功能密切相关。两者都受肾储藏的寒水之气的调控，与脑、髓、骨、脉、胆，共为奇恒之府。

外阴为两性交合之地，也为月经定期排放出口。女子胞与外阴相连，交合受孕后，则腹部女子胞区域逐渐隆起，月经停止。因此，古人可以得出女子胞为月信和孕育场所。

但女子胞生殖功能具有时间规律。当女子二七肾气盛，则天癸至，任脉通，太冲脉盛，月经以时下，此时便具有生殖能力，故有子。女子七七，任脉虚，太冲脉衰少，则天癸竭，月经停，地道不通，生殖功能丧失。

女子胞与肾和冲任二脉（见冲脉、任脉）的关系最为密切。因肾主人体生殖机能，当肾气盛，则肾储藏过盛五脏五气的能力强，则化生生殖之精较多，女子月信应月而至，可生孕。而冲任二脉都起于胞中，有"冲为血海""任主胞宫"之说，说明冲脉与任脉与妊产胎育密切相关。

神经系统

五气化生人体,藏于五脏,五脏储藏的五气对人体有化生滋养和支配作用。五气对人体身心的支配作用便是现代医学的神经系统功能。中医的神经系统中心为中枢,五脏储藏五气,为次级中枢,经络则为周围神经的传导通路和方式。

心的中枢支配地位主要来源于古人的日常生活经历和脏腑解剖。生活中,当人体五志太过、情绪过激或劳作太过时,便都会出现心脏位置的异样感。五志太过如大怒、过悲、忧思太过便会导致心脏位置刺痛或钝痛,也就是心痛或心疼;而当过恐或过喜,则心跳加速,出现心悸等。因此,《灵枢·邪气脏腑病形》中有"愁忧恐惧则伤心"一说。七情内伤,首先影响到心。而过度的劳作或疾走等也会出现心跳加快心悸怔忡。此外,古人解剖下发现了人体心脏与血脉的支配关系,也就是《内经》中"心主血脉"一说,血脉则为人体五脏五气的运行通路。心居主导地位,借血脉与五脏六腑相连,从而获得中枢的支配作用。

这里需要强调的是,人的精神思维活动,虽由五脏分管,各有不同,但均由心主宰。只有心主神明正常,五脏六腑才能安魂定魄,坚意强志;如果心神恍惚,必然魂飞魄乱,意消志散。正如《素问·灵兰秘典论》所说:"故主(心)明则下安……主(心)不明则十二官危。"因此,《内经》中有"心藏神""心主神明"之说。

此外,古人认为心参与人体身心的各项活动,并处于支配地位。《灵枢·邪客》指出:"心者,五脏六腑之大主也,精神之所舍也。"《素问·灵兰秘典论》中称其为:"君主之官也,神明出焉"。

"精神之所舍""君主之官""神明出焉"均指出在中医神经理论中,心的地位最高,居于中枢位置,为人体生命活动的主宰。主宰着人体各项生理功能和精神思维活动。

五脏六腑必须在心的统一指挥下,才能进行统一协调的正常生命活动。心为君主而脏腑百骸皆听命于心。也就是中医的心具备西医脑的功能。

思维在脑,但中医神经理论中,思维在心,因此,生活用语中常见的心想事成、心意等便是对"心主神明"的日常应用。

五气为精神思维活动中枢

五脏储藏五气,化生人体组织器官和五志五情等精神思想活动。精神意识思维活动亦借经络中的五气与其他脏腑有关。

《素问·阴阳应象大论》："人有五脏化五气,以生喜怒悲忧恐。"指出人体五脏中储藏的五气与五志精神思维活动的化生关系。也就是《素问·宣明五气篇》中的:"五脏所藏:心藏神,肺藏魄,肝藏魂,脾藏意,肾藏志。"当五脏储藏五气功能正常,则五志神智正常,性情平稳。《素问·举痛论》说:"怒则气上,喜则气缓,悲则气消,恐则气下,惊则气乱,思则气结。"指出当人体五志活动异常,则会损耗五脏储藏的五气,从而产生疾病,影响五脏五气的支配功能。因此,《内经》中有"怒伤肝、喜伤心、忧思忧虑伤脾、悲伤肺、恐伤肾"一说。

五气为形体支配中枢

五气化生人体,中医本着同气相求的原则,将人体由同一五气化生的各个组织部位统归其对应五脏储藏的五气主导。人体营气,为五脏之五气,进入十二正经和奇经八脉进行循环,从而支配经脉所及的相同属性组织运动。便有了《素问·宣明五气篇》:"五脏所主:心主脉,肺主皮,肝主筋,脾主肉,肾主骨。是为五主。"且人体六腑转化五味为五气,入属五脏,两者同为五气所主,便有了脏腑的表里对应关系。其中:肝胆为风木之气,心与小肠为暑火之气,脾胃为湿土之气,肺与大肠为燥金之气,肾与膀胱为寒水之气。

《素问·五脏生成篇》亦云:"故人卧血归于肝,肝受血而能视,足受血而能步,掌受血而能握,指受血而能摄。"古人认为人体的营气入脉中,与血共行。营气具有濡养脏腑周身的功效,因此,此处的血为经脉中的营气(五气)的功效。

五脏所主,以肝为例。《素问·经脉别论》:"食气入胃,散精于肝,淫气于筋。"肝之气血亏虚,筋膜失养,则筋力不健,运动不利。《素问·上古天真论》:"七八,肝气衰,筋不能动。"《平人气象论》:"肝藏筋膜之气"说明古人认为人体筋膜的生成同样来源于天之风气,对应人体便是肝脏储藏的风木之气。但其最根本还是来源于血中营气,故有力气一词。

五气异常

当人体五脏储藏五气失司,则会导致五气支配功能减弱,从而导致机体各项生理活动障碍及精神思维活动异常。

五脏五气支配功能不足,可导致五痿:痿躄、脉痿、筋痿、肉痿、骨痿。从而影响机体各项运动功能。也就是现代的运动系统疾病。《素问·痿论》:"五脏使人痿,何也?岐伯对曰:肺主身之皮毛,心主身之血脉,肝主身之筋膜,脾主身之肌肉,肾主身之骨髓。"故肺储藏燥金之气功能减弱,生痿躄也;心储藏暑火之气减弱,则生脉痿。肝储藏风木之气减弱,发为筋痿。脾储藏湿土之气减弱,则肌肉不仁,发为肉痿。肾气外泄,则腰脊不举,发为骨痿。

同时,古人认为五脏五气化生五情:喜怒悲恐惊,当五脏储藏五气功能正常时,则五志稳定。但当五气异常,则情绪异常,五志不稳,导致情志思维活动紊乱。《灵枢·本神》:"肝藏血,血舍魂,肝气虚则恐,实则怒。脾藏营,营舍意,脾气虚则四肢不用,五脏不安,实则腹胀,经溲不利。心藏脉,脉舍神,心气虚则悲,实则笑不休。肺藏气,气舍魄,肺气虚则鼻塞不利、少气,实则喘喝胸盈仰息。肾藏精,精舍志,肾气虚则厥,实则胀,五脏不安。"便为人体五脏五气虚与情志活动的相关性。

中医古人的神经系统理论中心为最高级别中枢,五脏则为次级支配中枢,经脉为各级传导神经。人体五脏储藏的五气在心的作用下,依次在经脉中进行传播,作用并支配到各级同属性器官或产生各类情志思维活动。这就是完整的中医神经系统功能活动。

心

中医的心主血脉,为"君主之官",是人体生理及精神思维活动的中枢。其借血脉与五脏六腑等相沟通,通过调和人体五脏中的五气,来完成机体各项日常生理和情志思维功能活动。因此,《内经》中的心更多的为其五气功能属性器官,解剖生理心脏功能是为阐释心脏的五气功能而存在的。

心的"君主之官"神经支配理论来源于古人解剖和生活观察。古人早在《难经》中,便已经有了详细的心脏解剖内容:"心重十二两,中有七孔三毛,盛精汁三合,主藏神。"《内经》发现"心主身之血脉""脉者,血之府也""诸血者,皆属于心"的血脉对应关系。血脉沟通脏腑表里内外,其主在心。《灵枢·营卫生会》中古人认为"血者,神气也",经脉中与血同行的营气(五气),为情志和生理功能活动物质的载体。《素问·五脏生成篇》中"肝受血而能视",五脏受血,五气才能完成所主的生理和情志思维活动。

古人在日常生活中,发现愁忧恐惧则伤心。当人的情绪发生改变时,心脏的跳动节律会发生变动,这个人是可以感受到的,所以古人认为是心在活动。

当人体七情内伤,心会随着情绪波动。生气时心脏跳动加快,看到倾心的事物,心脏会悸动,而伤心欲绝时便会出现胸口心区的不适感,多被形容为撕心裂肺的感受,或心碎、心疼、心痛等。而五脏五气化喜怒悲恐惊,因此,得出五脏五气受心支配。

这种在过度伤心和愤怒时，所出现的胸痛憋气，心脏撕裂的症状，医学上管这种症状叫作应激性心肌病，就是我们常说的心碎综合征。它主要是由人体儿茶酚胺过量分泌，诱发冠状动脉痉挛以及微血管功能障碍所致。

血是神志活动的物质基础之一，当人体缺血时，便会出现精神错乱、思维障碍，甚至昏迷。心主血脉，沟通脏腑表里内外，当五脏五气异常则伤心，因此，古人称心为君主之官，主藏神，《灵枢·本神》中称其为"任物者也"。

生理功能

《内经》中对心功能的论述，主要为心藏暑火之气的功能特性，兼有部分心脏的生理功能，但这些生理功能活动也是以五气化生理论为基础的。

泵血

古人在秦汉时期，便已经发现了心脏的跳动所带来的泵血功能是机体存活的必要条件，《素问·六节脏象论》指出："心者，生之本，其华在面，其充在血脉。"而心脏泵血，推动血脉运行的动力则来源于胸中的宗气。《灵枢·邪客》指出："宗气积于胸中，以贯心脉，而行呼吸。"《素问·平人气象论》中："胃之大络，名曰虚里，贯膈络肺，出于左乳下，其动应衣(手)，脉宗气也。"指出古人通过左乳下，心尖搏动部位的虚里穴的搏动情况来测知宗气的盛衰。

心主血，血脉是血液运行的通道，宗气有助心行血的功效，从而将经脉中的营气和血液输送五脏六腑，营养并支配全身。

在液为汗

《灵枢·九针论》中指出："心主汗"，汗与血是同源异流。这也就是"汗为心之液""夺血者无汗，夺汗者无血"理论。

古人临床与生活中发现：大汗者，其脉弱血虚，不可再行放血疗法。而亡血家、衄家等大出血者，其津液必衰少，不可强行发汗。

汗为津液，津液参与血液化生，当发汗太过，则津液亏虚，化生血液无力。而当出血太多，则须更多津液参与血液生成，血中津液大量丢失，汗液减少，故有"夺血者无汗""夺汗者无血"之说。同时，汗血同味为咸，则是对"汗血同源"的进一步印证。

其实，汗液属于人体细胞外液部分，当其大量丢失，便会导致细胞外液的晶体渗透压增高，血管中的液体成分会渗透到细胞外液中，从而导致人体血管中血液浓缩。两者共同参与人体水液代谢过程。

其华在面

华，是光彩之义，其华在面，即是心储藏暑气的功能是否正常，主要可以通过显露于面部的五气本色来进行判断。人体面部皮肤薄,五脏储藏的五气本色易于显露于此,当心脏储藏的暑火之气功能良好,则面色姣好,红润有泽,表现为暑火的本色面容;反之,面色白晦无华,则代表人体心脏储藏暑火之气的功能异常。

开窍于舌

心开窍于舌,是五脏五气主五窍说的观点,这种说法同样来源于五气化生理论。人体心经别络上行于舌,心的暑火之气为舌的化生来源。当心的暑火之气充足,则散布于舌,表现为心暑气的本色,其色红。因此,《内经》中认为舌为心之外候,又称舌为"心之苗"。《素问·阴阳应象大论》云:"心主舌。"《灵枢·五阅五使》云:"舌者,心之官也。"《灵枢·脉度》亦云:"心气通于舌,心和则舌能知五味矣。"以上这些说明了心与舌的密切关系。

在志为喜

《素问·阴阳应象大论》中有:"人有五脏化五气,以生喜怒悲忧恐。"指出古人认为心储藏的暑火之气为喜悦的生化之源,当心气外泄则会使人体喜的情绪异常,从而"喜伤心"。古人生活中发现,若狂喜极乐,会透支心储藏的心气,损伤心神,使"心藏神"的功能减弱,导致精神涣散,而产生喜笑不休、心悸、失眠等症。因此,在《灵枢·本神》中指出:"喜乐者,神惮散而不藏。"如《儒林外史》中的范进中举发疯便是这个原因。

此外,五气化生五脏,五脏储藏五气。其中,暑气通于心,心藏暑气。暑气,在季应夏,五方为南,五色化生为赤,在地五行为火,化生五味为苦。因此,《素问·五运行大论篇》中有"南方生热,热生火,火生苦,苦生心。其在天为热,在地为火,在体为脉,在气为息,在藏为心。其性为暑,其色为赤,其味为苦,其志为喜"一说。

心主与心包

心,象形字,来源于古人心脏解剖。《内经》中的心有主管神、精神思维活动和主管血脉的生理活动两大功能部分。心的这种主导作用,类似于封建君主,又称之为"心主",《素问·灵兰秘典论》记载:"心者,君主之官也,神明出焉"。

因中国古代帝制影响,君主为天之子嗣,对应人体,心为君主之官,则理当不受邪,因此,便将解剖所发现的心外包裹组织物称为"心包",代君主心受邪。因心包为代君之物,受心的制约束缚,因此,又称心主。此处的"心主"为专有名词,为心包之意,两者异名而同类。"心主"作为六脏,与六腑中的三焦相对应,为天之五气化生地之六气,脏腑经络三阴三阳阴阳划分的需要,并借经络将六脏六腑相连接。

"心主"二字连用,在《内经》中,多次出现,其中有心主舌、夏、脉、噫、汗、身之血脉等表述,这里的主作动词用,为心的主管、掌管之意,则为"心主",意为心包。

可以分为两大类:第一种,心包经作为手足阴阳十二经中的一个组成部分,与足厥阴相对,不用手厥阴的说法,而用"手心主"来代替其自身阴阳属性,如"手心主之脉""手心主之筋""手心主之正""手心主之腧""手心主之别""手心主之本"等。第二种单独组词,意为六脏心包。分别见于《灵枢·经脉》:"心主手厥阴心包络之脉,起于胸中,出属心包络""手少阳之别,名曰外关,去腕二寸,外绕臂,注胸中,合心主。"《灵枢·胀论》:"膻中者,心主之宫城也。"《灵枢·邪客》:"包络者,心主之脉也。"《素问·皮部论》:"上下同法,视其部中有浮络者,皆心主之络也"。

而《灵枢·经脉》篇中,十二经脉名称除了手厥阴经之外,标准的行文格式是:脏腑名+手足+三阴三阳,如肺手太阴之脉;但是,在手厥阴经中,则是"心主手厥阴心包(络)之脉"。从行文格式上说,"心主"为心包脏。

同样,在本篇中"心手少阴之脉"与"心主手厥阴心包络之脉"共存,都归类为人体脏腑之列,进一步说明"心主"便为心包。

《难经·二十五难》也指明"心主与三焦为表里"中将"心主"与三焦互为表里关系。而三焦与心包互为表里,心主则为心包。且三焦在古人解剖下,为五脏六腑外的筋膜组织,又有"孤脏"一说,其本身便和心脏外包膜—心包一样同是虚脏。因此,《内经》中的心主便是心包,两者同类而异名。

受邪部位

《内经》中的邪,便是风、寒、暑、湿、燥、火六邪或六淫。六邪为失其时的五气,其通过经络入侵五脏,经脉中五气异常,则影响五脏正常储藏五气的功能,导致生理和精神疾病。因此,《内经》中多将中邪称为中血脉。五脏五气化生五情五志,血脉通行五气——营气,古人便认为血脉具有藏神的功效。而正如《素问·脉要精微论》说:"脉者,血之腑也。"《灵枢·本神》:"心藏脉,脉舍神。"所记载的古人认为人体的神藏身在人体血脉中。

所以《灵枢·邪客》:"故诸邪之在于心者,皆在于心之包络。包络者,心主之脉也,故独无腧焉。"便将心包的血脉——心包络,认定为代心神受邪之物。心包正是有心包络而兼具"代心受邪"之功。

但其实古人对心与心包的辩证关系有着非常清晰的认识,心包并非真正六脏组织结构,心和其他脏腑一样,依然会受邪。当其外邪入侵,可以发为心痹。《素问·痹论》中"脉痹不已,复感于邪,内舍于心""心痹者,脉不通,烦则心下鼓,暴上气而喘,嗌干善噫,厥气上则恐"便详细论述了心痹的发病原因和表症。

但《内经》历经数千年之久,部分章节,存在心主和心、心包与心包络四者之间少量混用的现象,希望广大中医爱好者仔细辨别。

心为思维器官的由来

纵观中西方古代史,我们可以得出同一结论:中西方古代医家均将人体的思维器官归类为人体的心脏。

思维产生于心脏在亚里士多德的著作中被清楚记载,而盖伦又将这一思想形成完善体系,影响了后来一千多年的医学发展。在古埃及更是如此,大脑被认为是无用之物,以至于制作木乃伊时要被搅拌成糊状流出体外而不像其他脏器被妥善保管。对应中医,早在数千年前的《内经》中,便指出心藏神为精神思维中枢。因此,才有了心思、心想等诸多词汇。

那么究竟是什么导致了这一问题呢?

引起这一现象的最重要的一点便是人类的"恋心倾向",从而发现的人体心脏与情绪思维的关系。当我们还是胎儿的时期,便每日都在母亲的子宫内倾听来自母亲的心跳声和由此发出的心跳节律。这种影响表现在成人便是当我们处于紧张焦虑的状态时,很大一部分人便开始不自觉的摇摆身体,来模拟母亲心跳节律。

当人的情绪发生改变时,心脏的节律会发生变动,这个人是可以感受到的,所以古人认为是心在活动。在当时的历史条件下,开颅解剖难度系数极大,是根本没办法完成对人体颅脑的深入观察研究的。这为仅能通过生活观察总结所得出的心藏神的结论,提供可能。

人的健康与心神有一定的关系,而影响心神的是人的情志。《灵枢·口问》:"心者,五脏六腑之主也……故悲哀愁忧则心动,心动则五脏六腑皆摇。"大意是说心是五脏六腑的主宰者,悲哀愁忧等情志活动影响到人的心神,人的心神不稳,就会影响到脏腑或身体的功能。

由此可知,古代对心主神明的认识便是来源于当情绪波动时,人体胸口区域会出现不适感,印证粗解剖,则得出为人体心脏组织。例如,"当悲哀愁忧则心动",此处的心动应该便是心脏此时所出现的不适感;而"心动则五脏六腑皆摇"

则是随后所表现出的各种人体不适症状。如：忧思，则心脏部位胸闷气短、心悸怔忡等心动感，然后茶饭不思、脾胃不和征象。

中国古人还发现了心跳与血脉运行的关系。五脏储藏五气，支配人体五情五志。心主血脉，心通过血脉支配五脏情感波动。当心脏停止跳动，血脉不行，则思维停止。因此，提出了"血舍神"，人体精神情绪活动寄存于血当中，为营血所化生。

在生活中，人们常用心腹之患形容问题的严重性，却不明白为什么古人要将心与腹部联系起来。所谓心，即指心脏，对应手少阴心经，属里；腹就是指小肠，为腑，对应手太阳小肠经，属表。心腹之患就是说，互为表里的小肠经与心经，它们都是一个整体。此处对小肠思维活动的认识，和现代医学的腹脑理论是相互一致的，这就是心腹大患的医学由来。这便是中西方古时将精神思维活动归属于心的原因。

肝

天地间五气化生万物，《内经》中的古人将天地间包含人体在内相同风木之气化生属性的事物一一对应，建立了风木化生理论。正如《素问·阴阳应象大论》中所论述的："东方生风，风生木，木生酸，酸生肝，肝生筋，肝主目。在天为风，在地为木，在体为筋，在脏为肝。在色为苍，在音为角，在声为呼，在窍为目，在味为酸，在志为怒。"而五气化生人体中的风木之气入肝，肝储藏风木之气，为人体风木之气的储藏中心，借经络支配周身各处的化生组织物。因此，《内经》中肝更多的应为肝储藏的风木之气，肝脏的各项解剖生理发现均为阐释风木化生理论体系而存在。

五气入体，风木之气五脏独取于肝，并储藏于肝的根本原因在于肝脏生理解剖发现具有"风木"的相关属性特征。

早在《内经》和《难经》中，古人便已通过人体解剖发现了肝脏的存在，并初步掌握了其在人体生命活动中的生理特性。《难经·四十二难》中便已经有了对肝脏的详细记载："肝重四斤四两，左三叶，右四叶，凡七叶，主藏魂。"古人解剖下发现，肝其色青，位居脾土之旁，取象于土中木，主生发疏土之意，具风木之性。《素问·五常政大论》："发生之纪，是谓启陈，土疏泄，苍气达。"这里的"土疏泄"指木气条达，土得木制化而疏通。

《素问·脏气法时论》中的古人发现"肝病者，邪在肝"则生发无力，"两胁下痛引少腹，令善怒"。此时，肝所在的两胁胀满，憋闷不适，容易发怒。因此，肝木

再读黄帝内经——探寻生命科学

喜调达,恶抑郁。肝的这些特性,为风木之气入属于肝,在志为怒的生理解剖基础。

肝通于风木之气,还与古代的五星天文监测有关。古人观察天象发现,天上五星依岁星(木)、荧惑(火)、镇星(土)、太白(金)、辰星(水)的顺序,春夏长夏秋冬依次出现在东南中西北天极的位置,各主 72 天。从而产生苍天(青)、丹天(红)、黅天(黄)、素天(白)、玄天(黑)五色运气横亘天空的五季变换规律。《素问·五气运行大论》中记载了经天五色气五季中与二十八星宿背景下四方时空的显现规律。五星五季的出没规律与北斗五季规律相互一致,两者相同的天象规律同为古人绘制河图、洛书的重要基础元素。

而五色运气周行于地,而转化为风、暑、燥、湿、寒五气,分别支配春、夏、长夏、秋、冬五季气候,并化生万物,分属木、火、土、金、水五行。此为五气与五方、五色、五季、五行相对应的理论来源。其中,风木之气,为岁星苍天之气所化生,五季在春,五色为苍天青色,对应东方,五行属木,通于人体肝。

生理功能

开窍于目

《灵枢·经脉》说:"肝足厥阴之脉……连目系。"肝储藏的风木之气,借肝经上注于目,从而获得视力,能够辨别五色。如《灵枢·脉度》说:"肝气通于目,肝和则目能辨五色矣"。

其华在爪

《素问·五脏生成篇》:"诸筋者,皆属于节。"《素问·脉要精微论》:"膝者,筋之府也。"指出古人的筋为具有屈伸作用的关节部位。风木之气入于肝,肝藏风木之气,风木之气化生筋,故筋主屈伸,具有风木曲直之性,为肝气所主。故有《灵枢·九针论》中"肝主筋";《素问·阴阳应象大论》中"肝生筋";《素问·平人气象论》中"肝藏筋膜之气也";《素问·经脉别论》中"食气于胃,散精于肝,淫气于筋"一说。筋之运动功能,依赖肝气之濡养,故肝储藏风木之气充足,则筋膜得养,筋力强健,关节运动灵活有力,且能耐受疲劳。当肝储藏风木之气枯竭,则筋不利,屈伸无力,如《素问·上古天真论》曰:"丈夫七八肝气衰,筋不能动"。

其充在筋

而爪,即爪甲,包括指甲和趾甲,乃筋之延续,故有"爪为筋之余"的说法。肝气的盛衰,可影响爪甲的荣枯。《素问·五脏生成篇》说:"肝之合筋也,其荣爪也。"肝气充足则爪甲坚韧明亮,红润光泽。若肝气不足,则爪甲软薄,枯而色夭,甚则变形脆裂。

藏魂

肝的风木之气化生人体的魂,故《内经》中有肝藏魂的记载。古人将人的精神状态分为五大类,也就是神、魂、魄、意、志五神,分属五脏五气所主。其中,血为五神之舍,肝藏血,血舍魂,故肝藏魂。营行脉中,与血并行,因此,此处的血主要为血脉中的五气成分。《灵枢·本神》中有魂者,"随神往来者也"。神魂兼以血为舍,魂同神一样具有昼夜规律,昼起,营血行于阳,魂随神而出,人生理及精神思维活动活跃;入夜,卧则营血归于肝,则神藏魂安。

五脏藏五神,为五脏支配理论的分支学说,是古人对人体整体精神状态的论述。魂属于精神活动,肝的风木之气疏泄条达而情志正常,叫作藏魂。因肝风木之气的疏泄功能失司,而多噩梦,神志不安,所谓魂不藏。"肝藏魂"体现了人体精神思维活动和内在五气的化生关系。

藏血

此外,古人还通过解剖发现了肝脏藏血的生理特性,肝藏血,实际应为"藏血者肝也"。古人通过器官祭祀或人体及动物解剖发现肝脏内部含有丰富的血液成分,肝血窦里充满了大量血液,总含血量为300～350 ml。由此,肝被误认为具有储藏并调节血液的功能。

昼日,肝储藏的营血行于外,故主动;入夜,《素问·五脏生成篇》中指出"人卧血归于肝"。肝具有调节昼夜血液分布的作用。

运动机制

《内经》中同样指出肝气的运动机制为"肝生于左,肺藏于右"。其首见于《素问·刺禁论》:"肝生于左,肺藏于右,心布于表,肾治于里,脾为之使,胃为之市。"其为针刺调动人体肝气和肺气的常用方法,可译为"肝气生发于左,肺气肃降于右",也就是针刺左侧,从而鼓动肝气生发;针刺右侧,可疏降瘀滞的肺气。肝气为风木之气,肺气为燥金之气,两者同为天之五气,因此,自然具有天地五气的升降属性特征。

《素问·阴阳应象大论》说:"左右者,阴阳之道路也。"《素问·五运行大论》:"上者右行,下者左行。"所谓上者右行,言天之星气右旋,自东而西以降于地。人体面北而立,左为东,右为西,对应人体则以隔膜为界,膈上为肝风木之气自左而升,肺燥金之气自右而降。而隔膜下,地气化生五味,则胃气自左而降,脾气自右而升。其与下者左行,言地气左转,自西而东以升于天相互对应。人体隔膜下的地气左旋运行规律与人体肠道蠕动方向相一致：右侧升结肠—横结肠—左侧降结肠。两者共同构成了人体气机的八字循环体系。

肝左肺右，同样来源于人体体表的叩诊方法。肝为风木之气，主生发疏泄。当其生发无力时，则在左侧胁肋部或心脏区域形成气体或液体的过量聚集，此时的叩诊空音或浊音加强。此为肝生于左的生理依据。更为人体木生火，肝风木之气化生心暑火之气的生理佐证。当肝风木之气化生太过，则心区暑火之气过盛，此时，心脏周围出现气体或液体的堆积，叩诊音增强，则多为突发性心脏病的前兆。

肺

早在秦汉时期，中医古人便已经通过解剖和生活经验发现了人体肺脏参与人体生理呼吸的过程，并起着重要的作用。此时对人体呼吸的认识，并非单由肺脏完成，而为五脏储藏的五气所共同支配。人体的呼吸和摄取饮食是维持人体正常生命功能活动的基础，《内经》中将这一发现与人体的五气化生理论相结合。从而有了《素问·六节脏象论》所言的"天食人以五气，地食人以五味"的五气入体，藏于五脏的方式。因此，此时所认为呼吸的气体，为天之五气，为人体化生之源。其中，肺藏燥金之气，主皮毛，与大肠互为表里关系。除了呼吸五气生理功能外，肺还作为水的上源参与人体的水液代谢过程。

呼吸的物质

古人发现天地间充满气，一年中，五星运转所带来的五气经天时间不同，地表的气也是不同的，并对应着天地万物不同的生机状态。古人依自身感受，将这些气，分属为风、暑、燥、湿、寒五大类，分别主管五季，与经天五气相对应。并认为五气化生人体在内的万物，这也就是五气化生理论。

风、暑、燥、湿、寒五气化生万物，则万物自然具有五气属性特征，归类五行。五气化生人体，人体是由五种不同属性特征的气所组成，古人据此创立五脏支配学说，与之对应。五气入于五脏，五脏储藏五气，五气化生机体各项组织，因此，人体脏腑组织依五气属性不同，可分为风木系、暑火系、燥金系、湿土系、寒水系五大系统。五大系统由五脏储藏的五气分别所主。古人发现人体摄入五气的方式为直接呼吸五气和摄入的五味入体转化的五气。这些都为维持生命的基本物质。

因此，可以得出人体呼吸之气为五气成分，其和六腑转化五味的五气营养物质是一致的。这和人体呼吸和消化系统摄取的营养物质的认识存在明显出入,但古人对呼吸和摄食作为人体新陈代谢生命活动的营养元素来源的认识是一致的。

呼吸动力

肺的呼吸动力主要来源于宗气和五脏。《灵枢·邪客》说:"宗气积于胸中,出于喉咙,以贯心脉,而行呼吸。"指出宗气有推动人体呼吸的作用。《难经》有言:"呼出心与肺,吸入肾与肝。呼吸之间,脾受谷气也,其脉在中。"人体的呼吸活动和五脏(肝、心、脾、肺、肾)有密切的关系。

生理功能

主气司呼吸

肺呼吸天之五气,为人体五气的重要来源之一,《素问·阴阳应象大论》中有"天气通于肺"及《素问·五脏生成篇》中"诸气者,皆属于肺"一说。五气化生人体,经肺摄入的五气依其在体内储藏位置和功效不同,而命名各异。后世所说的"肺主气,主呼吸之气和一身之气",便是对肺与五气关系的概括表述。古代的呼吸之气和一身之气都同为五气,肺主呼吸之气,也就是肺为五气进入人体的通道;主一身之气,是指肺摄入的五气,为体内其他气的根本来源。故《素问·六节脏象论》中说:"肺者,气之本"。

主行水

肺藏燥金之气,依五气五行相生关系,则燥金之气化生肾的寒水。《内经》中的古人,将这一化生关系应用于人体津液代谢过程。从而有了《素问·经脉别论》:"饮入于胃,游溢精气,上输于脾。脾气散精,上归于肺,通调入道,下输膀胱。水精四布,五经并行。"描述水谷经口入胃,在脾的运化作用下上传于肺,从而化生寒水津液,入膀胱进行储藏的水液代谢过程。《素问·灵兰秘典论》称:"膀胱者,州都之官,津液藏焉。"因此,肺燥金之气参与人体津液代谢过程,具有"通调水道"的功效,其位居上,故为水之上源,主行水。

当肺通调水道的功能失司,水液输布失常,则多发为水湿痰饮等病症,临床多采用"宣肺利水"和"开上源以利下流"的方法进行治疗。也即《内经》中的"开鬼门"之法,古人喻之为"提壶揭盖"法。

朝百脉,主治节

肺朝百脉的作用主要和人体营气和血液的化生过程有关。五谷入胃肠,经六腑分别转化为五气,在脾的运化作用下,上蒸于肺,从而入脉。以其滋养周身作用,而命名为营气。营气入脉,起于手太阴肺之脉,周流全身十二正经和奇经八脉,最后回到太阴肺。一昼夜,周行五十周。且经脉营气运行的动力——宗气也同样居于胸中,散于两肺。因此,肺助营气而"朝百脉"。

肺主治节,首见于《素问·灵兰秘典论》说:"肺者,相傅之官,治节出焉。"相傅者,"相"即宰相,"傅"即师傅,古人将肺的生理功能类比为宰相和帝王师,协助心君,治理、调节全身的生理功能。

而《内经》中"肺主治节"作用的理论根源,则主要是由于肺储藏的燥金与心的暑火之气,两者存在相胜制衡关系。心的暑火之气胜肺的燥金之气,反过来,燥金之气对心的暑火之气具有制衡作用。肺气对心气的这种制衡功效,又称之为"治节"。

此外,肺主治节,还包含有其他生理意义:一是肺主气,司呼吸,肺参与五气入体化生过程;二是《素问·平人气象论》说:人一呼脉再动,一吸脉亦再动,肺所在的宗气具有助呼吸,行血脉的功效;三是为水之上源,治理和调节津液的输布、运行与排泄。四是化生营卫与宗气,调节全身气机运行和营养输送。因此,肺的治节功能,来源于五气的制衡关系,并与肺的各项生理功能相关。

主皮毛

肺藏燥金之气,通于秋,当人体肺储藏的燥金之气外泄,则皮槁毛拔。《素问·五脏生成篇》:"多食苦,则皮槁而毛拔。"肺主皮毛,肺气耗伤,则皮毛失荣,而见本症。

中医的皮毛包括皮肤、汗系(气门)、毫毛等组织,位于体表,是人体抗御外邪的屏障。皮毛的润泽、温煦,玄府的开合有度,各种功能的正常发挥,均赖肺所输布的营、卫、津液之滋养。《内经》中为进一步论证肺燥金之气与皮毛的对应关系,从而创立了肺生成津液,输布皮毛的理论。如《灵枢·决气》所云:"上焦开发,宣五谷味,熏肤、充身、泽毛。"指出营卫二气和津液由肺化生,其中卫气携带部分津液散于皮下,充于分肉之间。如此"肺朝百脉,输精于皮毛",皮毛方能固密而护外,津液调和而皮毛柔顺,外邪难犯而肺脏得安;反之,则皮毛憔悴枯槁,卫外不固,则肺腑难安。

因此,肺与皮毛两者功能相互依存,相互影响。肺为皮毛之主,皮毛为肺之护卫。

肺主皮毛,还来源于古人生活发现,当外邪中肺,则流鼻涕,皮肤恶冷,毫毛收缩,少汗,发汗宣肺解表,则肺寒得解;饮食辛辣,则鼻流清涕,毛孔发汗不止。因此,《素问·生气通天论》称玄府为"气门",表明两者之间的相互关系。

表里特性

肺与大肠同与燥金之气相关,其中,大肠转化辛味为燥金之气,藏于肺脏;肺脏的燥金之气主导人体大肠生理功能的正常进行。因此,肺与大肠互为表里。

《素问·灵兰秘典论》:"大肠者传导之官,变化出焉。"说明中医的大肠为人体粪便的临时储藏和排泄器官。而肺对大肠粪便的储藏具有一定的固摄作用。肺气固,则魄门坚,粪便得以存储,但当肺气虚,则发为泄泻。同时肺气还主导大肠的排泄过程。

肺储藏秋燥金之气,其性燥,具有燥化水谷,化以粪便的作用;其气主下,通于大肠,助大肠蠕动排便的功效。对应生活,则是当排便时,屏气肺气下沉,从而促使大肠蠕动增强,粪便得以排出。

古人通过手太阴肺经与手阳明大肠经的相互络属关系,来构建肺与大肠燥金之气互通有无的阴阳表里相合关系。

膻中

《灵枢·胀论》中指出:"膻中者,心主之宫城也。"《素问·灵兰秘典论》:"臣使之官,喜乐出焉。"《灵枢·海论》中则称其"为气之海"。

心主,心包也,代君主心受邪,五情在喜,包含于膻中之内,因此《内经》所提出的"十二官"中用膻中来代指心包。

《素问·脉要精微论》中:"上附上,右外以候肺,内以候胸中;左外以候心,内以候膻中。"指出膻中应紧邻心脏,居于胸中与心脏之间。《灵枢·经脉》:"三焦手少阳之脉……入缺盆,布膻中,散络心包,下膈,遍属三焦。"则进一步印证了膻中与心包的包含关系。

膻中者,为气之海。这里的气海,位居胸部,为宗气。宗气积于胸中,出于喉咙,以贯心脉而行呼吸,故膻中为之气海。"其输上在于柱骨之上下,前在于人迎",也就是人体颈后大椎和前侧人迎穴位置。

由此,可见膻中包含心包,前上连于人迎,后接大椎,有气出于喉咙,辅助呼吸和发音。而符合这些的应该就是包含心包在内的胸部正中偏左的纵隔区域。

纵隔为两侧纵隔胸膜之间所有器官的总称。主要包括心包、心脏及出入心的大血管(上腔静脉及其属支,主动脉弓及其分支等)、气管(气管胸段及主支气管)和食管等。

古人解剖发现了人体心包膜和包裹心脏心包等在内的纵隔。日常观察发现人体胸廓的自主收舒缩运动,从而产生了呼吸和血脉的运行,而这些都源于虚里位置因宗气所产生的自主搏动。《素问·平人气象论》中指出纵隔区域,虚里为"胃之大络,贯膈络肺,出于左乳下,其动应衣(手),脉宗气也"脉宗气盛衰的地方。具体位置则位于左乳下,相当于心尖搏动的部位。解剖下,这个位置,恰好就是心脏及心包所在的位置。

膻中为宗气所聚,气海所在,为人体呼吸和血脉运行中枢,其内含心包。古人为了描述这一功能解剖单位,将其单独命名为膻中。

膻中病证多见大气下陷。膻中为宗气所聚的气海,当宗气不足,导致气海亏虚,《灵枢·海论》中称其为"则气少不足以言",呼吸无力,心跳减弱,多以胸闷、气短为主要表现。

胆

《内经》中的五气化生理论认为,胆为六腑之一,转化酸味为风木之气,藏于肝脏。肝脏储藏的风木之气维系了胆的各项生理功能活动,两者通过经络相互络属,因此,胆与肝互为表里。秦汉时期,古人便已经初步掌握了胆的解剖和各项生理功能,但这些发现也均为阐释其五气功能特性为主。

同一时期的《难经·四十二难》中:"胆在肝之短叶间,重三两三钱,盛精汁三合。"表明此时的古人已经对胆囊的具体位置,周围脏器毗邻,重量及内容物有了较为清晰的认识。

其中胆囊储藏胆汁的功能,《灵枢·本输》称其为"中精之府"并发现了胆汁性苦,而《灵枢·四时气篇》中指出当"胆液泄,则口苦"。

古人对胆囊解剖位置和生理特性的认识为胆各项功能的提出奠定了基础。

生理功能

主决断

肝为阴脏为里为主,胆为阳腑为表为辅,两者解剖相近、经络络属,决定了胆具有辅助肝行使功能的作用。

肝藏燥金之气,主疏泄而恶抑郁,十二官中为将军之官,主谋虑,谋而立决者,为勇;谋而不决者,为怯。而胆同为燥金所主,有辅助肝谋虑功能,主决断。《素问·灵兰秘典论》中称其为"中正之官,决断出焉"。

此外,胆主决断的理论还来源于生活,生活中古人发现饮酒后胆囊的风木之气增多会怒而勇气倍增。如《灵枢·论勇》中指出:"怯士之得酒,怒不避勇士者。"怯者饮酒后,"酒气慓悍,其入于胃中,则胃胀,气上逆,满于胸中,肝浮胆横,当是之时,固比于勇士。"此时,肝浮胆横,胆囊变大,所需燥金之气增多,则人由怯变勇。酒后则呕吐胆汁,胆囊胆气外泄,"气衰则悔",由勇转怯。古人将这一过程状态称为"酒悖"。由此,胆储藏的胆气与人的决断力和勇怯息息相关。由此,便有了夸一个勇敢与否的胆大、胆小、胆气足等,而这些也都为风木之气的特性。

古人同时还对勇怯两者的体表指征的对比研究进一步证实了胆气多少与人性格勇怯,决断力强弱之间的关系。《灵枢·论勇》中指出:"勇士者⋯⋯其肝大以坚,其胆满以傍,怒则气盛而胸张,肝举而胆横""怯士者⋯⋯肝系缓,其胆不满而纵,肠胃梃,胁下空,虽方大怒,气不能满其胸。"解剖下,肝脏处于右胁之下,胆囊横而居之。也就是决断力强的勇者,其人多右胁肝区气满而坚,胆气充足;怒而气盛,托举肝脏,胆气横而胀满。怯者,则右胁下气虚而空,触之和缓,肝缓而胆气虚,怒而无气。怯者得酒者,其右胁肝区浮动,胆气盛横而胀满。

因此,古人认为胆气为来源于肝的风木之气,肝气足,则胆气充足,人多勇;肝胆二气虚,则怯;饮酒能增加胆气,故勇,但却无法增加肝气,故无法持久,勇而转怯。此处的胆气和肝气同为风木之气。

胆,中正之官,主决断的功能,使它在古代成为其他十一脏取决之所。因此,《素问·六节脏象论》中指出"凡十一脏取决于胆",此处的决就是决断的意思。

《素问·奇病论》云:"夫肝者,中之将也,取决于胆。"《内经》指出肝主谋虑,胆对应肝,除了对其谋虑的决断力外,因该无他。也说明《内经》中,决通决断二字。

《内经》中,人体除胆外,其他十一脏分属十一官,也兼与人体情志思维活动相关,当胆决断有力,则十一官功能正常,情志思维活动稳定。反之,则十一官功能失司,精神思维混乱。

心为君主之官,五脏六腑十一脏之大主,主神,为人体神志活动的主宰。胆的风木之与心的暑火之气两者具有相生关系。因此,《灵枢·经脉别论》中所论述的足少阳胆经的经别"上肝、贯心",与心气相通,心主神明,而胆主决断,两者相互协调,紧密配合,以维持神志活动的正常。两者的相互化生关系,则进一步证明了"十一脏兼取决于胆"的生理功能。

生活中其他脏腑对应的情绪异常,都是谋虑不足,当断不断的结果。而一个善于谋而立决的中正勇士,其心安详,情绪稳定。

储藏胆汁

肝为五脏,储藏风木之气,从肝经入于胆囊,则化为胆汁进行储藏。当一个人肝感受外邪或长久谋虑不决,透支肝气,便会发为《素问·奇病论》中的:"胆瘅,此人者,数谋虑不决,故胆虚气上溢,而口为之苦。"这时的人多的胆气亏虚,《灵枢·四时气篇》中将其描述为"心中澹澹,恐人将捕之"。

与脾胃关系

肝胆者为风木之气,主疏泄而恶抑郁,相胜于脾胃的湿土之气。因此,具有疏土之功。古人早在《内经》中,便通过观察发现肝胆的功能正常与否与胃腐熟五谷功能相关,为中医消化系统的一部分。

《灵枢·四时气篇》中指出:"善呕,呕有苦,长太息,心中澹澹,恐人将捕之,邪在胆,逆在胃,胆液泄则口苦,胃气逆则呕苦,故曰呕胆。"由此可见,古人认为当人体肝胆储藏风木之气的功能减弱,则会影响胃通降功能,导致胃气上逆,而口苦咽干。

肝胆风木相胜(克)脾胃的湿土,此时古人的临症中所发现的胆汁与胃气上逆的症候,同样为五气生克制衡关系提供理论支撑作用。

胆与心火

《内经》中指出口苦咽干是由于心火过旺所引起的,而其根源在胆,为胆汁的上逆所致。

胆主决断,十一脏取决于胆。而心为君主之官,主藏神,为五脏六腑十一脏之大主。胆的风木之气可化生心的暑火之气,并与心借胆经相交接。当肝谋虑太过或感受外邪,则风木之气紊乱,而化生心暑火之气不足,暑火之气上蒸而口苦咽干。此时,肝的谋略和胆的决断无力,心失所制,便会导致精神思维混乱。也就是当代人体长期情绪不稳,压力过大,则交感神经过度兴奋,从而表现出心烦,失眠,口舌生疮,口苦咽干等心火过旺的症候。此时的口苦,同样为中医的轻微的呕胆。也就是长期精神紧张,交感神经兴奋,抑制胃肠功能,从而导致消化无力,胆汁轻微逆流,引发口苦。因此,中医临床口苦,为心火过旺,但根源在肝胆的风木之气化生心暑火之气的不足所导致的胆汁逆流,与现代医学解释相近。因此,《灵枢·经脉》中有"胆足少阳之脉……是动则病口苦,善太息"一说,其同为五气五行相生关系的由来。

骨与髓

《素问·宣明五气篇》中的五脏所主:心主脉,肺主皮,肝主筋,脾主肉,肾主骨。指出了人体五脏与形体之间的内外对应关系。而其中的五脏便为五脏所储藏的五气，为人体五气化生理论的具体应用。五气化生人体，藏于五脏，依化生物的五气特性不同，而分化为：肝风木系、心暑火系、脾湿土系、肺燥金系、肾寒水系五大系统。统称为人体的五脏五气支配体系。

其中，寒主收引，水曰润下，两者同性主藏。肾为下焦唯一五脏，主藏人体尿液、生殖之精等，与寒水之性同气相求。

筋皮肉脉骨为人体十一脏腑外的组织分型，其同为五气化生。其中相较其余四种，骨与髓位置最里，密度最为致密，符合寒水收藏深潜的特性，属于肾寒水系统。因此，《素问·痿论》中便有了"肾主身之骨髓"的说法。如《素问·逆调论》中"肾不生则髓不能满"，指出肾储藏的寒水之气能够化生人体骨与髓。

骨与髓为人体肾脏储藏的寒水之气所化生，五气来源于天，进入人体有两种途径：一部分，直接经鼻入体，藏于五脏；而另一部分，则口摄五味饮食，六腑转化五味，化生五气。因此，《灵枢·五癃津液别》指出："五谷之精液和合而为膏者，内渗于骨空，补益脑髓。"为人体骨髓的营养来源。

《内经》中的肾脏多为五气寒水之脏，为五气的功能性器官，其性润下主藏，是不可能直接参与人体血的化生的。

现代医学指出骨髓和肝脏都为造血器官，在人体生长发育的不同时期起着造血的作用。但因《素问·阴阳应象大论》中便已经存在"肾主骨髓，髓生肝"和《素问·生气通天论》中"是以圣人陈阴阳，筋脉和同，骨髓坚固，气血皆从"的说法。

这里的"骨髓坚固，气血皆从"都是古人合于阴阳的结果，而并非阐述骨髓与气血的化生关系。而"肾生骨髓，髓生肝"之论的理解，应回归原旨，实则与"肝生筋，筋生心""心生血，血生脾""脾生肉，肉生肺""肺生皮毛，皮毛生肾"等一样，为五气五行生克学说中肾储藏的寒水生肝的风木之气的另一种表达而已。

将中医的髓归类为造血场所，是盲目的用现代医学理论验证中医。如果古人真的认为人的髓具有造血功能，那么依据《素问·五脏生成篇》中"诸髓者，皆属于脑"和《灵枢·海论》中的"脑为髓之海"的说法，岂非是古代医家认为脑是人体生血的最大器官。

脑

《内经》中对脑的认识多停留在初级解剖水平，对脑生理和精神功能的认识相对有限。《灵枢·海论》称"脑为髓之海"《素问·五脏生成篇》有："诸髓者，皆属于脑。"其指出了脑为人体髓的最大聚集体,又称"精明"之府,脑含髓的多寡与关节力量、耳鸣、头晕、失明、失眠等有关。

生理功能

《素问·痿论》中有"肾主身之骨髓"的说法,也就是肾储藏的寒水之气可化生人体骨骼和髓。脑为髓海,因此,脑髓也是由寒水之气所化生的。五气来源于六腑对五谷五味的转化作用,因此,《灵枢·五癃津液别》称:"五谷之精液和合而为膏者,内渗于骨空,补益脑髓。"此处"五谷之精液"便是五谷中所蕴含的五气,而渗入骨空的便是五气中的寒水之气。

脑为髓海,由肾寒水之气所化生,这一观点来源于生活和古人对脑的解剖认识。古人在解剖中发现骨内包裹着松软组织物,称之为髓。而脑髓组织由颅骨包裹,其髓同骨中髓相一致,但髓量最多,故称"髓海"。颅骨内脑髓的发现,最早来源于婴儿刚出生时,颅脑囟门尚未闭合时,古人便可触及颅骨内包裹的脑髓组织,并在狩猎和古代的脏器祭祀过程中进一步得以印证。

此外,古人还发现了颅脑与人体眼睛的视觉功能有关,因此在《素问·脉要精微论》中:"头者精明之府,头倾视深精神将夺矣。"又被称之为"精明之府"。

精明一词在《内经》中共存有五处。《素问·脉要精微论篇》中便有四处,并在"头者,精明之腑"前,便有三处。"切脉动静而视精明,察五色,观五脏有余不足""夫精明五色者,气之华也""夫精明者,所以视万物别白黑,审短长,以长为短,以白为黑。如是则精衰矣"此处的"精"者,睛也,通睛,目之明也。《灵枢·海论》中指出当"髓海不足,则目无所见",人的视力受到损伤。

其他功能

古人在生活中通过对颅脑病变或突然体位转换过程中所出现的头晕目眩、耳鸣、筋骨无力的感受经历,从而发现了人体脑髓情况还与人体耳鸣、失眠、筋骨强健、头重、厥逆等有关。

如《灵枢·海论》:"脑为髓之海……髓海有余,则轻劲多力,自过其度;髓海不足,则脑转耳鸣,胫酸眩冒,目无所见,夜难安卧。"《灵枢·五乱》:"乱于头,则为厥逆、头重、眩仆。"《灵枢·口问》中的:"上气不足,脑为之不满,耳为之苦鸣,头为之苦倾,目为之眩。"而这些症候则多与颅内压的生理或病理性改变大脑一过性缺血缺氧或耳蜗前庭功能紊乱有关,如高血压或体位性低血压时所出现头晕眼花、耳鸣等症状。

总之,《内经》中的脑髓由肾储藏的寒水之气化生,并不参与人体的精神思维活动,当其储藏的髓海不足,便会产生各种头部不适的症状。此时精神思维活动的认识尚停留在"心主神明"和五脏五志论的理论基础上,尚未形成脑作为神经中枢的现代科学认识。

脏腑表里关系

脏与腑表里关系,实际上为脏腑五气阴阳表里关系。脏属阴,腑属阳,脏为里,腑为表,一脏一腑,一阴一阳,一里一表相互配合,并有经脉相互络属,从而构成了脏腑之间的密切联系。

在具体的匹配中,古人依脏腑五气属性,解剖位置及生理功能的关联性,《灵枢·本输》将其具体为:"肺合大肠……心合小肠……肝合胆……脾合胃……肾合膀胱。"并增添六脏之心包与三焦相合。后世医家又称其为脏腑之间互为表里。

匹配因素

五气因素

五气入五脏,五脏储藏五气。五味经口入胃肠,经六腑转化为五气。其中,胃化甘味为湿土之气入属于脾;小肠化苦为暑火之气入于心;胆化酸味为风木之气入肝;大肠化辛为燥金之气入属于肺。脏腑同气相求,共建五脏五气系统。此为脏腑表里关系的根本原因。

解剖因素

古人在解剖过程中发现心、肝、脾、肺、肾五脏解剖位置为深为里,组织致密而实;胆、胃、小肠、大肠、膀胱、三焦六腑为浅为表,多中空。深层实心者为脏,浅层中空者为腑。

此外,肝与胆,脾与胃,肾与膀胱三者位置相近,一脏一腑,一表一里;小肠含血多,色赤,与心主血脉,五色为赤相对应;心包与三焦,同为腔膜,心包内含心,为实,主藏为阴;三焦中空,传导津液,以通为顺,主泻为阳。

其中,古人发现胆汁受盛于肝,《素问·太阴阳明论》中的"脾与胃以膜相连"和《素问·上古天真论》中的"肾者主水",描述了膀胱储藏津液的脏腑生理及解剖关系。

生理功能因素

五脏为实,为里,可藏五气;五气满,则可为实。六腑中空,为表,可转化五味转为五气;摄五谷,蒸五气精微,泻糟粕而不藏,可为空。

故《素问·五脏别论》中有"五脏者,藏精气而不泻也,故满而不能实",《素问·五脏别论》中有"六腑者,转化物而不藏,故实而不能满也"之说。

对应生理功能

肝与胆

《灵枢·本输》中指出"肝胆者中精之腑"。《难经·四十二难》中古人解剖发现"胆在肝之短叶间,重三两二铢,盛精汁三合"。肝脏与胆囊两者同为胆汁的化生场所,胆汁来源于肝储藏的风木之气,也就是肝气的化生,储藏于胆。肝为五脏主藏,胆为六腑中空,主泻,肝合于胆。

肾脏与膀胱

肾处于下焦,是为水脏,此处的水脏包含解剖下的水脏和五气化生的水脏两部分。寒水之气主藏,其性重浊,故对应下焦唯一的五脏——肾。

肾为水脏,其性主藏,而《素问·灵兰秘典论》中有"膀胱者,州都之官,津液藏焉",为"津液之府"。因此,肾合膀胱,具有助膀胱储藏津液的作用。

脾与胃

脾胃两者同处中焦,《素问·玉机真脏论》有"中央土以灌四旁"。胃受纳腐熟五谷,《素问·厥论》中"脾主为胃行其津液者也",两者化生五味精微,滋养周身,具稼穑之功。因此,两者五气属湿,五行为土。五脏为脾,藏湿土之气;六腑为胃,转化甘淡之味,以为湿气。脾合于胃,共行湿土之气。

心与小肠

暑火之气藏于心,而下于小肠,因此,小肠又称"赤肠"。小肠为赤肠,除来源于解剖外,还与古人发现的"小肠泌别清浊"功能有关。经胃腐熟后的食糜进入小肠,在小肠高热暑火之气的蒸腾下气化津液进入膀胱,余下固体糟粕传入大肠进行储藏。

心与小肠都具暑火之气,心为脏,小肠为腑,故心合小肠。同时,古人发现胎儿借小肠脐带与母体血脉相连。心主血脉,小肠脐带同为血脉而多血,心与小肠两者相连属。这也为中医将肚脐命名为神阙穴的原因,神为心之所主,阙,是君主心所在的城门。两者关系不言而喻。

心腹大患、热心肠等经典词汇,其中便蕴含着中医理论智慧。

肺与大肠

肺与大肠,五气属燥金之气,通于秋,其性重浊下行,燥以干之,其用为固,其化为敛,这与粪便的燥化成型,大肠传导粪便下行相关。此外,《素问·灵兰秘典论》中的古人认为"大肠者,变化出焉"。大肠为水谷中五味转化吸收五气精微,排出糟粕的变化之所。其意味着人体五气整个生长化收藏过程的结束,并预示着下一个过程的开始。同自然界五气生长化收藏过程中的秋燥金之气对应。两者同气相求,互为表里。

肺与大肠相对应,还源于生活。肺,五味为辛,过食辛辣,则大肠蠕动排便时,肛门辛辣。两者同味相求,肺为脏,合于大肠。且大肠蠕动排便过程中,多需用力憋气,迫使肺中储藏的燥金之气下行,而完成排便。大肠之气来源于肺气,两者共同完成人体排便活动。

中医认为肺为气之本,"诸气者,皆属于肺",主一身之气。肺呼吸天之五气,大肠排放谷物转化之五气,两者在古人眼中,同为五气,故将排放五气的肛门称为魄门,通于肺。

心包与三焦

中医脏腑最早为五脏六腑,而五气出于六腑,入于五脏,因而早期《灵枢·本输》对三焦,与六腑相合。而后,为阐述五气三阴三阳的阴阳属性,与脏腑经络相对应,而命名心包,归属六脏,与六腑三焦相合。

而《灵枢·本输》中称其为"三焦者,中渎之腑,水道出焉,属膀胱,是孤之腑也",其与命名的心包,在生理功能上并无诸多相似之处。

经络与脏腑相合

脏腑之间的这种相合关系,为五脏系统理论的基础,其表现在经络上,便是通过建立脏腑经络之间的络属关系。因此,并非因经络相互络属,才得出脏腑之间的表里相合关系。

脏腑经络相互络属是五气支配体系的需要,五脏储藏的五气通过五脏的经络作用到对应的六腑组织,以起到支配和营养作用。六腑通过它自身的经络将转化五味所化生的五气,转化到对应的五脏进行储藏。

脏腑相合的病理联系

脏腑相合,同属五气,当五脏储藏五气功能失司,则会影响五脏体系,导致相合脏腑功能异常。如:肺储藏燥金之气有异,则肺叶焦,肃降无力,表现为胸闷、咳喘、呼吸困难等。此时的大肠传导失职,从而出现大便干结,排出困难等病症。

心之暑火之气通于小肠,当心储藏暑火之气太过时,则热火上炎,口舌生疮,小肠暑火之气也盛,泌别清浊太过,则小便短赤,大便干结,又称"心移热于小肠"。脾储藏湿土之气异常，则为湿困，运化失职，清气不升，即可影响胃的受纳与和降，出现食少、呕吐、恶心、脘腹胀满等症。肝藏风木之气有异，则疏泄功能失常，产生胸胁胀痛等肝郁病症。此时多胆道不利，胆汁的排泄受到影响。肾藏寒水之气，为水脏，当储藏失司，则助膀胱储藏津液功能减弱，影响膀胱的开合作用，导致水液代谢紊乱，出现排尿困难，小便失禁或遗尿等症状。

由此，可见脏腑相合的表里关系，其实便是五脏五气体系的一部分，两者受五气所主，共同完成人体各项生理和精神思维活动。

精神思维活动

中医五气理论指出，五气藏于五脏，化生人体精神思维活动，而心为君主之官，主神明，处主导作用。

五气化生精神思维活动，心主血脉，五气自手太阴肺经入脉命之为营，营气昼夜周行五十周，而藏于五脏，因营气（脉中之五气）的昼夜流行规律，而有了人体相对不同的昼夜精神思维活动差异。且生活中，五脏情绪波动都会影响心脏生理功能，从而表现出：心悸，心虚，心痛等症候，则进一步论证了"心主神明"的君主地位。

五脏藏五神，五志；心藏神，五志为喜；心藏脉，经脉舍营血，《灵枢·营卫生会》中有"血者，神气也"，脉舍神。心主血脉与藏神功能是密切相关的，营血是神志活动的物质基础。心有统帅五脏精神活动的作用。故《素问·灵兰秘典论》说："心者，君主之官也，神明出焉"。

心藏暑火之气，其性炎上，对应喜所带来的活泼、机动之象，两者同气相求。而心主血脉，情绪喜悦有益于血脉运行，营血输送有力，则脏腑官窍营养充足，调节有度，神清气爽。正如《素问·举痛论》所说："喜则气和志达，营卫通利"。

此外，五脏为次级精神思维活动中心。

肝藏魂，五志为怒

肝藏风木之气，冲和调达，主乎疏泄。昼，则风木之气随营血而走行于阳二十五周；入夜，营血归于内，行于阴二十五周，卧则归于肝。

心藏脉，脉舍神，昼夜周流的营血，出于心，携神往来。肝藏风木之气，主疏泄，能通过肝藏血的功效调控昼夜营血分布。肝气化生的五志，《灵枢·本神》中称其为随神而往来，故谓之魂，藏于肝。

肝藏风木之气正常，则疏泄有力，营血调控有度，魂随神往来而有根，故心情安定。若肝藏风木之气紊乱，则疏泄无力，魂不守舍，则可见惊骇多梦、卧寐不安、梦游、梦呓等。

肝为风木之气,主疏泄,恶抑郁。而怒则生发太过,刚则易折,则两胁胀满,胸闷气短,情志不舒。故有"肝主怒,怒伤肝"之说。

脾藏意主忧思

脾藏湿土之气,《素问·玉机真脏论》中有"中央土以灌四旁"之谓,具有滋养其他四气的功效。对应人体,则脾有运化之功,可将六腑转化的五气,输注五脏,补充五脏五气。五气化生人体精神思维活动,其中脾湿土之气滋灌其他四脏四气,所产生的精神思维活动便是意。故《灵枢·本神》有"脾藏营、营舍意"一说。

意为脾所主,因此脾气盛衰直接影响意的活动正常与否,脾虚易引起注意力不集中、思维不敏捷及智力下降。其为腹脑理论的最早理论雏形,对应现代医学的肠易激综合征。

在志为忧思,脾藏湿土之气,主运化,当忧思太过,耗伤脾储藏的湿土之气,则气结,影响脾的运化功能,导致不思饮食,运化五谷无力。

肺藏魄主悲

肺通于天气,呼吸天之五气。肺藏燥金之气,为魄之舍(气舍魄)。燥以肃下,金曰从革,随呼吸运动而出入于肺,古人将具有燥金特性的神经精神活动则称为魄。五气称精,因此,《灵枢·本神》中又有"并精而出入者谓之魄"一说。

魄司声音或啼哭等,其气出入于肺,由宗气推动所发生;同时,肺主皮毛,而魄司痛痒等来自皮肤的诸多浅感觉。肺与魄两者关系密切,功能相近。

燥金之气主下,通于秋,在人体情绪活动中对应悲。悲则气机内敛,万念俱灰,声泪俱下,鼻涕横流,犹如秋风扫落叶之凄凉,毫无生机,通燥金之气。两者同气相求,同属于肺。

肾藏志主恐

肾藏寒水之气,通于冬,其性主藏,意之所存谓之志,因此,其与人体主管记忆存储的志其性相同,故有"肾藏精,精舍志"一说,此处的精便是肾所藏的寒水之气。故中医将阿尔茨海默症(老年痴呆)等老年人记忆力减退病症统归于肾。其性对应五志为恐,恐则气下,损耗肾寒水之精,导致肾收藏作用减弱,从而遗精、大小便失禁等。

因此,人体五志五神等精神思维活动,由五脏五气化生,为五脏体系的一部分。

第五章

中医病理与诊断

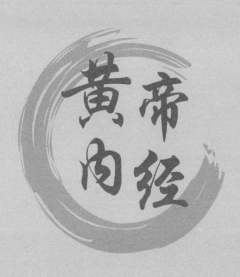

中医病理

五气理论为整个中医体系的核心思想，五气化生人体，经呼吸五气和转化五味进入机体，储藏于五脏，通过经络沟通脏腑表里，形体官窍，起着滋养和支配作用。当人体五气出现异常，便会导致五脏系统功能紊乱，产生病理疾病。

中医病理学是建立在五气理论基础之上的，所有影响人体五气化生的因素，便都属于中医病理学的研究范畴。《素问·调经论》中依五气化邪的来源不同，分为生于阴和生于阳两者。其生于阳者，得之风雨寒暑。其生于阴者，得之饮食居处，阴阳喜怒。

而阴阳二因与五气入体的两种途径有关。天食人以五气，五气入鼻，藏于心肺，为五气直接进入机体途径，通于五气，为天为阳；地食人以五味，五味入口，藏于肠胃，此为五气周行于地，化生地气，藏于五味，经口入体，转化为五气，藏于五脏为五气入体的间接方式，通于地气，为地为阴。当这两种途径入体的五气出现异常，便会导致机体五气失衡的病理表现，两者共属阴阳二因。

其生于阳中的风、雨、寒、暑便是五运气（风暑燥湿寒）非其时而至的不当季的六邪气候特征。

宋代陈无择在此基础上，依五气病因来源方式不同，而将其分为内因、外因和不内不外因三大类，又称三因学说。也就是内伤于七情、外感六邪、五味薄腻中之于中，是谓不内不外。

外感六邪

五气为天之常气，分主五季，应时而至。当其当至不至或非其时而至，则化邪，称为六邪或六淫。则影响自然界五气化生生、长、壮、老、矣过程。对应人体，六邪经呼吸入体，自手太阴肺经入脉，内合于脏腑，当五脏储藏五气异常，五气盛衰，相生相克，则导致五气滋养及支配五脏体系功能紊乱，产生疾病。对应《素问·至真要大论》中的"风淫于内""热淫于内""湿淫于内""火淫于内""燥淫于内""寒淫于内"。

内伤七情

《素问·阴阳应象大论》中认为："人有五脏化五气,以生喜怒悲忧恐。"人体七情是由五脏储藏的五气所化生,在《素问·宣明五气篇》中,五气又被称为精气,当其进入五脏,人体便有了喜、忧、畏、恐、悲,是为五并:精气并于心则喜,并于肺则悲,并于肝则忧,并于脾则畏,并于肾则恐。

七情为人之常性,生于内,为五气所化生,当其出现异常,便会损耗五气,导致五脏储藏五气不足,从而影响五脏体系功能,导致疾病病理产生。

这也就是《素问·阴阳应象大论》中"怒伤肝,喜伤心,思伤脾、忧伤肺、恐伤肾"之说。

不内不外因

不内不外因主要包含五味偏嗜和五劳所伤两部分。

五味偏嗜

五味为地气所化,经口摄食,转化为五气,入于五脏。当五味偏嗜其一,则五气化生失衡,五脏储藏五气紊乱,导致五脏体系功能活动异常,产生疾病。

《素问·生气通天论》中指出:"味过于酸,肝气以津,脾气乃绝;味过于咸,大骨气劳,短肌,心气抑;味过于甘,心气喘满,色黑,肾气不衡;味过于苦,脾气不濡,胃气乃厚;味过于辛,筋脉泪弛,精神乃央。"便是这一论述。因五味由外而入,其作用于内,故又称之谓不内不外因。

五劳所伤

五脏体系,由经脉相连,为五气所主。当五脏体系中任何机体脏腑官窍过用,都会损耗五气,导致五脏体系功能紊乱,产生疾病。

因此,《灵枢·九针论》中有"五劳所伤"之说,"久视伤血,久卧伤气,久坐伤肉,久立伤骨,久行伤筋。"筋、骨、气、血、肉均为五气所化,当其过用时,会消耗五气,导致对应五脏体系整体功能紊乱。此类损伤耗损五气,其作用于外,而发于内,是同为不内不外因。

因此,中医病理学并没有细菌、病毒、微生物等致病因素,有的仅是影响人体内部五脏五气平衡的致病因素。

中医诊断

五气化生人体在内的万物,分类五行,五脏储藏五气,从而构建了人体五脏五气支配体系,也就是居于中医理论核心的脏象学说。五气化生理论为中医诊断学奠定了理论基础。

一年中,木、火、土、金、水五星交替显现于五方天极,释放经天五色星气,周行地表,以为五气,分主五季气候。因此,五气本色便具有青、红、黄、白、黑五种色泽,与五星四时五季具有对应关系。

风、暑、湿、燥、寒五气化生万物,藏为五味、五色,显为五声,与经天五色气相应,入属五脏。故有:风化木,藏为酸,在声为呼,其色青,入于肝;暑化火,藏为苦,在声为笑,其色赤,入于心;湿化土,藏为甘淡,在声为歌,其色黄,入于脾;燥化金,藏为辛,在声为哭,其色白,入于肺;寒化水,藏为咸,在声为呻,其色黑,入于肾。

对应人体,则五脏储藏的五气化生五志五情,其中肝主怒,心主喜,脾主思,肺主悲,肾主恐。五脏五气还与其化生组织物存在滋养和支配作用。如《素问·宣明五气篇》的"五脏所主""心主脉,肺主皮,肝主筋,脾主肉,肾主骨。"当五情或五劳太过,则会损耗五脏储藏的五气,导致五气失衡而产生疾病。而这些都为中医五气诊断提供了具体的操作依据。

五气行于经脉,因此,中医古人认为人体血脉的搏动情况也同时具有五气的属性特征。此为中医脉诊技术的理论依据。

当五脏储藏五气功能异常,导致五气外泄经脉,浮现于表,则人体会出现五气病候,如:肤现五气本色,五情五志失常,五声有异,五味偏嗜等。《灵枢·外揣》称其为"司外揣内,司内揣外"。而经脉中的五气失衡,则会打破脉中平稳的五气调和状态,《内经》中称其为胃气脉,而出现五气真脏脉。

当人体五脏储藏的五气失衡,便会产生疾病。因此,《内经》中的中医诊断学基本都是建立在五气化生理论之上的,而望闻问切,便是中国古人对内在五气的观察方法。通过监测五气的生克制衡情况,来掌握人体五脏五气体系的功能状况,从而用以诊断和救治疾病。

《素问·金匮真言论》便以天之五气为枢纽,详细阐述了五星与五气、五脏、五色、四时、五味、象数、五音、五脏所主和五官窍之间的对应关系:"东方青色,入通于肝,开窍于目,藏精于肝。其病发惊骇,其味酸。其应四时,上为岁星,是以春气在头也。其音角,其数八,是以知病之在筋也,其臭臊;南方赤色,入通于心,开窍于耳,藏精于心,故病在五脏。其味苦,其类火,其畜羊,其谷黍,其应四时,上为荧惑星。是以知病之在脉也。其音徵,其数七,其臭焦;中央黄色,入通于脾,开窍于口,藏精于脾,故病在舌本。其味甘,其类土,其畜牛,其谷稷,其应四时,上为镇星。是以知病之在肉也。其音宫,其数五,其臭香;西方白色,入通于肺,开窍于鼻,藏精于肺,故病在背。其味辛,其类金,其畜马,其谷稻,其应四时,上为太白星。是以知病之在皮毛也。其音商,其数九,其臭腥;北方黑色,入通于肾,开窍于二阴,藏精于肾,故病在溪。其味咸,其类水,其畜彘,其谷豆,其应四时,上为辰星。是以知病之在骨也。其音羽,其数六,其臭腐。"从而形成一个相对独立的五气体系,而达到五气诊断的目的。

诊断方法

五气诊法

五脏储藏的五气通于天之五气,因此,人体五脏储藏五气情况的监测,都可作为诊断方法,主要包括五色法、五音法、五脉法、五味法、五情五志法、五季法、五脏系统形体官窍法等。因获取五气的途径不同,《内经》中又将其分为:望、闻、问、切四诊法。

五气诊病体系源于《内经》中中国古人取类比象的观察分析方法。通过观察分析发现天上五星交替运转与地表气候,万物化生和人体生、老、病、死之间的对应关系,从而得出了五气化生的内在联系机理。这种方法的优点就在于它能够把复杂的外部世界简单化,从而找寻它们之间的关联性,使其外在繁杂晦涩的外在事物简单化,具体化。正是由于古人的这种思维方式,才创造了五气化生理论。

中医的五气诊病体系是一整套完整独立的诊病系统。五气化生理论构成了整个中医生理病理体系的核心,当体内五气失衡,则会产生疾病。因此,中医诊断学的本质便是对人体五气变化情况的监测汇总。

正常人体五气生克关系处于相互制衡的调和状态。而当五脏储藏五气功能异常,体内五气之间生克失衡,则五气化生体系紊乱,五气显现于外的表现形式复杂多变。因此,古人提出了四诊合参的综合对比诊断法。并指出诊断中只有见微知著,注重细节,才能减少误诊的可能。

四诊合参

古人早在《内经》中,便已经记载发现人体五气受到外在六邪,四时变化,情志所失,五劳损耗,不良饮食起居等多种因素的影响。因此,单一的诊断方式,很容易耽误治疗。

而只有四诊合参,多角度、全方位的监测对比五气情况,才能真正地寻求疾病的病因及最佳的治疗方法。因此,古人早在《素问·征四失论》中便已经指出:"诊病不问其始,忧患饮食之失节,起居之过度,或伤于毒,不先言此,卒(猝)持寸口,何病能中。"的临床诊治论点。

重视细微

整个中医五气诊断方法的主要特色便是见微知著,由局部浅表微小的五气变化而测知整体五气的盛衰状况的微观细致观察分析。因此,《素问·阴阳应象大论》中指出:"以我知彼,以表知里,以观过与不及之理,见微得过,用之不怠。"足见中医古人严谨认真的临床和治学态度。

五行生克

在上述应用五气归类方法进行五脏病症的四诊合参诊断基础上,《内经》还应用了五气生克理论,分析判断五脏储藏五气功能紊乱情况和变化过程。如《灵枢·邪气脏腑病形》将色脉之关系分为色脉相应与色脉不相应两种。色脉相应,则五气相对调和,五气生克制衡可控,预后良好,主吉;如色脉不相应,则说明体内五气整体紊乱,情况复杂,预后多不良,主凶。

由此可见,整个中医的诊断体系都是建立在五气化生理论之上的,五气盛衰生克情况的好坏,直接关系到疾病的诊断和治疗效果。

科学性

五气属性,也就是地表的五行特性,为天地万物整体状态的五大分型。其对应人体,便代表着五种不同的生命健康状态。当某一种或多种生命健康功能状态出现过亢或不足的失衡情况时,则代表着人体疾病的产生。而这五种健康状况,常混合存在,便具有了生克关系,而表现多样。因此,中医的五气体系,其实便是天地人三者之间所共有的气机升降出入功能状态。因此,建立在五气体系基础之上的中医诊断学,是非常科学的实践循证医学。

现存问题

《内经》中的疾病发生论是建立在五气化生基础之上的,当五脏储藏五气的功能失衡则产生疾病。因此,当时的诊断都是对人体五脏五气功能情况的监测方法。因此,整个中医诊断体系的创立并非是用来检查人体具体解剖生理脏腑功能问题的,而是一种对人体生命状态情况的诊断方法。但当代中医临床诊断常将五色、五味、五音、五气脉等望、闻、问、切诊断结果直接与解剖脏腑相对应,是明显偏离中医诊断原旨的。

望诊

《内经》中的中医望诊,同样是建立在五气化生理论之上的,以人体脏象学说为基础。五气化生人体,储藏于五脏,当五脏储藏五气功能异常,则五气沿经络外浮于表,发为五气本色,并通过五官窍和五脏五气所主的筋、骨、肉、皮、脉的形态变化而显现出来。以达到《灵枢·本脏》"视其外应,以知其内脏,则知所病矣"的诊断目的。中医望诊具体分为:五色诊病法和五脏体系诊病法,而尤以五色诊法最为常见。

五色诊病

《素问·宣明五气篇》中指出五气有五本色,"五色入五脏,肝色青,心色赤,肺色白,脾色黄,肾色黑"。当五脏储藏的五气外泄,则表现为五色特征。

面诊

《灵枢·五色》指出人体五脏六腑在面部的对应诊断位置为:"明堂骨高以起,平以直,五脏次于中央,六腑挟其两侧,首面上于阙庭,王宫在于下极。"当五脏储藏五气的功能正常,则"五脏安于胸中,真色以致,病色不见。"当五脏感受外邪化风,则如《素问·风论》所言:肺风之状,诊在眉上,其色白;心风之状,诊在口,其色赤;肝风之状,诊在目下,其色青;脾风之状,诊在鼻上,其色黄;肾风之状,诊在肌上,其色黑。而这些地方也恰为脏腑五气本色的外显位置,也就是"五色之见也,各出其色部"。

当五脏储藏的五气外脱,五脏五气本色暴露于外,便可定五色死生。如《素问·脉要精微论》中:"赤欲如白裹朱,不欲如赭;白欲如鹅羽,不欲如盐;青欲如苍璧之泽,不欲如蓝;黄欲如罗裹雄黄,不欲如黄土;黑欲如重漆色,不欲如地苍。"当五色精微象见矣,其寿不久也。

此外,古人通过日常观察发现面部五色除了与五脏疾病有关外,还与人体诸多症状相关。如《灵枢·五色》中所指出的:"黄赤为风,青黑为痛,白为寒,黄而膏润为脓,赤甚者为血。"大意是说,病态的面色中,青黑为痛症,黄赤为热风,白为寒病,黄色为脾胃失司化脓,赤色为血液疾患。

目诊

《灵枢·大惑论》中有:"五脏六腑之精气,皆上注于目而为之精,精之窠为眼,骨之精为瞳子,筋之精为黑眼,血之精为络,其窠气之精为白眼,肌肉之精为约束。"五脏六腑上注于目的精气，也就是骨筋血窠气肉之精，其实是肾肝心肺脾五脏储藏的五气。五气上通于目，其中：肾寒水之气，充养瞳子；肝风木之气，充养黑睛；心暑火之气充养内外眦的血络；肺燥金之气充养白睛；脾湿土之气充养眼胞。五脏之气与目相通，当五脏储藏的五气功能出现异常，则五气外泄于其眼部对应的充养区域而外显为五气本色，并影响其正常生理功能活动。如：当肾气不足，则瞳孔收缩无力，色泽加深。五脏储藏五气与目不同位置之间的化生关系，也就是后世中医望诊五轮学说。

此外，五脏五气通于目，当五脏储藏五气功能异常，则五气本色外显于目。从而有《灵枢·论疾诊尺》中"目赤色者病在心，白在肺，青在肝，黄在脾，黑在肾；黄色不可名者，病在胸中"一说。

经络诊

五脏储藏五气，五气行于经络之内，经络则借五气沟通脏腑表里内外。经有常色以应五脏五气之色；络之中阴络之色应其经，阳络之色变无常。由此，中医古人在《内经》中提出对色诊的认识当上升到经络的角度，即望色当分经色与络色。其中心、肺、肝、脾、肾五脏经脉之色和阴络之常色对应赤、白、青、黄、黑五色，而仅阳络无常色。正如《素问·经络论篇》所说的："心赤肺白肝青脾黄肾黑，皆亦应其经脉之色也。阴络之色应其经，阳络之色变无常，随四时而行也。"阳络也就是浮现于表的青筋，当四时五气阴阳属性不同，而阳络之色则有"寒多则凝泣，凝泣则青黑；热多则淖泽，淖泽则黄赤"的变化。

由此，通过阳络的五色差异，便可以诊断五脏五气的情况，从而辨证疾病。

五气具有五行盛衰生克制衡特性，因此，通过《素问·五脏生成篇》中的面目五色双诊法，以定死生之期；《素问·脉要精微论》中将色脉相合，两者共参，以定病色新久，五脏五气生克制衡情况，从而进一步丰富了中医色诊学的内容。

五脏体系诊病

五气藏于五脏，分别化生为人体五脏体系。其中，五脏体系各有所主，《素问·宣明五气篇》："心主脉，肺主皮，肝主筋，脾主肉，肾主骨。是为五主。"筋骨肉脉皮由五脏储藏的五气所化生滋养，当其外在形态发生变化时，则可反映五脏储藏五气的盛衰情况。

当五脏储藏的五气亏虚，则发为五痿。时发五痿，则五脏所主形态各有不同，《素问·痿论篇》："肺热者色白而毛败，心热者色赤而络脉溢，肝热者色苍而爪枯，脾热者色黄而肉蠕动，肾热者色黑而齿槁。"由五痿不同的形态表象便可用以诊断五脏五气的盛衰状况。

因此,中医望诊是以五气化生理论为基础的,当五脏储藏的五气外泄于表,则会导致人体体表色泽及形态结构发生改变。

问诊

《内经》中五气化生理论认为:五脏储藏的五气失衡,是疾病产生的根源。因此,中医问诊也同样是对人体五脏储藏的五气情况的辨诊方法。整个问诊的内容主要涉及:影响五气的致病因素和五气失衡的异常症候两大部分。

致病因素

《素问·疏五过论》中指出:"凡欲诊病者,必问饮食居处,暴乐暴苦,始乐后苦,皆伤精气。"后世之人将其归总为三因致病学说。三因致病为影响五脏储藏五气功能的最主要因素,其主要包含外因、内因和不内不外因三个方面。因此,《内经》中在致病因素问诊方面便重点涉及这三方面内容。

一问起居

起居情况的问诊,是古医家获得疾病与外邪之间辨证关系的重要方法途径之一。五气化生人体,五脏储藏五气,当天地间五气非其时而至则化邪,称之为六邪或六淫。对外,影响万物化生过程,而成灾;对内,则引起五脏储藏五气功能失衡,而产生疾病。

《素问·上古天真论》中的"起居有常"和《素问·四气调神大论》的四季起居养生之道,都反映出适时起居,以避六邪,是一种维持五气正常化生功能的有效方式。即春三月夜卧早起,此春气之应,养生之道也;夏三月,夜卧早起,无厌于日,此夏气之应,养长之道也;秋三月,早卧早起,与鸡俱兴,此秋气之应,养收之道也;冬三月,早卧晚起,必待日光,此冬气之应,养藏之道也。当不适时起居,则易于感受外邪,而产生疾病。疾病诊断中,问诊起居,便显得格外重要。

二问情

五气化生人体精神情志思维活动,即《素问·阴阳应象大论》中所说的:"人有五脏化五气,以生喜怒悲忧恐。"当情志思维异常则过度损耗五脏储藏的五气,产生疾病。因此,《内经》有关疾病诊断中,非常注重对情志方面的问诊。并重点论述了一类患者,其往往没有风、寒、暑、湿等外邪侵犯的病因,病是从内而生的,曾贵后贱的人多患"脱营"之症,曾富后贫的人则"失精"。这些人长期情绪抑郁,耗煎营血,导致身体日益衰弱,五气失衡,而产生疾病。《素问·疏五过论》中对其有着详细论述："凡未诊病者,必问尝贵后贱,虽不中邪,病从内生,名曰脱营。尝富后贫,名曰失精……身体日减,气虚无精,病深无气,洒洒然时惊。病深者,以其外耗于卫,内夺于荣"。

《内经》中,情志问题的问诊较为保守,内容较为单一,无法过多涉及夫妻关系、原生态家庭心理问题等方面。

三问五味饮食

五气化生万物,藏于五味;五味入口,六腑转化为五气,藏于五脏。其中,《素问·宣明五气篇》指出"酸入肝,苦入心,甘入脾,辛入肺,咸入肾。"因此,摄入五味是人体获取五气的重要途径。如《素问·六节脏象论》中:"天食人以五气,地食人以五味。"便对此有着直接论述。当五味偏嗜其一,则导致五气失衡,产生疾病。如《素问·生气通天论》:"味过于酸,肝气以津,脾气乃绝;味过于咸,大骨气劳,短肌,心气抑;味过于甘,心气喘满,色黑,肾气不衡;味过于苦,脾气不濡,胃气乃厚;味过于辛,筋脉沮弛,精神乃央。"指出了虽然五脏的化生依赖于五味,但是偏嗜五味却又能损害五脏储藏五气的协调关系。因此,问诊五味对诊断疾病便显得格外重要。

四问过劳

五气化生五脏系统,各有所主,如《素问·宣明五气篇》所说:"心主脉,肺主皮,肝主筋,脾主肉,肾主骨。是为五主"。当人体筋骨肉脉皮过用,则损耗五脏储藏五气,导致五劳所伤,产生疾病,如《灵枢·九针论》:"久视伤血,久卧伤气,久坐伤肉,久立伤骨,久行伤筋"。问诊病患五劳所伤,是诊断五脏五气情况的有效方法。

五气病候

五脏储藏五气功能异常,则五气失衡,产生诸多病理症候。对这些症候的问诊,可以用来诊查五脏储藏的五气情况,从而诊治疾病。

问汗

古人发现五脏五气兼可发汗,《素问·经脉别论》指出:"饮食饱甚,汗出于胃;惊而夺精,汗出于心;持重远行,汗出于肾;疾走恐惧,汗出于肝;摇体劳苦,汗出于脾。"《素问·水热穴论》则为:"醉饱行房,汗出于脾。"等。当人体发汗时机和程度不同,则五脏储藏五气功能情况各异,从而产生不同的疾病症候特征。

问寒热及疼痛部位

当五脏储藏的五气出现异常,则会导致人体寒热病症表现和疼痛部位的不同。这些寒热属性和疼痛部位,同样可以反映五脏五气的盛衰情况。如《素问·

刺热篇》:"肝热病者……腹痛多卧身热""脾热病者,先头重颊痛""肾热病者,先腰痛……热争则项痛而强……诸致热病,以饮之寒水,乃刺之;必寒衣之,居止寒处,身寒而止也""热病气穴:三椎下间主胸中热,四椎下间主膈中热,五椎下间主肝热,六椎下间主脾热,七椎下间主肾热,荣在骶也。项上三椎,陷者中也。"均说明了中国古代医学通过问诊患者寒热病候,疼痛部位,便可判断五脏五气情况,疾病转归及预后。

问睡眠

《内经》中,认为睡眠是由人体卫气的昼夜阴阳分布差异所产生的,《灵枢·营卫生会》指出当:"卫气行于阴二十五度,行于阳二十五度,分为昼夜,故气至阳而起,至阴而止。"卫气本身便是经络中五脏储藏的五气,当五气失衡,则卫气昼夜规律出现紊乱,导致睡觉障碍。如《灵枢·口问》:"阳气尽,阴气盛,则目瞑;阴气尽而阳气盛,则寤矣"。当人体睡眠出现障碍,则同样反映出五脏储藏五气的紊乱状况,从而用以诊断疾病。

问二便

《内经》明确指出了人体二便的形成,均来源于人体摄入的五谷水液,五谷进入人体胃进行腐熟,在脾湿土之气的运化作用下,六腑转化的五气精微物质上升肺,入脉为营,营调和津液而化血;其余物质则进入小肠,在暑火之气的烘蒸作用下,分泌清浊,将剩余物中的水分和固体物质分离,津液入膀胱进行储藏,而固体废物则进入大肠。此为古人对人体二便的化生方式的阐述。

因此,五脏储藏的五气参与人体二便形成和津液代谢过程。当五脏五气紊乱,产生疾病,则会影响人体的津液代谢和二便形成。因此,询问二便的性状、颜色、气味、时间、便量、次数等,可以掌握人体五气在二便化生过程中的功能状态,从而诊断五脏五气情况。

问五官功能

《灵枢·五阅五使》:"鼻者,肺之官也;目者,肝之官也;口唇者,脾之官也;舌者,心之官也;耳者,肾之官也。"指出五脏与五官窍相通,当五脏储藏的五气功能出现异常,则五官窍无法行使正常生理功能活动。如《灵枢·脉度篇》:"肺气通于鼻,肺和则鼻能知臭香矣;心气通于舌,心和则舌能知五味矣;肝气通于目,肝和则目能辨五色矣;脾气通于口,脾和则口能知五谷矣;肾气通于耳,肾和则耳能闻五音矣。五脏不和,则七窍不通"。因此,《灵枢·五阅五使》有"五气者,五脏之使也,五时之副也。五官者,五脏之阅也"之说。当五官窍正常生理功能出现异常,则说明对应脏腑五气化生的紊乱情况。

由此,中医的问诊是建立在五脏五气化生理论的基础之上的,当五脏五气失衡,则会导致疾病。

闻诊

中医闻诊,是建立在五气化生五音、五臭的基础之上的。就是通过听病患的五音和嗅其五臭两种方式,来判断五脏储藏五气的情况,从而诊断疾病的一种方法。

闻五音

《内经》中将五脏储藏的五气失衡所产生的音声变化,按五气属性和所产生的疾病症候发声而分别命名。

疾病症候音

《素问·宣明五气篇》中指出:"五气所病:心为噫,肺为咳,肝为语,脾为吞,肾为欠、为嚏。"当心储藏的暑火之气亏虚,则嗳气连连,发为噫;肝风木之气外泄,则语舒其郁,发为语;脾湿土之气不足,则吞吐酸水,发为吞;肾寒水化生无力,则寒水上泛,伤肺而喷嚏连连,哈欠连连,发为欠。

五气属性音

《内经》记载了五音,分为宫、商、角、徵、羽,并与五脏五气相对应。正常情况下,五脏五气调和、生克制衡有序,则语声和中,为胃气所主。而当五脏储藏的五气失衡,产生疾病,则表现为真五脏音。其中:脾为宫音、肺为商音、肝为角音、心为徵音、肾为羽音。也就是:心之声笑,肝之声呼,脾之声歌,肺之声哭,肾之声呻。

因此,当表现出真五脏音,则可用以判定五脏五气的情况,用以诊断疾病。故《素问·阴阳应象大论》中有"听音声,而知所苦"的诊病方法。

闻五臭

五臭主要是人体五脏储藏的五气失衡外泄,产生疾病时,所发散出来的五气本味,即肝风木臊气、心暑火焦气、脾湿土香气、肺燥金腥气、肾寒水腐气,也称为五臭气。

因此,《素问·金匮真言论》中说肝病其"臭臊",心病其"臭焦",脾病其"臭香",肺病其"臭腥",肾病其"臭腐"。这些五臭情况也可以帮助我们诊断人体五脏五气情况及疾病转归。

此外,中医的五臭诊病方式还与临床五脏疾病发生时的特殊气味有关。如:尿毒症的病患的尿臊气味;糖尿病患者的尿有烂苹果味等。这些不同的气味,对诊断病情有着重要的提示作用。

脉诊

五气藏于五脏,行于经脉之中。因此,中医脉诊便是通过对经脉中五气生克制衡情况的监测,确定五脏储藏五气的情况,从而诊断疾病的方法。

当五脏储藏五气失衡,则产生疾病。此时,因五气失衡情况各不相同,经脉中的五气表现情况迥异,各具五气特性,便有了五脏、五气、四时等诸多脉象。当出现这些脉象时,便可用以对应脏腑储藏的五气情况的诊断。五气之间存在生克关系,当五气失衡,则脉中五气因生克关系而存在无数种制衡情况,产生诸多脉象。这也是《内经》中有关人体脉象的记载存在数百种之多的原因。

《内经》中解剖下的血脉与体表刺激所诱发的组织液经脉两者合二为一,统称为经脉。《灵枢·本脏篇》:"经脉者,所以行气血而营阴阳、濡筋骨、利关节者也"。因此,中医脉诊法本身便是对人体血脉中五气情况的监测方法。五气为古人对人体所存在的生命功能状态形式的五种分类方法,因此,中医脉诊便是通过人体血脉相对应的五种搏动形式的情况,来诊断人体整体生命功能状态的一种诊断方法。

脉诊的内容

《素问·六节脏象论》:"天食人以五气,地食人以五味。五气入鼻,藏于心肺;五味入口,藏于肠胃,味有所藏,以养五气。"指出人体五气来源途径有二:一为经鼻呼吸的天之五气;二为人体饮食五味,经六腑转化为五气,上蒸于肺。两者在肺汇合,入经脉而命名为营气,始于手太阴之脉,入属五脏,进行储藏,终于厥阴肝脉,再入手太阴进入下一个循环,昼夜行50周。因此,脉诊诊断的便是经脉中的营气,也就是五气的盛衰情况。

脉诊部位

《内经》中的脉诊部位主要分为:遍诊法的三部九候和寸口诊病法的寸口。

遍诊法也就是《内经》中的三部九候法,是古代最早的一种脉诊方法。把人体切脉的部位分布在头部、上肢、下肢三部,每部又各分天、地、人三处动脉,又称

"三候"。在这些部位诊脉,如果哪部的脉出现独大、独小、独迟、独数,即表示该经的五脏储藏的五气有盛衰外泄的变化。而其中手足两部中,主要包含手二阴和足三阴分别对应人体五脏,用以监测五脏储藏五气的情况。三部九候中,中部上——手太阴(如寸口脉)以候肺,用以诊断肺脏储藏燥金之气的情况;中部中——手少阴(如神门穴)以候心,为心储藏暑火之气的诊断位置;下部上——足厥阴(如足五里穴或太冲穴)以候肝,用以反映肝储藏风木之气的情况;下部中——足太阴(如箕门穴或冲阳穴)以候脾(胃),为脾藏湿土之气情况的脉诊部位;下部下——足少阴(如太溪穴)以候肾,为肾藏寒水之气的应诊位置。而头上三部和中部下的手阳明经则用以诊断阳经所在的六腑转化五味为五气的情况。

遍诊法阳经为何独取头面部的原因有二:(1)手足三阴以应五脏,涵盖手足,而头面独无,便于区分对比;(2)头为诸阳之汇,为阳经之海。

寸口脉诊法便是通过对手腕和穴脉搏的跳动情况,来诊断五脏五气盛衰状况的方法。经脉沟通脏腑表里,营气经肺入手太阴之脉,行于经脉之中,周行全身,而复汇于太阴肺,如《灵枢·营气》:"故气从太阴出注手阳明……下注肺中,复出太阴"。而寸口位于手太阴肺经之脉,名曰气口,可以用以监测经脉中五气的生克制衡状态和六腑转化的五气情况,《素问·五脏别论》中有"是以五脏六腑之气味,皆出于胃,变见于气口"一说。因此,《内经》中称正常的脉象为平人脉亦称胃气脉或和缓脉,其来去调匀,不来多去少,不来盛去衰。

营气周行于全身经脉,脉中的五气各自属性不同,为寸口脉诊法的理论基础,可有效的反应五脏储藏五气的情况,从而用以诊断疾病。

此外,《内经》中,为方便同时对五脏储藏的五气进行诊断,古人将寸口划分为寸关尺三个诊断部位,分别对应人体五脏所在的上中下三焦:寸为心肺,关为肝脾,尺为肾。而五脏藏五气,五气来源于天,具有五气升降特性。其中天道左旋,五气为五星气从左向右旋转,左升右降,心之暑火之气与肝风木之气主升,居左;肺之燥金之气和脾湿土之气重浊主降,在右;而肾寒水之气润下主藏,在下。上肢分左右,以应天地旋转之道。因此,寸关尺的五脏五气的划分也具有左右分布差异。《素问·脉要精微论》中指出:"尺内两旁,则季胁也,尺外以候肾,尺里以候腹。中附上,左外以候肝,内以候幕;右外以候胃,内以候脾。上附上,右外以候肺,内以候胸中,左外以候心,内以候擅中。前以候前,后以候后。上竟上者,胸喉中事也,下竟下者,少腹腰股膝胫足中事也。"便为其对应关系。

由此可见,遍诊法和寸口脉诊法两者均是通过对经脉中五气情况的辨析,来诊断五脏储藏的五气情况,从而诊断疾病的方法。遍诊法为直接在五脏五气出入的经脉位置分别对比监测,操作复杂,而辨证简单;而寸口法则将其集中至寸口部位,寸口为人体及天地五气的全息对应点,更多依据经脉中五气属性来加以诊断,操作简单方便,但辨证复杂多变。

五气脉象

五气因自身属性不同,而分别对应不同的脉象特征。其中,肝藏风木之气,木曰曲直,其脉弦;心藏暑火之气,火曰炎上,其脉钩;脾藏湿土之气,有稼穑之功,其脉代;肺藏燥金之气,有从革之性,其脉毛;肾藏寒水之气,主收藏,有润下之功,其脉石。对应《素问·宣明五气篇》中的:"五脉应象:肝脉弦、心脉钩、脾脉代、肺脉毛、肾脉石。是谓五脏之脉。"当五脏储藏的五气稳定,则经脉中五气调和,而为胃之气,又称之为"平人之常气",如《素问·平人气象大论》:"平人之常气禀于胃,胃者平人之常气也"。

五气储藏于五脏,走行于经脉,五气与四时相应,故有《素问·玉机真脏论》中的四时正常脉象特征:"春脉者……故曰弦,反此者病;夏脉者心也……故曰钩;秋脉者,肺也,曰浮;冬脉者,肾也。故曰营"。其中,春通风木之气,其脉为弦;夏通暑火之气,其脉为钩;秋通燥金之气,其脉为浮;冬通寒水之气,其脉为石。

当四时脉象与五气特性不相符时,则为病脉象,主疾病产生或预后不良。正如《素问·平人气象论》所指出的"脉顺四时""脉逆四时""脉得四时之顺,曰病无他;脉反四时及不间藏,曰难已"。

真脏脉

当五脏储藏五气的功能彻底失调,则五脏的五气败露,进入经脉之中,此时的脉象,则称之为真脏脉。真脏脉为该脏五气衰竭,胃气将绝,而各自显现出的特别脉象,一般都是无胃气之脉。

真脏脉多为病危时的特殊脉象,此时的五脏储藏的五气衰竭,如恰逢相生之气则生,相克之气则亡。天干化五行,则甲乙木、丙丁火、戊己土、庚辛金、壬癸水。与五脏五季五方相应,则:春季甲乙东方肝木、夏季丙丁南方心火、秋季庚辛西方肺金、冬季壬癸北方肾水、戊己中央四季脾土。彼此相克,则如《素问·平人气象大论》中所说真脏脉的具体死亡时间:"肝见庚辛死,心见壬癸死,脾见甲乙死,肺见丙丁死,肾见戊己死"。

脉象与呼吸

《素问·平人气象论》中提到了脉象中的脉搏与呼吸之间存在对应关系的:"人一呼脉再动,一吸脉亦再动,呼吸定息脉五动,闰以太息,命曰平人"。

古人所认为的脉搏与呼吸之间的这种同步关系是因为两者拥有共同的五气

动力来源。此处的五气，便是积攒于胸的宗气。宗气一方面上出于肺，循喉咙而走息道，推动呼吸；一方面贯注心脉，推动血行。正如《灵枢·邪客》所指出的："宗气积于胸中，出于喉咙，以贯心脉，而行呼吸"。

科学依据

中医脉诊是以五气化生为理论基础的，通过分辨经脉中五气盛衰的情况，来诊断疾病的一种方法。五气属性，代表着人体五种不同的生命健康状态。当某一种或多种生命健康状态出现过亢或不足的失衡情况，则代表着人体疾病。而这五种健康状况，常混合存在，便具有了生克关系，而表现多样。而脉诊属于人体疾病血液流体力学的研究范畴，就是通过辨析人体动脉血液不同流动情况所代指的生命健康功能状态，用以诊断疾病的方法。《内经》中，血液经脉循环系统沟通脏腑内外表里的发现，为脉诊体系的建立奠定了生理解剖基础。

人体血液循环系统沟通人体脏腑内外表里，是人体组织细胞新陈代谢的循环通道。当人体健康时，血液循环正常，表现为平人脉象。当脏腑组织病变，局部微循环障碍，则血液循环途径发生异常，血液循环的流体动力发生改变，从而在脉象上表现出来。

因此，不同的动脉脉象，与不同的疾病相关。《内经》中将人体各个生命阶段的脉象特征与五气属性相合，汇总为五种大的类型。而后依五气生克，而逐步细分为更多脉象特征，每一种脉象都对应着不同的生命状态。

这便是中医脉诊的科学性。它如同现代医学的血液检查手段一样，都可以通过人体各处血脉中的血液情况，来实现对全身疾病的诊断。

脉诊的变革

《内经》中的整个中医诊断体系都是建立在五脏五气化生理论基础之上的，并非是用来检查具体解剖生理脏腑问题的，而是对人体生命状态的诊断方法。对应当时的中医脉诊则是通过对血脉中五气盛衰情况的辨析，从而诊断五脏储藏五气的功能状态的方法。

但脉诊在长期的发展过程中，逐渐脱离了五气化生理论基础，由五脏储藏五气的功能性诊断而转为脏腑器质性定诊。在整个脱离过程中，五色、五音、五味等五气化生理论是无法具体应用于现代人体脏腑生理解剖定诊的。而脉诊则在长期的临床实践过程中，成功的将其由脏腑功能性诊断转为解剖脏腑具体病理性定诊。

当下脉诊方法,依然承袭于《内经》,主要分为三部九候遍诊法和寸口脉诊法,其中以寸口法最为常见。《内经》中最早的三部九候遍诊法,本身便是对全身各处动脉所进行的有效监测。而后多为寸口诊脉法,独取于寸口,将三部九候遍诊法浓缩至寸口桡动脉一处。

不论是三部九候遍诊法,还是寸口诊病法,其都是将全身的血液周身循环情况,浓缩到具体的一个或多个点进行分析。

人体的血液循环系统,为一个闭合的流体环状系统,它通过动静脉通路沟通脏腑表里内外。当其中一处或多处脏腑因组织细胞新陈代谢紊乱而产生病变,导致组织细胞坏死,周围的结缔组织挛缩变形,牵扯动静脉血管,导致血管受压变形,则进一步加剧了局部微循环障碍情况。

这些都会导致血液在动脉循环系统管腔内的流动过程中,遇到脏腑病变挛缩的位置,因流行阻力增大,所受力的改变,便会产生异常的脉冲频率,产生血管振动。导致血管壁的异常振动频率、波幅、流速、流量等血液流体力学的诸多方面发生改变,而产生不同的脉象。

遍诊法和寸口法均分三部,部分三候,以应浮沉中。从而可以系统详尽地掌握周身血液循环情况,从而诊断发生病变循环障碍的位置。而遍诊法,则是通过手足头多部位的血液循环系统对比诊断,从而更便于区分局部脏腑的血供情况,诊断脏腑疾病。

中医解剖脏腑脉诊,这就好比蜘蛛,无论其网丝上任何一处出现昆虫被捕,它都可以通过不同的振动幅度和振动频率等来精准的判断振动具体来向。

所以,一名合格的中医脉诊老师,在体内任何一处脏腑发生病变,导致局部血管共振频率和幅度等流体力学形态发生变化时,便会被手下三指所感知,从而可以精准地定诊发病脏腑位置。

由此可见,脏腑病变定位脉诊法,主要是通过局部血管流体力学改变的监测来诊断疾病的。

因此,希望初学者,能够把握脉诊的实质,不必盲目追求寸口单点诊脉法,可以通过人体多部位脏腑的出入动脉血管进行辨别诊断,避免误诊。

后世中医通过临床实践,逐步将脉诊与解剖脏腑病变诊断相结合,其本身虽已经偏离了早期中医脉诊的五气化生理论,但也具有临床应用价值。

八纲辨证

五气化生理论是《内经》的理论核心,当体内五气出现紊乱,则产生疾病。因此,中医诊断学便是人体五脏储藏五气功能情况的诊断学科。当五脏储藏的五气失衡,五气外泄,便会影响人体五脏系统的正常生理功能,而产生各类生命病理状态。

因这些疾病症候状态的临床表现多样,《内经》中将其分为:阴阳、表里、虚实、寒热八个方面,又称八纲。其两两相对,共分为四组,用以说明五气致病所表现出的各类生命状态。

中医的八纲,可以用来描述五脏中任何一脏的五气化生状态。可用阴阳确定类别、用寒热阐发性质、用表里反映其病位深浅、用虚实说明邪正盛衰的强弱。八纲同为对人体五脏储藏的五气失衡情况的辨证诊断方法,是各种辨证的总纲,在诊断疾病的过程中,有执简驭繁,提纲挈领的作用,故称其为纲。医圣张仲景将这八种疾病状态应用于临床伤寒与杂病的五气诊疗中,并明确提出了八纲辨证的诊断方法。

阴阳

五气本分阴阳,当五脏储藏五气功能紊乱,则阴阳失衡,产生疾病。因此,疾病分阴阳两类,为八纲的总纲。《素问·生气通天大论》中指出当“阴平阳秘,精神乃治;阴阳离决,精气乃绝”。

而阴阳两纲可以概括其他六纲,即表、热、实证为阳;里、寒、虚证属阴。恰如《素问·调经论》:“阳虚则外寒,阴虚则内热,阳盛则外热,阴盛则内寒”。

寒热

寒热是辨别五脏系统疾病中五气性质的方面。寒证与热证反映机体五气阴阳的盛衰,阴盛或阳虚则为寒;阳盛或阴虚则为热。

《素问·咳论篇》中,在论证“五脏六腑皆令人咳,非独肺也”这一观点过程,便主要运用了辨别寒热对疾病进行定性。如“人与天地相参,故五脏各以治时感于寒则受病,微则为咳,甚者为泄为痛”就明确指出了肺咳与外感寒邪导致五气失衡的辨证关系。

虚实

虚实是辨别邪正盛衰的两个方面。虚指五脏储藏的五气不足,实指邪气盛实。

《素问·逆调论》中指出:“荣气虚则不仁,卫气虚则不用,荣卫俱虚,则不仁且不用,肉如故也,人身与志不相有,曰死。”这里的荣气便为营气,营卫二气兼属于五气。当外感六邪,邪实正虚,则荣卫气虚,邪实五气虚,则为病。

表里

五气化生人体,藏于五脏,从而构建了五脏五气系统。五脏系统有表有里,脏为里,则腑为表;脏腑为里,则皮、毛、筋、骨、脉、肉为表。当五气化生不足,则脏腑表里功能失司,而发为各类疾病症候。五气症状较轻者,则病浅而发为表证;重者,则病重发为里证。表邪入里为病进,里邪出表为病退。

表里辨证是从外感六淫以及内伤脏腑的内容中分离出来的辨证关系。其在《内经》中常与外感六淫、内伤于五情五劳,导致五脏储藏的五气失衡,而产生疾病相关联。因此,表里关系适用于外感六邪病,可察知五脏储藏的五气的失衡情况及生克制衡病势趋向。

如《素问·痿论》:"肝气热,则胆泄口苦,筋膜干,筋膜干则筋急而挛,发为筋痿"。此处的肝的风木之气与筋,实为表里关系,五气里证可发于表,五气表证可显于外。

因此,《内经》中的八纲,其本身便是对人体五气盛衰情况的症候表达。

六经辨证

天之五气周行地表,与地气相接,而为风寒暑湿燥火六气。六气分阴阳,则为三阴三阳,入于六脏六腑。

人体六脏上承六气,与手足三阴经相交;六腑转化五味为六气,与手足三阳经交合,六脏六腑互为表里。也就是《素问·天元纪大论》中的:"寒暑燥湿风火,天之阴阳也,三阴三阳上奉之"。

秦汉时期的六经为人体六腑转化五味为六气入属六脏的通道,六脏储藏六气。六经各分手足,分之为十二经。当外邪侵袭人体,入于经脉时,六经之间具有先后脏腑经络转化顺序,如《素问·热论》:"伤寒一日,巨阳受之,故头项痛,腰脊强;二日阳明受之……三日少阳受之……四日太阴受之……五日少阴受之……六日厥阴受之,厥阴脉循阴器而络于肝,故烦满而囊缩"。当六邪入里,经络传变脏腑,五脏储藏的五气出现失衡,则《素问·热论》:"三阴三阳,五脏六腑皆受病,荣卫不行,五脏不通,则死矣。"此处的荣卫均为五气,与五脏相通。

这便是《内经》中的六经理论体系,张仲景在此基础上,进行综合分析,归纳其病变部位、寒热趋向、邪正盛衰,而区分为太阳、阳明、少阳、太阴、少阴、厥阴六经病。并在《伤寒杂病论》中明确提出了六经辨证的诊病方法。

因此,五气化生理论为六经辨证诊病方法的理论基础,其是通过六经中六气的盛衰制衡情况来诊断疾病及判定预后转归的。其中三阳经病证以六腑转化六气的病变为基础;三阴经病证以五脏储藏五气的病变为基础的。六经辨证,是经络和脏腑六气病理情况变化的反映。

六经转化过程:人体外邪入侵人体,六腑属阳,居表,与人体体表表阳相对,五脏属阴,居里。是故六邪入侵,应先侵袭六腑外阳,逐渐转化至六脏内阴。

《素问·阴阳离合论》:"是故三阳之离合也:太阳为开,阳明为阖,少阳为枢;是故三阴之离合也,太阴为开,厥阴为阖,少阴为枢。"六经病症中,太阳病主表,阳明病主里,少阳病主半表半里。而三阴统属于里,三阳病症侵犯六腑,三阴病症转化五脏。因此,六经辨证是通过对人体五脏或经脉中五气情况的辨析,从而诊断疾病的方法。

五运六气诊病法

五气化生理论指出:五气化生人体,藏于五脏,当体内五气紊乱,则化生无力,产生疾病。因此,体内五气的盛衰情况,才为中医疾病诊断的核心。影响五气化生的因素主要包括内因、外因和不内不外因。三因中,六邪外因,来源于天,变动不休,最难监测,对人体五气稳态影响最大。当五气非其时而至,出现太过或不及时,则化邪,又称六邪或六淫。便会侵袭人体,导致人体内部五脏储藏的五气紊乱,从而导致疾病发生。

因此,《内经》中的古代天文学家通过对五星五年交替视运动和周年交替视运动的观测,并结合地表对应的五季和气候变更特性,从而总结出五运六气的天地气机运动变化规律。

其中,五运为五气的五年交替运动,六气则为五气的年内交替运动变化规律,分为主气和客气两部分。而主气与五季对应,按风木、君火、相火、湿土、燥金、寒水顺序,分主于一年的二十四节气;而客气则按地表五气的当年阴阳属性,而排序为风木、君火、湿土、相火、燥金、寒水,分为司天、在泉、左右四间气六步。主气分主一年四季,年年不变,客气则以每年的年支推算。

如年支逢辰逢戌,总为寒水司天,湿土在泉,司天与在泉前后各推两步,则为四间气。司天管上半年,在泉管下半年,依此类推。从年干推算五运,从年支推算六气,并从运与气之间,观察其生制与承制的关系,以判断该年外界五气的变化对人体五气化生的病理影响,从而提前防治疾病。

五星五年视交替运动和年内五季视交替运动与五方、五季物候的时空相对性,为其搭建四柱创造了基础。从而与干支化合,而可推演一年一时的外界五气特性。当提前预知外界五气变化情况时,再结合人体内部五脏储藏五气的功能状态,便可轻易地推演出个人未来的疾病状态和转归情况。

因此,五运六气更多的是通过对外界五气变化情况的监测,从而预防及提前诊断人体疾病的方法。

经络诊病法

《内经》中的经脉为血液经脉、筋膜经脉和组织液经脉三者的统一体。古人在长期的体表刺激过程中发现了体表筋膜的循经感传线和组织液的流动通道。解剖印证过程中,误将两者与血液所在的血管通道相对应。

而《足臂十一脉灸经》和《阴阳十一脉灸经》中所发现的最早的十一条经脉更多的应为组织液和代谢废气的流行通道。体表经脉中流动的组织液便为血,而代谢废气便为气。因此,《灵枢·本藏》中指出:"经脉者,所以行血气而营阴阳者也"。推测经脉中的组织液隶属细胞外液,其与血液微循环中的微动静脉毛细血管沟通有无,从而实现氧气及诸营养物质的细胞需求,并将代谢废物排出体外,改善局部微循环,维持细胞新陈代谢生命活动。当人体局部微循环出现障碍,代谢废物淤积,无法维持正常的细胞新陈代谢功能,疾病产生。由此可见,当人体血脉微循环、细胞间质筋膜、或组织液经脉三者中任一出现问题,则其他两个也同时瘀堵,出现挛缩。

此处的经脉检查方法便是通过对局部瘀堵的组织液和代谢废物情况的监测,从而诊断疾病的方法。它主要包含局部色诊法、姿势步态分析法、局部叩诊检查法和触诊检查法四部分。

望色法

当经脉局部出现组织液和代谢废物的瘀堵,便会导致血液微循环障碍,器官组织细胞新陈代谢紊乱,局部缺血缺氧,而色泽枯槁,发青发暗。《内经》记载古人早就发现了这一诊病治病方法。如"宛陈则除之"一词,见于《素问·针解篇》所指出的:"宛陈则除之者,出恶血也。"《灵枢·九针十二原》:"凡用针者,虚则实之,满则泄之,宛陈则除之。"这里的"宛",通郁,积滞也,"陈",久也。也合"病在血,调之脉"之旨,使源流得清,邪无余蕴。《灵枢·小针解篇》也曾说的"宛陈则除之",意思就是说对于久病气血郁积,局部有青筋的,易采用针刺泻血,直清其源的治疗大法。《素问·血气形志篇》中则将其直接总结为:"凡治病必先去其血"。《灵枢·热病篇》中也指出："心疝暴痛,取足太阴、厥阴尽刺去其血络"。至于放血泄邪的具体应用,《内经》中有大量篇幅提及,如《灵枢·寿夭刚柔篇》云:"久痹不去身者,视其血络,尽出其血。"《素问·缪刺论》载有:"凡刺之数……因视其皮部有血络者尽取之。"此外,《灵枢·终始篇》更进一步指出:"久病者,邪气入深……必先调其左右,去其血脉。"以上指出,痛邪久郁,必深入血分,应"去其血脉"。此处经脉瘀滞的位置便是《灵枢·刺节真邪》中所提出的"横络"或"解结"。因此,此诊病和治病方法由来已久,为经脉诊病法之一。

姿势步态诊病法

身体的任何部分均参与到整个步态摆动过程当中。当身体某一局部器官组织细胞新陈代谢紊乱,组织液和代谢废物出现淤积,便会导致结缔组织挛缩变形,从而对血脉形成异常的牵扯力。反映到姿势步态动作上,便会导致步态中经脉瘀滞问题区域的摆动动作的连贯性降低,动作出现迟滞或停顿,不柔和。故又称之为人体筋膜诊病法。

摆动诊病法

嘱患者仰卧位平躺,全身自然放松,两手自然放置于身体两侧。此时诊断者于站立位,双手自然下垂握持病患双足大拇指根部,将病患下肢部分抬离床面,并做左右同向同步摆动运动。医者通过目视或自感病患两侧身体摆动幅度的差异性,并找寻摆动阻滞点。此阻滞点便是人体血脉或筋膜的挛缩筋结位置。此处的敲打按揉刺激或放血,便具有很好的治疗效果。

叩诊检查法

叩诊检查法中,叩诊音会因叩击部位组织或器官的密度、弹性、含气量以及与体表间距的不同,而产生不同的音响。

根据音响振动频率(音调高低)、振幅(音响强弱)的差异,临床上常将叩诊音分为清音、鼓音、浊音、实音四种,清音为正常组织的叩诊音;鼓音为气体听诊音表明有气态瘀堵物质;浊音多为液体听诊音表明有液体瘀堵物质;实音,音调较浊音更高,音响更弱,振动持续时间更短的非乐性叩诊音,多为液态瘀堵物质过多,出现瘀堵物固体沉积。

一般叩击检查部位可遍及全身各处,多用来检查微循环障碍后人体组织液和代谢废物的淤积情况。但必须和正常组织叩击音加以区分。需要反复掌握,多加练习。

心脏叩诊

操作方法：一手食指中指并拢微屈，紧贴心脏对应的体表区域，另一手食指中指自然弯曲，有节奏的叩击，辨析手下听诊音。

当叩诊音为鼓音或轻度浊音，多有胸闷气短，心悸等心区不适感；重度浊音或实音，则多已有明确的心脏病器质性病变或有高度心脏病猝死风险，需提前加以防范与治疗。

骨骼叩诊

操作方法：一手食指和中指自然弯曲，叩击听诊的骨骼位置。

鼓音，则表明存在较严重的骨质疏松，如为关节位置，则同时伴有关节疼痛，变形等问题；浊音，则多为骨膜肿胀疼痛，关节水肿等；而实音，则多为良恶性肿瘤。

头颅叩诊

操作方法：一手食指和中指自然弯曲，叩击头颅部听诊位置。

鼓音，多伴有叩诊位置的头部疼痛，眩晕，憋胀等不适感；浊音，则多为脑膜下积水，出血等；而实音，则多为颅脑部良恶性肿瘤。

叩诊检查时，如下腹部出现明显的气动声或气动感，则叩击位置的组织液或代谢废气音迅速消失，不适感减轻。

触诊检查法

体表触诊

当局部器官组织细胞新陈代谢出现异常，则组织液和代谢废气增多，便会导致问题区域的体表突起。

触诊法为通过触摸人体器官所对应的体表位置的凹凸情况来加以诊断的方法。当出现手下触诊位置明显凸起，则表明其对应脏腑存在气血瘀堵。代谢废气瘀堵，多表现为"满而不实"感，轻压有弹性，松软感。组织液瘀堵，则多为满实感，轻压弹性差，起伏较低。而当有害的组织液混合物和代谢废物远超细胞新陈代谢的代偿能力、组织细胞变性坏死、间质结缔组织挛缩塌陷，体表对应区域叩诊多为实音。

此种方法，同样适用于人体全身各个部位的病理检查。

动脉触诊

触摸靠近人体问题区域的血管异常跳动位置，当某器官组织细胞出现新陈代谢紊乱,则微循环障碍,血管所在的结缔组织挛缩变形,血流阻力增大,局部血压升高,搏动增强。

因此,局部的望色、步态分析法、摆动诊病法、叩诊和触诊可以通过对局部血液微循环障碍后组织液和代谢废物的瘀滞情况,来诊断疾病。

第六章

中医免疫与药理

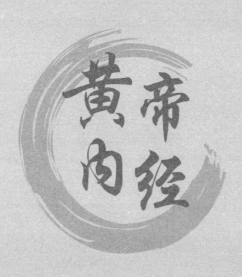

中医免疫

中医古人在《内经》中，便已经发现了人体具有部分抵御邪气的功能，称之为正气。因此，《素问遗篇·刺法论》中有"正气存内，邪不可干"的说法。这便是中医对人体免疫系统功能的最早发现。此处的邪并非单指外界的六邪，而是指代一切影响人体五脏储藏的五气平衡的因素。依邪的来源不同，而分为外界非其时而至的五气化邪的六淫或六邪，内在五志五情的失常以及人体筋骨肉脉皮等的劳损太过。后世医家将致病的内、外、不内不外因，统称为邪。因此，抵御外邪的卫气的功能属于人体正气的范畴。

当时古人还将生活中不同个体之间的免疫差异性归因为不同的体质，从而提出阴阳二十五人、五态之人和胖瘦人三种不同的体质划分方法。

其中，《灵枢·阴阳二十五人》根据人的体形、肤色、认识能力、情感反应、意志强弱、性格静躁以及对季节气候的适应能力等方面的差异，将体质分为木、火、土、金、水五大类型。然后又根据五音的太少，以及左右手足三阳经气血多少反映在头面四肢的生理特征，将每一类型再分为五类，共为五五二十五型，统称阴阳二十五人。《灵枢·通天》中提出人有阴阳五气属性之分，并依此将人大致分为五类——五态之人，即太阴之人、少阴之人、太阳之人、少阳之人与阴阳和平之人。《灵枢·逆顺肥瘦》将人分为肥人、瘦人、肥瘦适中人三类。《灵枢·卫气失常》又将肥人分为膏型、脂型、肉型三种，并对每一类型人生理上的差别，气血多少、体质强弱都作了比较细致的描述。

这三大类体质划分法，均以五气属性为划分基础，指出了不同五气属性体质，其个体免疫系统功能存在差异性。

因此，正气应为人体五气调和之气，当人体五脏储藏的五气平衡，则五气之间便会处于相对稳定的生克制衡状态。此时人体内部所形成的这种五气稳定状态便会对人体内外之邪具有部分抵御能力。

但正气的这种抵御功能并非一成不变的，它随着人体内外邪气的侵入程度和时间而逐渐减弱。如《素问·评热病论》中所说的"邪之所凑，其气必虚"。

因此，《内经》中的正气，便是人体的免疫力，为五气化生理论范畴。

中医药理

五气化生理论为整个中医体系的基础理论核心,当人体五脏储藏五气的功能出现紊乱,五气失衡,则产生疾病。因此,人体疾病的发生,发展与转归都与五脏储藏的五气息息相关。如何恢复五脏五气正常的制衡关系,便成为临床疾病救治的关键。中国古人在五气化生理论的基础上,进一步发展并完善了中医药理学说。

理论来源

古人早在数千年前便已经发现了人体呼吸和摄食对维持人体生命功能的重要意义。如《素问·平人气象论》明确指出:"人以水谷为本,故人绝水谷则死。"因此,在此基础上与五气化生理论结合,从而提出了人体五气进入人体,参与人体五脏五气的补充和平衡关系维持的两种方式。主要为经鼻呼吸和六腑转化五味所生成的五气。如《素问·六节脏象论》:"天食人以五气,地食人以五味。五气入鼻,藏于心肺;五味入口,藏于肠胃,味有所藏,以养五气。"便是对这一理论的最早论述。

经鼻呼吸五气,来源于天,为天之所主,无法用以纠正体内五气偏性,达到救治疾病效果。而地表万物由五气所化生,分属五味、五色、五臭等。其中:风木之气,在味为酸,五色为青,五臭为臊;暑火之气,在味为苦,五色为赤,五臭为焦;湿土之气,在味为甘,其色为黄,五臭为香气;燥金之气,在味为辛,其色白,其臭腥;寒水之气,在味为咸,其色黑,其臭为腐。因此,地表万物有针对性地选择摄入,可以有效地纠正体内五气偏性,维持五气平衡,救治疾病。五气与五味,五色等之间的相互转化关系为中医药理学的理论基础和临床用药方针指南。

药理机制

五味补益五气

五气化生万物,藏于五味,五味经口入体,在脾胃析出,称之为水谷精微,正如《素问·灵兰秘典论》所说的:"脾胃者,仓廪之官,五味出焉。"经六腑转化为五气,在脾的运化作用下,上蒸于肺,其清者入脉为营,浊者行于脉外而为卫气。由此,则万物兼具五味,都可入药。当人体五脏储藏的五气失衡,产生疾病时,便可通过五味入于五脏,各有所主,进行纠偏,以达到调和五气的作用。其中如《素问·至真要大论》:"夫五味入胃,各归所喜,故酸先入肝,苦先入心,甘先入脾,辛先入肺,咸先入肾"。可见秦汉时期的中医药理机制便是选择性摄取五味以纠五脏五气之偏性,维持五气平衡,从而达到救治疾病的目的。

五气具有五行生克制衡关系,因此,当体内五气紊乱产生疾病时,五脏储藏的五气情况多复杂多变。单一的五味补益,是无法及时有效的纠正五脏变动的五气偏性情况的。这也为中医药物的配伍方剂学的理论来源。

五味调节五气平衡

五气化生万物,分类五行,其中,风木曲直、暑火上炎、湿土具稼穑之功、燥金从革之性、寒水润下。五脏储藏五气,五气各有所居而相互调和,则身体康健;当五脏储藏失司,五气外泄,则各具其性,五气生克制衡而为病。因此,中药五味药理应用中,还需要通过五味阴阳五行特性来纠正人体失衡的五气生克关系。正如《素问·至真要大论》所说的:"辛甘发散为阳,酸苦涌泄为阴;咸味涌泄为阴,淡味渗泄为阳。六者或收或散,或缓或急,或燥或润,或软或坚,以所利而行之,调其气,使其平也。"其中,五味的阴阳属性为辛、甘、淡属阳,酸、苦、咸、涩属阴。

天之五气化生地表四时的气候,因五气阴阳升降属性不同,而分别有春温、夏热、秋凉、冬寒的四时气候特征。对应人体,则五味摄入,经六腑转化,化生的五气,因阴阳升降不同,则也同样表现为寒、热、温、凉四种用药感受,后世将其称为中药的四气,与五气所主的四时气候相对应。

因四气为人体五气阴阳属性的外在表现,因此,《内经》中并未明确提出药物的四气分类方法。仅在《素问·阴阳应象大论》中有所简单论述:"阳胜则热,阴胜则寒。"《素问·调经论》又说:"阳虚则外寒,阴虚则内热,阳盛则外热,阴盛则内寒"。

因此,在临床上,五气阴阳失衡的病理变化多与疾病本身的寒热性质密切相关。中国古代医学辨别中药四气属性,用此来调和人体内部因五气失衡而产生的四气差异。

因此,四气本身便属于五气五味理论范畴,四气五味两者共同决定了药物的五气属性与归经,从而用以指导临床疾病的用药选择。

五味的五气属性

五味来源于五气,兼有五行属性特征,其中如《素问·脏气法时论》:"辛散、酸收、甘缓、苦坚、咸软。"指出五味各具五气特性,即辛味能散能行,酸味能收能涩,甘味能补能缓,苦味能泻能燥,咸味能软坚润下。当人体感受外邪,侵入人体,导致五脏五气失衡,则可通过五味阴阳五气特征的相互配伍,加以调和。如《素问·至真要大论》中的:"风淫于内,治以辛凉,佐以苦;以甘缓之,以辛散之……寒淫于内,治以甘热,佐以苦辛,以咸泻之,以辛润之,以苦坚之"。

五味对应五臭五色

五气化生万物,分属五味,藏为五臭,化为五色,入于五脏,以纠五脏五气偏性。因此,五味、五臭与五色均为五气所化生,具有一一对应关系。其中,《素问·金匮真言论》中便论述了这一对应关系:"精藏于肝,其味酸,其色青,其臭臊;藏精于心,其味苦,其色赤,其臭焦;藏精于脾,其味甘,其色黄,其臭香;藏精于肺,其味辛,其色白,其臭腥;藏精于肾,其味咸,其色白,其臭腐。"但因五色,五臭等五气化生分类方法特性不突出,因此,古人在《内经》中重点将五味作为补益五气用药的首选分类方法,五色、五臭等其他方法为辅。后人在此基础上,总结出了四气五味、性味归经等中药药理理论方法。

药物五气配伍

当五脏储藏的五气失衡,则会产生疾病。因五气本身所便具有的生克制衡关系,导致五脏储藏五气的具体情况复杂多变。为及时有效的纠正人体五脏储藏的五气失衡状态,古人通过对人体五气的体表诊断,从而有针对性的选取五味,组成方剂,进行配伍。为更清晰的表明方剂中五味药物在人体五气纠偏中的各自地位,《内经》中用君、臣、佐、使来与之相互对应,《素问·至真要大论》指出:"主药之谓君,佐君之谓臣,应臣之谓使"。组成方剂的药物可按其在方剂中所起的作用分为君药、臣药、佐药、使药,又称之为君、臣、佐、使。君指方剂中对五气纠偏起主导作用的五味药物;臣指辅助君药纠偏五气或主要补益五气生克兼证的药物;佐指配合君臣药治疗五气生克兼证,或抑制君臣药补益五气太过所产生的毒性,或起反佐作用的药物。使指引导诸药化生五气补益问题五脏,或调和诸药的药物。并根据方剂中药物君臣佐使配伍中的五味药物的剂量大小,来反映其各自的五气纠偏比例,如:"君一臣二,制之小也。君二臣三佐五,制之中也。君一臣三佐九,制之大也"。

五气纠偏方剂中君臣佐使相互之间的配伍,是以人体五脏五气失衡后的生克制衡关系为基础的。因五气之间存在生克制衡关系,当五脏储藏的五气失衡时,人体五气的情况多复杂多变,有主有次,主导着临床方剂配伍中的君臣佐使和药物剂量多寡情况。

五味药理毒性

五味经六腑转化五气,入属五脏。当偏嗜五味,化生五气失衡,则产生疾病。因此,《内经》中称五味为"毒",中草药为"毒药",却具有治病功效。如《素问·五常政大论》所说的:"大毒治病,十去其六;常毒治病,十去其七;小毒治病,十去其八;无毒治病,十去其九。谷肉果菜,食养尽之。无使过之,伤其正也。不尽,行复如法。"用五味偏盛的药治病,病去十分之六即停药;用一般偏盛的药治病,病去十分之七即停药;用稍有偏盛的药治病,病去十分之八即停药;用无有偏盛的药治病,病去十分之九即停药。再用五味调和的五谷,果蔬等,调养到邪气去尽为止。因此,中医五味的治病方式便为"食之五气偏性"来补益和调整人体五气的失衡情况,但当调整太过,则会加重五气失衡,便为毒。

整个中医药理体系概括来讲主要是:食之偏性,纠之偏性。因此,《内经》中认为自然界的饮食物或药物兼具四气五味特性,兼可治病。中医药理学理论便是以五气化生理论为基础,四气五味为具体操作方法,而逐渐拓展开的。并在《素问·脏气法时论》中提出"五谷为养,五果为助,五畜为益,五菜为充,气味合则服之,以补精益气"的饮食调养的原则,这便是中医药食同源的思想来源。

药食同源

五气化生地表万物,分属五味,五味经六腑转化为五气,以养五脏。当人体五脏储藏的五气失衡,则产生疾病,调以五味,养以五味。因此,五味兼具治病养身的作用,为药为食,同源同宗。

当外界化生物五气平衡,则五味调和,其味淡性温,是为无毒;当化生物五气失衡,五味偏重其一,便为有毒,依其五气失衡程度而分为大毒、常毒、小毒和无毒四类。

无毒者,多为食,补益五脏五气;小毒者,多为药为佐,参与日常烹饪和五脏轻微失衡的疾病救治,如:生姜、辣椒、葱白等;常毒或大毒者,则多为药,用以纠正五脏储藏的五气较为严重的失衡偏性,具治病之功。药食均为五气化生物,具有纠正五脏五气失衡状况的作用,这便为中医的药食同源。此处的源便是药食均为五气化生,具有共同的五脏五气的纠偏特性。其药食理论为食无毒、小毒,以充养五脏五气;食长毒、大毒则纠之五脏五气偏性,有治病之功。

中国古人已经认识到人体饮食应五味调和,不可偏嗜,从而导致疾病发生。《素问·五常政大论》:"谷肉果菜,食养尽之,无使过之,伤其正也。"也就是说,饮食五味要合理而不可过,否则会伤害人的五气。

当五味偏嗜其极,则五气失衡,而为病。《素问·生气通天论》中指出:"味过于酸,肝气以津,脾气乃绝;味过于咸,大骨气劳,短肌,心气抑;味过于甘,心气喘满,色黑,肾气不衡;味过于苦,脾气不濡,胃气乃厚;味过于辛,筋脉沮弛,精神乃央。"是谓有毒。

如此，相信大家便可以理解各地区从古流传至今的区域性五味饮食特性了。如：川渝多盆地，五气多寒湿，宜食辛辣，宣肺解表。此处的五味辛辣，在充当食材的同时，还兼具防病治病功效。

科学性

《内经》中的五气化生理论，其本质便为现代营养学。古人将天地元素依属性不同，分属五气，参与人体组织器官的化生和营养支持。当五气调和，营养均衡，则身体康健。而人体必需的微量元素缺乏，则产生诸多疾病。此时，微量元素的补充，五味选择性的摄取，均可治病。因此，自然界存在于地壳表层的多种元素同五气一样，参与人体的构建和化生，为药为食。

而只有当我们谨和五味，调和五味饮食，才能真正达到《素问·生气通天论》中的"骨正筋柔，气血以流，腠理以密，如是则骨气以精，谨道如法，长有天命"的目的。

五气治病机制

五气化生理论认为天地间的一切都是由五气所化生的，因五气的特性差异，而分属五行，归为五类。分别是风木系、暑火系、湿土系、燥金系、寒水系五种，代表着五种不同属性特征的事物。现代科学指出：自然界的一切事物都是由化学元素所构成的，而这些元素各自具有不同的属性特征。因此，中医五气化生理论为最早的元素分类方法，为天地间所存在元素的集合体。

来源一致

五气化生万物，因此，万物具有相同的五气元素属性。《素问·六节脏象论》指出："天食人以五气，地食人以五味。"古人通过观察发现经鼻呼吸和经口摄入地表五味的化生物，为人体五气元素的补益方式。

而中医的五气来源与现代人体营养元素的获取方式是一致的。自然界万物都是由相同的化学元素所构成的，人体通过呼吸和饮食，从而获取氧气和其他化生物中的营养元素，来满足人体组织细胞新陈代谢的生理活动。由此可见，古人的五气和现代营养学中营养元素的补益，都来源于其他相同元素饮食物，两者来源途径相一致。

生理功能

五气化生人体,藏于五脏,共同维持人体的生命健康活动。当五味偏嗜太过则会导致体内五脏储藏的五气失衡,而产生疾病。

人体通过饮食,获得机体生理活动所必需的各类元素,当元素含量过高或过低,则会引起人体生理异常或产生疾病。

地方病

元素藏于地表,具有明显的地区分布性,当一个地区某一必须微量元素缺乏则会产生疾病。富含有毒重金属元素等则会导致地区性中毒现象。

五气对应五方,各有不同。五方事物的五气化生具有地区性。其中,东方风木,南方暑火,中央湿土,西方燥金,北方肾水。

五气五方之间具有生克关系,不同地区之间的五气元素具有互补性。对应元素,则不同地区之间的微量元素具有差异性,两者相互交合,以补充缺乏的微量元素,制衡有毒的元素,从而达到治疗疾病的效果。

五气还具有五季二十四节气特性,不同时节、地方的中草药所包含的五气信息不同,其治疗机体五气失衡的情况也存在差异。不同的生存环境,其地表动植物中的元素分布肯定存在明显的差异性。这便是中药自身所包含的五味、四气特性。

当然,从科学角度来看,古人对五气元素的五方、五时分布特性的认识存在诸多问题。但在数千年前,古人对疾病的时空分布五气规律的认识,便具有十分重要的进步意义。

生克关系

五气之间的生克关系,其实就是不同物质元素之间的制衡关系。中国古代医学将五气元素与人体五脏理论相对应,来解读人体各项生理病理关系。如:肝酸克脾甘,其实就是元素差异性与人体疾病之间的关系。人体各类微量元素之间同样存在生克关系,共同维持机体的生理和病理关系。

五气毒素

《内经》中称治病的五味为毒,其五味物质为毒药。这里的毒,为五气元素的非选择性摄入,会导致五气失衡,产生疾病。

当下所说的毒,便为某些化学元素吸收后,对机体内部元素所产生的相克关系,从而影响元素的正常生理功能,导致疾病或死亡。

现代医学中毒素与免疫抗体之间本身便符合五气元素的生克关系。自然界某些有毒的动植物如：毒蛇、毒蜘蛛等存在的地方，一般其附近的竞争者或捕食者本身必然存在其对抗的免疫抗体元素，具有解毒的功效。而这本身也是中医五气元素相克理论的具体应用。

用药原则

中医用药原则本身便是追求五脏储藏五气的阴阳平衡关系，以达到五气调和。其对应现代医学则是维持机体元素之间内稳态的平衡，恢复正常组织细胞新陈代谢功能状态。

五气养生

五气化生理论认为：五气化生人体，藏于五脏，当五气失衡，则产生疾病或异常精神思维活动。因此，《内经》通篇的养生治病方法都是以调和五气为目的的。主要包含预防五气失衡和调和五气两部分。

失衡的预防

影响人体五气失衡的因素，主要为三因致病，外感六邪、内伤七情、偏嗜五味及劳损太过等。

规避外邪

五气非其时而至则化邪，命为六邪或六淫。六邪侵入人体，影响五脏五气平衡，而产生疾病。因此，古人在《素问·四气调神大论篇》中提出了顺应四时，合理安排起居，规避六邪的四时养生法。

稳定情绪

人体五脏储藏的五气主导五志五神等精神思维活动。其中，五气化生人体五志。正如《素问·阴阳应象大论》所指出："人有五脏化五气，以生喜怒悲忧恐。"且神、魄、魂、意、志五神精神活动，同为五气所主，藏于五脏。

当七情太过，五神暗耗，则耗损五气，导致五脏五气失衡，产生疾病或精神情志异常。故有怒伤肝，喜伤心，悲伤肺，恐伤肾，思伤脾之说。因此，《素问·上古天真论篇》："恬淡虚无，真气从之，精神内守，病安从来。"合理控制人体不良精神情绪，减少五脏五气耗损。

五味和合

五气化生万物，分属五味。人通过摄取他物中的五味，经六腑转化为五气，补益五脏五气。当偏嗜五味,则导致体内五气失衡,产生疾病。因此,《素问·生气通天论》总结为:"是故谨和五味,骨正筋柔,气血以流,腠理以密,如是则骨气以精,谨道如法,长有天命"。

辛劳有度

五脏储藏五气,五气化生五脏体系,其中筋骨肉皮脉为五气所主。当筋骨肉皮脉劳损太过,则损耗五脏五气,导致五气失衡,产生疾病。《灵枢·九针论》中的五劳所伤,"久视伤血,久卧伤气,久坐伤肉,久立伤骨,久行伤筋"。五劳者,五脏之劳也。心主血,血伤心损;肺主气,气伤肺损;脾主肉,肉伤脾损;肾主骨,骨伤肾损;肝主筋,筋伤肝损。由此,避免劳损太过,预防五气过度损耗,可有效地规避疾病。

五气调和

当五气失衡,疾病产生后,可以通过选择性五味配伍摄取,来调和五脏失衡的五气,治疗疾病。同时调和五气,可补益卫气,提升人体正气,增强抵御外邪的能力。《素问遗篇·刺法论》有"正气存内,邪不可干"之说。

五气调和中,最好在五气尚未出现失衡时,便加以治疗,也就是治末病的理论。如《素问·四气调神大论》所指出的:"是故圣人不治已病治未病,不治已乱治未乱,此之谓也"。

中药辨别

中医药物的辨别和临床应用,是以五气化生理论为基础的,主要通过中药的五味、五色、五臭和四气属性情况加以辨别。

五气化生理论认为:五气化生包含人在内的自然界万物,分属五味、五色、五臭,五味等。人体经六腑转化为五气,入于五脏。五气主管地表五季的气候,其性分四气:春温、夏热、秋凉、冬寒。对应人体,则为药物食用后五气温热寒凉的四气属性。因此,中药的四气、五味、五色、五臭为五气化生并存在一一对应关系。其中:药色青,味酸,其臭臊,其性温,则入肝,为风木之气;其色赤,味苦,臭焦,性热,五脏应心,为暑火之气;其色黄,味甘,臭香,其性湿,五脏应脾,为湿土之气;其色白,味辛,臭腥,性凉,五脏应肺,为燥金之气;其色黑,味咸,臭腐,其性寒,五脏应肾,为寒水之气。

因此,通过中药的这些五气属性特征,便可以有效地选取外界五气来调和机体的五气失衡情况,从而救治疾病。具体如下:

望其药色

青赤黄白黑分别为肝风木、心暑火、脾湿土、肺燥金、肾寒水五气的本色。因此,自然界的五色中药便可用以纠正人体五脏储藏的五气失衡状况。

具体为:药青者经胆转化为风木之气入肝;药赤者,经小肠转化为暑火之气入心;药黄者经胃转化为湿土之气入脾;药白者经大肠转化为燥金之气入肺;药黑者经膀胱转化为寒水之气入肾。

尝其五味

药味有酸、苦、甘、辛、咸五种味道。五味入五脏,各有所主,其中:酸味入肝,走筋膜,能收能涩;苦味入心,走血脉,能泻能燥;甘味入脾,走肌肉,能被能缓;辛味入肺,走皮毛,能散能行;咸味入肾,走骨髓,软坚润下。

以上辛、甘、淡属阳,出上窍,腠理,实四肢;酸、苦、咸属阴,出下窍,走五脏,归六腑。

嗅其臭气

药有臊、焦、香、腥、腐五种味道。根据五臭的五气归属,则臊气入肝;焦气入心;香气入脾;腥气入肺;腐气入肾。又如香能通气,能疏散,能醒脾阴,能透心气,能和五脏等。

品其药性

药物五气不同,则其阴阳属性存在差异,表现为寒、热、温、凉四气。四气性质不同,则对应五气的阴阳升降属性不同,其具体的治疗作用存在差异。正如《素问·至真要大论》所指出的:"寒者热之,热者寒之"。

观其药形

五气化生万物,药物五气属性相同,则其形体也具有共同五气化生特征,这便是以形补形。

因此,通过对药物形态和表象的区分,便可辨析同一药物形体内部五气分类:根(苗)主升;梢(尾)主降;头(身)主补;茎主通利;枝达四肢,主表散;叶属阳,生,主散;花属阴,成熟果实,主补;子(种子)主降,兼补;仁主补,又能润利;蒂主宣;皮主表散,能降火;肉主补;汁主润利;油主润燥;中空者表兼通利;内实者主攻里走下;通者能行气;轻浮者能升;厚重者能降;干燥者能去湿;湿润者能去燥;

滑腻者能利窍等。

采摘时节

五气应四季、二十四节气，春多风木之气，夏暑火，长夏主湿，秋为燥金，冬主寒水。当外在时令不同，则药物中的五气情况不同，其药理功效则存在差异性。如："三月茵陈四月蒿，五月六月当柴烧"，茵陈时当三月，则风木之气盛，此时采摘补益肝气最佳。

五方地域性

五气同样具有五方地域差异性，生长在不同五方位中的药物，其药物的五气情况不同。如《素问·阴阳应象大论》指出五方与五气相对："东方生风，风生木；南方生热，热生火；中央生湿，湿生土；西方生燥，燥生金；北方生寒，寒生水。"因此，不同五方方位生长的药物，其五气偏性不同。

局部生存环境

五气在地表局部的分布也存在差异性。近水者，多湿多水；荒漠戈壁，多暑火；山巅则多寒等。如此，则近水者，多兼具利水祛湿功效；高山多寒，寒主收引，入于肾。

因此，通过对药物生存环境的差异性考究，便可推导出对应的性味归经情况。

尝口感，辨药能

药物所含五气不同，则其阴阳升降通泄功效不同，又称药力。药力，也就是药物所含五气的宣、通、补、泄、渗、敛、散等的药性能力。宣可去壅（臃）；通可去滞；补可去弱；泻可去闭；轻（虚）可去实；重（实）去怯；滑（腻）可去着；涩可去脱；燥（干）可去湿；湿（润）可去枯；寒可去热；热可去寒；雄可表散；锐可下行；和可安中；缓可制急；平可主养；静可制动等。

这便是中药的辨药九法，每一种药物，均可用九法来区别其五气情况。

中医八法

中医八法最早见于《素问·阴阳应象大论》，其指出："形不足者，温之以气；精不足者，补之以味。其高者，因而越之；其下者，引而竭之；中满者，泻之于内；

其有邪者,渍形以为汗;其在皮者,汗而发之;其慓悍者,按而收之;其实者,散而泻之。"后世医家将这八种不同的治疗方法,统称为中医八法,即汗、吐、下、和、温、清、消、补。

和法

中医认为邪侵犯人体,导致五脏储藏的五气失衡,产生疾病。和法便是通过调和五脏储藏的五气,维持五气平衡,从而治疗疾病的方法。此处的邪包含外在六邪、内在五情五志失常和筋骨肉皮脉的劳损太过等。和法为中医的五气治病方法。

消法

又称为消导法,是运用消食导滞或化瘀破积、软坚散结方药,消除食积、痰凝、血瘀、痞块、症瘕、积聚等病证的治疗方法。

《素问·至真要大论》说:"坚者软之""坚者削之""结者散之",皆属于本法。故其适应证即为气、血、痰、湿、食等所致的积聚、症瘕、痞块等多种病症。

清法

又称清热法,即运用四气寒凉的药物,通过其泻火、解毒、凉血等作用,以解除热邪的治疗方法。《素问·至真要大论》说"热者寒之"即指本法。

温法

《素问·至真要大论》:"寒者热之""劳者温之"。具体方法有温中祛寒、温经祛寒、回阳救逆。

吐法

《素问·阴阳应象大论》中:"其高者,因而越之。"指病邪所在消化道上段(高),如咽喉、胃脘等病症,可用升散或涌吐(越)的方法治疗。

汗法

汗法,亦称解表法,是通过宣发肺气,调畅营卫,开泄腠理等作用,促使人体微微出汗,将从肌表侵入机体的六淫随汗而排出体外的一种治法。早在《素问·生气通天论》中已有记载,"体若燔炭,汗出而散",意为身体发热如同焚烧的炭火,汗出之后,热随汗外散。又如《素问·阴阳应象大论》:"其在皮者,汗而发之。"再如《素问·热论》："三阳经络皆受其寒,而未入藏者,故可汗而已……其未满三日者,可汗而发之。"说明邪气在肌表,故可以用发汗的方法来治疗。

下法

是指运用有泻下、攻逐、润下作用的药物,以通导大便、消除积滞、荡涤实热、攻逐水饮、积聚的治疗方法。又称泻下、攻下、通里、通下。它是根据《素问·阴阳应象大论》中"其下者,引而竭之;中满者,泻之于内。其实者,散而泻之"的原则而确立的。

补法

又称补养、补益。是补养人体五脏五气的不足,治疗各种五气亏虚病症的方法。《素问·至真要大论》："虚者补之""损者益之"。《素问·阴阳应象大论》："形不足者,温之以气;精不足者,补之以味。"皆说明这一补益方法。

第七章

经络篇

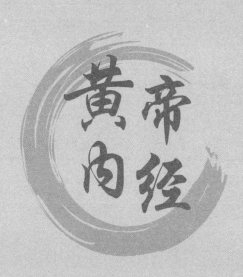

经脉发现和研究的意义

经脉的临床发现和研究，可能将彻底解开千古经脉之谜，使世人重新认识中医和人体生命科学。

改变中医现状

现代医学在短短数百年间便获得了跨越式的发展与进步，一跃而成为当下主流医学，究其原因是其拥有一套完整的生理、解剖等基础科学体系。

而有着数千年历史及经验的中国传统医学——中医学，当下发展却举步维艰。而这一现状也正是因以经络气血为主的中医基础医学体系的尚不为可知性。设想，如果经络气血为主的中医基础理论是科学的，那么一切"伪科学"的谣言便会不攻自破，中医现代化发展指日可待。

由此，倡导广大中医同仁以中医经络气血系统为主，开展系统化中医脏腑、经络、病因、病机、病证、诊法、治疗原则研究，建立现代化中医科学理论体系。而只有这一体系的建立和发展，才可以真正挽救当下岌岌可危的中国传统医学，令这门古老医学重获新春。

促进医学发展

现代医学在经历了高速发展的黄金时期后，当下逐渐进入瓶颈，并暴露出一系列严重问题。现代医学发展至今，仍未能找到诸多疾病的病因病机，基础科学研究也日益走入盲区。

人体经络的发现与深入研究将进一步完善现有生理机制，为现代医学发展提供新的研究方向。经脉系统建立，疾病研究可能将翻开新的篇章，为各类疾病提供新的救治途径，重病患者将迎来生的曙光。

深化生命研究

此外，经脉的发现与研究可能将真正打开人体生命科学的大门，深入挖掘人体生命潜能，建立生命科学体系。并将以一个全新的科学视角来解读千古经脉摄生术的科学性及经脉建立后人体诸多新的生命现象。

由此可见,经脉的发现和研究工作意义重大,亟须开展。

经脉难以发现的原因

体表的气血经脉从最初发现后,便如昙花一现般迅速消失在人类医学历史的长河中,仅剩下孤立的经脉线路和一些零星的理论内容存留于世。究其原因,主要为历史变迁过程中经脉理论和建立方法的遗失所致。

经脉理论的遗失和纰缪

经络学说具体由来不详,最早见于《足臂十一脉灸经》和《阴阳十一脉灸经》,而较为完整理论体系记载于《内经》之中。

《内经》中专门论述经络内容的文章涉及的有 60 余篇,是《内经》中最重要的理论系统。但因历史因素,现存《内经》后抄本内容和原本出入甚大,纰缪甚多,诸多篇章遗失。尤其是专门论述气血在人体经络运行规律与针灸原理的《灵枢》九卷仅以残本传世,到北宋,高丽献来《黄帝针经》,《灵枢》遗失的部分才又失而复得。但是受语境和语法变化的影响,后世人已经无法全面正确地了解《灵枢》对经络的解释。所以,对经络实质的诠释仍然被埋没着。

《外经》的遗失

《内经》与《外经》两者互为姊妹篇,同时期成书,一表一里,互相补充。其中《内经》为体,《外经》为用,两者共同构成古代中医完整的理论体系。

《古代医籍考》有说:"犹《易》内外卦,《春秋》内外传、《庄子》内外篇及《韩非》内外诸说。"有内无外,即非全书。现今,《内经》不全,《外经》遗失,为经脉理论的发掘和修复增添压力。

经脉的混淆

经脉气血理论,实属上古之人医学理论。至《内经》中,此时的经脉为血液所在的血脉、体表筋膜的循经感传线和体表诱发的组织液经脉三者的混合共同体。

秦汉时期,随着解剖技术的发展,古人开始深入探求体表经脉的解剖生理基础,从而错误的将体表经脉与内在血脉两者合一。至此,经脉便为解剖下人体血脉的理论认识已经形成,古人在此理论的指导下,脱离体表经脉的主旨。并在此基础上,结合五气化生理论与脏象学说等,逐渐形成了独特的三脉合一的经脉系统理论。古人用经脉同一名词表达了三种不同的机体循环现象,并将其融合为一整套相关经脉体系内容。如:将体表经脉刺激发现的气,与血脉结合,从而创立了营气化生经肺入脉的理论体系等。导致后世之人,望经络气血而兴叹。更有甚者,直接将经脉单一等同于血管,全盘否定中医体表经脉体系,使经络气血成为谜团。

传统医学技术的遗失

《内经》中,中医有六术:砭、针、灸、药、按跷、导引。有记载古人最早期的经脉发现多来自于砭、灸、按跷、导引四术,但这些古老的体表刺激技术早已遗失。而遗留下来保存较完整的中医用药和针灸技术却是很难发现经脉体系。

针灸因其作用体表的范围较小,很难激发人体经脉中的气血物质的流动。砭术失传已久,仅留下传统的刮痧技术在民间普遍流传;按跷技术则演变为按摩推拿;灸法则依托针法;导引则被普通健体所取代。

中医药的盛行

《内经》上下两卷,涉及用药和中药方剂的内容不多,且多称其为用"毒"。由此可见,当时的古人仍多采用体表经脉刺激来治疗疾病。

东汉时期,中药治疗逐渐取得统治地位,体表刺激治疗则沦为辅助手法。在此背景下,张仲景的《伤寒杂病论》,为中医药的开篇鼻祖之作,进一步巩固了中药的统治地位,影响深远。药物治疗法的盛行,彻底偏离了古人经脉建立的治疗思路。中草药物是无法进入经脉而起到治疗效果的,其治疗机制与现代医学的药物血流动力学是一致的。当下中医西化,越来越多的中医从业人员开始寻求更先进的现代检查技术和治疗方法,使得古人传统的体表接触诊治方法将逐渐遗失。

从业人员的变化

《内经》之后,传统体表刺激从业者逐渐减少,中医药物治疗成为主流。且张仲景在《伤寒论》序中便指出:后世医家缺乏对体表经络治疗理论的探究精神,"相对须臾,便处汤药"。

中医体表治疗法从业人员的减少及浮躁的医学风气都严重阻碍了经脉系统的发现。

近现代百年以来,许多国家在经脉研究上投入了巨大的支持,但均未能得到有效的验证,收效甚微,经脉的存在有争议。

经络理论的遗失年代久已,其来源于最早期的体表刺激方法,后随着中药治疗统治地位的建立而逐渐废弃,为经络体系的发掘与研究工作增加了难度。

上古医家的中医境界

《内经》中通过黄帝和岐伯之间的问答,让我们有机会能触及上古医学大家的医学境界。

诊治方法

远古时期的中医大能诊治疾病,无须疾病辨证或用药,《素问·移精变气论》中称:"唯其移精变气,可祝由而已。"便可治愈疾病。

此处的移精变气便是对经脉建立的最早描述记载。上古经脉建立者通过运转自身经脉系统,从而带动病患问题区域的经脉中的气血物质出现流动,将组织液中滞留的代谢废物排出体外的一种经脉治病方法。而祝由,有可能是经脉建立者通过"述由"启动自身经脉运行的条件反射刺激关键点。这种诊病方式也就是望气诊病法。由此推测,此时上古大能们的医学诊治疾病的方法是非常简单而高效的。

深层次的生命境界

远古医家可能是经脉的建立者,依经脉建立程度的不同,而分别有着不同的生命境界高度。《内经》开篇的《素问·上古天真论》中便将其分为真人、至人、圣人、贤人四类不同生命层次。其上古真人者,能寿敝天地,无有终时,也就是长生久视,延年益寿;中古至人者,则游行天地之间,视听八远之外,具有超常的视觉和听觉功能,形体也不受束缚,能自由穿梭于天地之间。其次有圣人者,形体不敝,精神不散,亦可以百数。其次有贤人者,益寿而有极时。

不同生命高度,人体自身会产生质的变化,可能具有改善生理功能,延长寿命的功效。由此可见,中国上古医家都有着一整套简单高效的疾病诊治和医学养生方法。

《外经》猜想

东汉时期班固在其著作《汉书·艺文志》中首次提出:《内经》十八卷,《外经》三十七卷。说明秦汉时期,的确存在一本《外经》,与《内经》为体为用,互相补充。

《古代医籍考》指出:"犹《易》内外卦,《春秋》内外传、《庄子》内外篇及《韩非》内外诸说",有内无外,即非全书。进一步阐明了内经为体,外经为用这一千古不变的道理。

《灵枢·经脉》中:"经脉者,所以能决生死,处百病,调虚实,不可不通。"明确指出经脉可以逆转生死,包治百病。并构建了十二正经和奇经八脉的经脉学说为《内经》中的核心思想理论体系。

且《内经》开篇便将古人划分为四种境界,分别为:真人,至人,圣人,贤人。并指出上古治病法门为移精变气的祝由术。

《内经》的这些内容多停留在理论层面与《外经》遥相呼应,为体为用。《内经》为体,《外经》为用,《内经》为《外经》提供理论基础;《外经》为《内经》的升华。内外两经,同为生命科学专著。

由此可以得出:《内经》讲经脉脏腑、五气化生、疾病救治等医理;《外经》则可能为移精变气的祝由术。故内经为本,服务大众,治病救人;外经为用,开启生命探索之门。

假托黄帝之名原因

《内经》与《外经》均并非真为黄帝之作,而是假托其名。由此命名也进一步得出内、外两经兼是关于人体生命科学的深度研究与探索。

而现今所传的《外经》原称《外经微言》,为明朝陈士铎所传,离原旨相去甚远。《外经》分为《祝由科》与《长生卷》。《祝由科》有可能讲的是移精变气的治病方法;《长生卷》则可能是包含经脉建立方法和人体经脉建立后深层次生命现象。经脉的建立法门本隶属《外经》,然随着《外经》的遗失,而沦落民间。

中医大家与经脉

5000多年前,轩辕黄帝求教于广成子,开启经脉摄生术的先河。以至于后世古人将医学的最高著作,假托其名,追根溯源,不忘其本。

扁鹊,传说是黄帝时代的名医,是中国传统医学的鼻祖,本就非常人也(修行者),后得长桑君禁方,而获得望气功能。著名史学家司马迁在《史记·扁鹊仓公列传》中有如此记载:"长桑君乃出其怀中药予扁鹊……扁鹊以其言饮药三十日,视见垣一方人。以此视病,尽见五脏症结,特以诊脉为名耳"。

编著《存神炼气铭》《备急千金要方》的孙思邈被宋徽宗敕封为"妙应真人"，明清时期被尊称为"药王"。

明代著名医学家、药物学家李时珍在其所著的《奇经八脉考》一书中曰："内景隧道，唯返观者能照察之""凡人有此八脉，俱属阴神闭而不开，惟神仙以阳气冲开，故能得道，八脉者先天之根，一气之祖……得之者，身体轻捷，容衰返壮，如醉如痴，此其验也。"是一位对经脉有如此深入认识的医者，其有可能是一名经脉建立者。

上古医学并非遥不可及

《内经》所描述的上古真人、中古至人长生久视，寿敝天地，无有终时的生命纵度，游行天地之间，视听八达之外的生命功能深度和移精变气治病的祝由术，无不论证了当时之人养生治病的高度。

今世之中医与之相比，看似遥不可及，无法望其项背。实则仅一线之隔。而所差的这一线可能便是经脉的建立。而经脉的建立本来源于医学，记载于《内经》和《外经》。然随着《外经》的遗失，而失传。

经脉建立法可能便是移精变气的经脉共振法，而祝由则为其经脉共振的启动激发点之一。

古代经脉建立者可能通过搭建自身经脉与施治者经脉两者之间的共振关系，从而带动其经脉出现循环，以达到治疗疾病的目的。经脉建立程度的区分，在于经脉振动的韵律强弱。当经脉启动后，振动韵律越强，则说明其经脉建立越完善，共振过程中的带动作用越强，治疗效果越好。反之，则越差。经脉实现共振后，理论上双方经脉的韵律具有趋同性，可能会产生经脉的同步共振现象。但整个经脉共振的早期过程中，因带动方的共振能量推动力更多的要用于疏通组织间隙淤堵的组织液和代谢废物。因此，同步共振现象多可能发生在整个治疗的最后阶段。

而这可能是《外经》中所遗失的经脉建立方法。

经脉发现因素

人类进化过程中，可能原有的以经脉为主的开放性循环系统的逐渐闭合是导致经脉难以发现的最根本原因。其次，古人对经脉定性理论的混淆、建立方法和观察方法的偏离，都可能阻碍了对经脉的进一步认识过程。

定性的混淆

《内经》中的经脉是解剖下的血液经脉和体表刺激发现的筋膜循经感传线及组织液经脉的统称。《内经》中，古人对经脉定性认识的混淆，导致当时建立的经脉体系同时包含解剖血脉、体表组织液经脉及筋膜经脉三者的特性。

混乱的经脉体系使得后世的经脉研究缺乏明确的方向性，增加了认识的难度。

建立方法的遗失

《内经》经脉定性理论体系的混淆，同时期论述经脉建立方法的千古医著《外经》的遗失，使得原有的经脉建立方法成为千古之谜。《外经》同时融合当时的经脉理论体系。古中医可能重在论述经脉理论、建立方法和经脉与健康疾病的关系。

监测方向的错误

经脉的先天闭合性，注定了普通大众经脉监测实验的失败。而传统针灸和按摩均以筋膜经脉为主，无法有效地实现组织液经脉的长效循环。因此，针对传统针灸和按摩下的经脉监测，无论应用多么高端的科学仪器设备，其更多的发现结果只能是体表循经感传的筋膜线，是无法真正成功的诱导并监测出古人经脉中流动的气血物质的。

《足臂十一脉灸经》和《阴阳十一脉灸经》中指出人体十一条经脉多是由四肢向心性流动的。这一结论主要是因人体经脉出现流动时，可能在胸腹部会有明显的气体或液体的流动感和非常清晰的气体或液体流动摩擦音。古人据此发现了经脉流动的向心性特征，而四肢末端结缔组织致密，组织细胞间隙狭窄，使得组织液或代谢废气的流动感或流动音非常弱。此时，单纯通过自身感受和肉耳听觉是很难发现的。

当代经脉实验监测，缺乏有效的经脉刺激手段，监测重点多为人体四肢末端，无形中增加了经脉发现的难度。

由此可见，有效的经脉建立方法和科学针对性的监测手段是经脉研究工作必不可缺的。

解剖下的经脉

中国古代医者在长期临床体表刺激的过程中，发现当刺激体表某些位置时，会引出气血物质的向心性流动，并伴有循经感传现象。《足臂十一脉灸经》中将此气血通道命名为脉。秦汉时期，开始了中国历史上第一次大规模的医理融合，将经脉体系与脏腑阴阳、五气化生理论和解剖生理知识等相互沟通，建立当时中医科学化体系。而在这一融合过程中，经脉的生理解剖认识，便显得格外重要。

《内经》中的经脉解剖只能将其归结为血管，从而建立起经脉的脏腑表里沟通体系。经脉与血管的错误对应关系，主要是因两者生理和功能之间的近似性。

两者遍布周身，具有循环流动特性；血管与体表经脉都有线性通道；流动物质近似，体表经脉为气血；血管为血液。血管中的气无影无踪，解剖下本身便无法获知。

经络是否真实存在？这个问题困扰了古今中外医学家数千年的历史，并在人体解剖方面进行了无数次尝试。

近现代以来，随着科学技术的飞速发展和人体生理解剖知识的进一步完善，国内外开始了新的一轮的经脉科学验证试验。但即使应用最先进的声光电技术以及在数十万倍的电子显微镜下也都未能发现气血经脉的影子。

有人认为，西方生理学和解剖学在阐述人体系统结构和功能方面早已经非常完备，是不可能存在如此庞大的经络系统而却尚未被认识到的。

因此，中西方诸多医学和生物学家多已达成了经脉不存在性的共识，认为近现代的经脉研究本身便是一场闹剧。

而这些研究实验失败的根源可能在于经脉的先天闭合性，并缺乏真正行之有效的经脉建立手段。2018年3月28日，《自然》刊登的论文中，首次建议将人体内的间质组织归为一个完整的器官。研究人员发现，曾被认为遍布全身的密集结缔组织实际上是充满流体的间质网络。这些流体也就是组织细胞间隙中的组织液。此篇论文指出：以往的解剖学依赖于显微镜载玻片观测切片。但是这种处理方式在凸显某些结构的同时，也排走了其中的液体，导致间质壁塌陷，其外观和功能明显改变。当采用新型观察方式后，便发现组织细胞间质中的组织液无处不在，为经脉的科学监测提供了生理基础。

然而，因人体细胞组织间隙过于狭窄，组织液流动阻力太大，缺乏有效流动性，而表现为凝胶状态，参与组织细胞和微动静脉之间的物质和能量代谢过程。

当通过有效手段，从而建立起人体组织液的循环流动通道时，可能古今经脉的解剖和生理研究结论便会出现明显的不同。因经脉为组织间质中的组织液成分，并无明确的管腔结构。因此，在《内经》中，即使体表刺激下经脉中气血物质的流动感和流动声此起彼伏，在当时的解剖生理技术下，是无法真正发现经脉的。举个例子，经脉就好比海洋中的洋流，是没有固定通道的，你无法单纯通过水分子来加以区分。而通过当下组织液和代谢废气的最新监控技术，便可以轻易地捕捉到经脉的组织液流动特性。从而积极寻找经脉在治病救人和深层次生命功能活动开发上的科学论点。

因此，经络气血本身可能便是人体固有的气体与液体的循环体系，它先天闭合却并未脱离现代医学解剖生理范畴。

洗髓伐毛与经脉

汉·郭宪《东方朔传》："吾却食吞气，已九千余年，目中童子，皆有青光，能见幽隐之物，三千年一返骨洗髓，二千年一剥皮伐毛，吾生来已三洗髓五伐毛矣。"此处描述的便是上古真人黄眉翁涤除尘垢、脱胎换骨的传说。

而"洗髓伐毛"，其本身可能便是推动经脉中瘀堵的组织液及有害代谢废物排出体外的过程。此时，则可直接疏通经脉与代谢器官之间的通道，从而将化开后多余的组织液和代谢废气进入人体膀胱或肛门，通过小便或放屁的形式排出体外。

而当对瘀堵的组织液和代谢废物的推动无力，便会以为人体局部体表皮肤发疹、发痒、排寒、排污及高烧等形式排出体外。此种多存在诸多不适症状，故又称之为"排病反应"。

其两者都是通过排出组织细胞外多余的组织液和有害代谢废物，恢复细胞有效新陈代谢活动为最终目的的。

当人体细胞内环境中的有毒污物排出体外，人体组织细胞新陈代谢重新焕发生机。

经脉与开放式循环系统

据推测经脉循环系统为人体第二大循环系统，又称为组织液循环系统。可能其先天处于闭合状态，为人体组织细胞间质中组织液的高效周身循环网状系统。组织液通道的建立，可以很好地弥补血液循环系统的弊端，彻底解决微循环障碍问题，恢复细胞新陈代谢功能活动。

这一系统为细胞新陈代谢大开后门，经脉可加快细胞外液与外界能量与代谢废物的交换过程，彻底改善细胞外液为主的内环境，从而有效改善细胞生存环境，逆转并挽救受损组织细胞。故又称人体第二套循环系统。

组织液循环系统同血液循环系统一致，连接其化生端和代谢通道端，从而辅助血液循环系统的功能作用,参与细胞新陈代谢生命活动。

其中,血液循环系统为封闭的血液管道运输系统,主要是由心脏、血管及血液所组成的,共同维持人体高压的血液运输环境。而组织液存在于组织细胞间隙,其向心性的有序流动通路便是经脉。

整个物种的进化过程,其实也就是循环系统的不断完善进程。由最早期的海绵动物、腔肠动物和扁形动物的消化循环腔(图22),进一步过渡为软体动物的开管式循环系统,最后为闭管式循环系统,而循环的途径则由单循环向双循环过渡。人类血液循环是封闭式的,由体循环和肺循环两条途径构成的双循环。而经脉则应为人类或其他高等动物在长期的历史进化过程中,由封闭式血液循环系统所逐步取代弃用的原始消化循环腔或开放式循环系统。这些原始循环系统,并未真正彻底消失,而是以闭合的状态存在,通过后天体表有效的疏通刺激,便可重新建立。

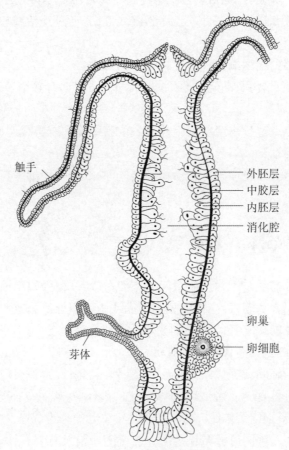

图 22　水螅消化循环腔纵切图

经脉作为原始的开放式循环系统,可能其营养物的输送和代谢废物的排泄方式更加便捷。组织液隶属于细胞外液,为细胞新陈代谢的场所,细胞从组织液中获取其必需的营养物质和氧气,并将其代谢废物转送至组织液,进入微循环,排出体外。当人体微循环出现障碍,组织液中的代谢废物出现瘀堵,从而影响细胞正常的新陈代谢活动,导致疾病。组织液为经脉的内容物,组织液中代谢废物的瘀堵便为中医的气滞血瘀。经脉循环建立后,细胞外瘀堵的组织液和代谢废物出现向心性流动,进入三焦经脉快速代谢通道,以液体尿液和气体屁的形式将瘀堵的代谢废液和废气排出体外。组织液经脉的建立从根本上解决了血液循环系统中微循环障碍的问题。经脉为开放式循环系统,其与代谢器官直接相连,瘀堵的代谢废物可以直接进入膀胱或肛门,排出体外,为人体经脉快速代谢通道。

作用

经脉循环系统是人体第二套循环系统,有效的弥补了血液封闭管道循环系统末端微循环的弊漏,增加了细胞新陈代谢效率,改善了人体细胞新陈代谢所需的内环境。其与血液封闭管道循环系统一起,共同构建了人体细胞与外界之间的能量交换和代谢废物排泄机制。为人体组织细胞完成新陈代谢活动提供了组织学基础。

经脉循环通道的建立,使得人体同时拥有两套完善的高效循环通道。血液循环通道可以将细胞所需的营养物质与氧气快速的输送到细胞周围,并将细胞代谢废物转运出体外。但因为越接近末端,动能越差,末梢微循环越容易出现瘀堵问题,从而影响细胞的新陈代谢活动。而经脉系统缺乏长效的动能支撑,却可以有效地解决末梢微循环障碍,两者相互配合,共同维持细胞新陈代谢的内环境稳态。

存在问题

细胞与组织液之间进行物质和能量交换,因此,组织液环境,也称内环境,对细胞的生存具有重要的意义。流水不腐,户枢不蠹。我们都知道流动的水系不易变质,经络的通畅与否决定着组织液的内环境状态,进而影响细胞的新陈代谢功能活动。因此,组织液经脉的流动性对维持生命健康发挥着重要的作用。

经脉系统与闭合式血管系统的对比

心血管系统:心血管系统形成了完整的管道,而且血管壁弹性大,能支持较高的血压,因此血压较高,血液重新分配的调节和血流速度也较快,是高级形式的循环系统。且人类及高等动物逐步建立的体循环和肺循环体系,将氧气的利用率提升,有着非常积极的意义。

但在维持高血压的同时,动静脉交流,其必然对心脏及血管存在较大的压力负担。同时闭合的管腔,尤其是对末端微循环部分,很容易出现代谢废弃物的瘀堵,从而影响细胞的新陈代谢和正常生理功能活动,导致疾病和死亡。可以说,单一的血液闭合循环系统在为人类带来更多的便利和功能活动外,却也会为人类带来疾病。而这几乎是不可逆的。

经脉循环系统:又称组织液循环系统,为人体的第二套循环系统,其先天是闭合的,当组织液出现长效循环后,可将瘀堵的代谢废物排出体外,从根源上解决血液循环系统微循环的瘀堵问题,恢复细胞新陈代谢活动。

但因其本身缺乏长效循环的动能,又缺乏闭合的管腔结构,因此没办法维持较高的血压,便使得人体整体功能活动明显受限。

只有同时建立起经脉循环系统,才能彻底从根源上解决单一的闭合血液循环系统的弊端。经络系统与封闭管道循环系统两者共同构成了人体的大循环体系。

经络与微循环

组织液为组织细胞进行新陈代谢生理活动的场所,其从组织液中获取氧气和必需的营养物质,并将其有害的代谢废物转运至组织液。组织液与微动静脉循环支或微淋巴管之间的相互转运,是维持细胞内环境稳态的唯一方式。而当微循环障碍,通路受阻后,细胞的新陈代谢活动便停滞。

细胞间隙组织液的定向流动,便是经脉,因此,组织液自身便可将滞留的代谢废物排出体外,并获取细胞新陈代谢所必需的营养物质和氧气。

经脉为组织液的循环系统,一端与组织细胞直接沟通,而另一端则通过代谢器官与外界相连。当局部微循环出现障碍时,其可起到很好的治疗效果。

微循环(图 23)是微动脉与微静脉之间毛细血管中的血液循环,是循环系统中最基层的结构和功能单位。它包括微动脉、微静脉、毛细淋巴管和组织管道内的体液循环。

微循环的特点

微循环中的毛细血管长约 9~13 万公里,粗细约头发的二十分之一,极易出

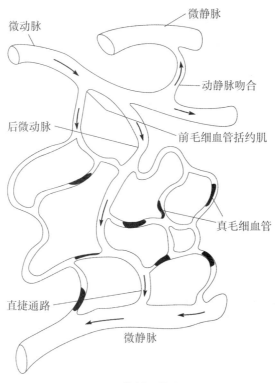

微动脉　　　　　　　　　微静脉

动静脉吻合

后微动脉　　　　　　前毛细血管括约肌

真毛细血管

直捷通路

微静脉

图 23　微循环模式图

现瘀堵,而影响血液循环。

　　血液循环中,血液从心脏泵出后,进入主动脉—各支动脉—微动脉—微动静脉毛细血管—细胞外液,回流进入微静脉或微淋巴管,从而进入人体静脉循环或淋巴循环。而这些高速运行的血液,在微动静脉毛细血管处,阻力增大,流速减慢,在不良情绪刺激、高脂饮食、有毒工化业品、年龄增长等因素影响下,出现淤堵,从而导致细胞新陈代谢出现紊乱,进而诱发人体疾病或衰老,甚至死亡。人体的微循环参与细胞的新陈代谢和物质交换,并将细胞所需的氧气及营养物质输送至组织间隙,同时还将细胞代谢产生的对人体有害产物如肌酸、乳酸、二氧化碳转运至组织液,从而进入微静脉和微淋巴管排出体外。从毛细血管动脉端渗入到基质内的一部分液体,与组织细胞进行物质交换后,再经毛细血管静脉端或毛细淋巴管回流入血液或淋巴,这一部分液体称为组织液。人体经脉循环系统其本身便是微循环中微动、静脉毛细血管之间细胞外组织液的自身流动,细胞内基质及细胞外液的淤堵有害物质可以直接通过经脉循环系统进入经脉快速代谢通道,经代谢器官排出体外。其可有效地改善微循环障碍,维持人体内环境稳态,从而有利于细胞新陈代谢活动。

由此可知,微循环系统是经络系统中组织液生成与重吸收的场所,两者相辅相成,互相调节,共同影响细胞新陈代谢所需的内环境稳态。

当微循环系统中血液理化性质发生改变,导致功能障碍时,微动静脉管腔狭窄,血液流速减慢或血栓形成,不利于组织液与微循环间氧气及营养物质与细胞代谢废物交换。细胞生存内环境稳态被打破,局部组织细胞缺血缺氧甚至坏死,引起一系列临床症状,是百病之源。

血液循环最主要的作用就是进行血液和组织细胞之间的物质交换,这一功能主要靠微循环实现。同时,组织液是血浆经毛细血管壁滤过到组织间隙而形成的,是细胞赖以生存的内环境。对于某些彻底堵塞的微循环系统,经脉系统作为组织细胞的侧支循环部分,可以有效改善组织细胞内环境,挽救濒临死亡的细胞组织成分。

经脉循环系统通过自身组织液的快速循环机制,可以将微循环中的有害淤堵物质迅速代谢出体外。从而有效改善微循环障碍情况,增强微动脉滤过率与微静脉的重吸收功能。

物质交换

血液系统与组织液经脉系统两者在微动静脉之间的真毛细血管进行营养物质和代谢废物的交换。而真毛细血管的管壁仅由单层内皮细胞构成,外面有一层很薄基膜,故通透性很高,成为微循环系统中血管内血液和血管外组织液进行物质交换的场所,所以也称为交换血管。因其通透性非常强,所以也是经脉通路的一部分。

微循环与疾病

目前医学研究中,人的衰老、生病都与微循环功能障碍有关这是比较公认的学说。

影响人体组织器官发生病变的主要因素正是人体微循环恶化。一旦人体的微循环发生障碍,其相应的组织系统或内脏器官就会受到影响而不能发挥正常功能,就容易导致人体的衰老、免疫功能的紊乱以及疾病的发生。正常情况下,微循环血流量与人体组织器官代谢水平相适应,使人体内各器官生理功能得以正常运行。因为人的毛细血管极细极长,而且其中的血液流速极慢,每秒大约只能流动 0.41 毫米。在这么长的血管中,经常有杂质混浊在血液中,如胆固醇、酒精、尼古丁、药物残渣、化学残留物等,它们不但使血管壁变厚,有时经常堵塞血管,造成血液运行不畅。因此当微循环发生障碍,产生淤滞时,新陈代谢便不能正常进行,轻则造成机体功能退化,严重时就导致疾病的发生。

现代医学证明:人体的衰老、高血压、糖尿病及许多心、脑血管疾病,大部分都与微循环有密切关系。所以,微循环的功能正常与否,是人体健康状态的重要标志。

血细胞的特殊性

血细胞、淋巴细胞具有流动特性,因此,整个血浆或淋巴液便是其细胞外液成分。当血浆或淋巴液循环代谢障碍,则两者中滞留的代谢废物便会影响血细胞和淋巴细胞新陈代谢生理活动,导致血液或淋巴系统疾病。

经脉可有效地促进血浆与组织细胞之间的新陈代谢活动,消耗其中滞留的营养物质,降低血脂或血糖等;并促进血浆中的代谢废物进入代谢器官,排出体外,有效维持血细胞和淋巴细胞内环境稳态。

毛细血管与心脏不同步的自律运动,将血液进行第二次的调节、灌注。微循环也因此具有这种重要的生理功能,所以,在医学上把微循环比作人体的第二个心脏。

经络与血液循环系统

人类在长期进化过程中,可能为更好地适应外界复杂的自然环境,逐渐废弃了原有的开放式经脉循环系统,而形成了更加高效的血液双循环系统。此时,经脉系统逐渐闭合,组织液凝结而流动性丧失,组织细胞间隙缩窄。

经脉循环系统的建立,可以有效改善人体血液循环系统末梢微循环障碍,恢复细胞新陈代谢活动(图24)。组织细胞从呼吸系统获得氧气、排放二氧化碳,并从消化系统摄取营养物质的能力增强,更多的代谢废液和废气经泌尿系统尿道和肛门排出体外。微循环内微动静脉毛细血管之间连接处的细胞外液,便是组织液。当经脉建立后,组织液出现循环流动,可将其中瘀堵的有毒代谢废物直接排出体外。

而人体高效封闭式血液双循环系统,有着完整的封闭式管道,血管壁弹性大,能支持较高的血压,血液重新分配速率快。且体循环和肺循环双循环体系,有效地提升了氧气与营养物质的利用率,为高级形式的循环系统。高效血液双循环系统,有效的弥补了组织液重新分配速率慢、利用率低的问题,可用以满足更高的生理功能活动需求。

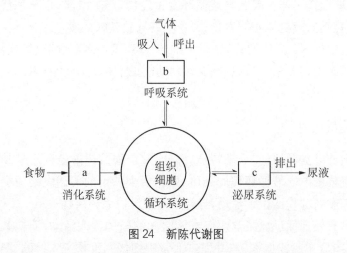

图24　新陈代谢图

经脉循环系统建立后，人体细胞外组织液实现了周身大循环，其与微动静脉毛细血管的相互沟通发生在组织各处，共同维持着人体的液态平衡。假如两者间晶体渗透压和胶体渗透压不变，推测经脉建立后，是无法分流现有循环系统中的液体总量的。

经脉闭合性

经脉循环系统缺乏自身循环的动能，因此，经脉建立后，如无外界主观意识的干预，则经脉组织液循环会呈现弱流动性特征。此时的人体仍然是以高效的血液双循环系统为主的，而人体的经脉系统仅仅起辅助循环作用。经脉的这种辅助作用，在微循环瘀堵的治疗早期作用最大，一旦建立起经脉系统，可能便意味着人体微循环的改善，血液循环系统重新恢复最佳功能状态，此时经脉的辅助作用逐渐下降，如无长效刺激机制，则逐渐重新闭合。

代谢器官及代谢废物

血液循环系统的代谢途径主要有三条：一是通过呼吸系统，呼出二氧化碳和少量有害气体物质；二是通过泌尿系统把人体多余的水、无机盐和尿素等有害成分以尿的形式排出体外；三是通过皮肤出汗，排出水、无机盐和尿素等。

而经脉为组织液循环系统，当其通道完全建立时，则多以打嗝放屁或小便增多为主，此时的代谢器官除泌尿系统尿道外，还包括消化系统的口腔和肛门。而当经脉建立不完全时，则可通过呼出有害气体物质、打喷嚏、皮肤排汗等排病反应排出体外。

两者循环系统的双向建立，即实现了血液中氧气、营养物质与代谢废物重新高效分配的功能；同时也有效地避免了血液循环系统末端微循环障碍的发生。两者共同作用，有效的构建了人体大循环体系。

不一样的循环代谢

通过移精变气经脉共振法来建立经脉循环系统时，经脉中瘀堵滞留的多余组织液或代谢废气会出现向心性流动，胸腹部出现气体或液体的流动感和流动摩擦音。紧接着便会出现打嗝放屁和尿量增多的现象。而这里的打嗝放屁或排尿与现代医学的传统认识有着明显的差异性。

经脉建立后，组织液产生向心性流动，其中的代谢废气，以打嗝或放屁的形式经消化道的上下出入口排出体外。其较清的气体代谢物质会直接上行穿透胃壁细胞组织间隙进入胃脘，上行刺激横膈膜，上出咽喉嗳气而出。较重浊的气体代谢物质会直接下行腹部，透过直肠中末端细胞组织间隙而进入肛门，排出体外，不需经过消化系统。这便是中医"清气上扬，浊气下沉"的说法。

屁

现代医学对人体屁研究发现，人体屁的主要气体来源有二：咀嚼时吞入消化道的空气；大肠和直肠内的细菌，特别是大肠杆菌，发酵食物残渣而产生的气体。而经脉建立时，所出现的大量放屁排气，则多为组织液中瘀堵的代谢废气。因此，屁的化生来源可增加组织液中滞留的有害代谢废气。

现代医学多认为屁来源于咀嚼或大肠内的食物发酵，为消化道肠腔内的气体蠕动，其正常应该局限于整个肠管的内部。但当周身任何地方经脉中滞留的多余组织液或代谢废气突破束缚，出现向心性回流时，则胸腹部便会出现气体或液体的流动感和流动摩擦音。此时，经脉建立者会立刻出现肛门放屁排气和膀胱充盈感现象。而这里的屁和尿的来源和代谢途径，则明显不同。此时，产生的屁，由身体其他部位直接快速进入人体直肠近肛门末端，排出体外，并非由消化道所化生，多无异味。因此，经脉建立后，人体消化系统的代谢器官，同样直接参与细胞的代谢活动。

对于代谢废气化学成分的解析，更多的便只能通过对其终端产物屁的成分分析来完成。正常的屁大多是由无味的：59%的氮、21%的氢、9%的二氧化碳、7%的甲烷以及4%的氧气和不足1%有味的氨和粪臭素，吲哚、粪臭素、硫化氢等恶臭气体所组成。组织液流动时，产生的屁，当其有效成分和原有屁的成分存在较大差异时，便可进一步印证其来源的不同。

尿

而经脉建立时的产尿途径，便是《内经》中的三焦，《灵枢·本输》中称其为："中渎之腑，水道出焉，属膀胱，是孤之腑也。"三焦与膀胱直接相连，当经脉中滞留的组织液出现向心性高速流动，下腹部出现液体流动感和流动音时，则可明显感觉到膀胱的充盈感。此时，多余的组织液直接透过膀胱细胞组织间隙，进入膀胱，排出体外。而那部分直接进入膀胱的液体成分，则避免了肾脏对原尿的重吸收过程，从而导致尿液量大增，为人体尿液的第二来源和形成途径。其为肾衰等诸多肾脏系统疾病的临床原理探究和疾病救治的新的出路。

因此，经脉建立后，人体组织细胞新陈代谢中的有害代谢产物存在新的更加高效高速的代谢途径和代谢方式。人体对尿液和屁的认识存在明显的局限性。

这一发现将彻底颠覆人们对现有人体生理，病理和解剖学等的传统认识，对众多疾病的救治和发病机制的研究提供了诸多方向。

如何印证经脉

秦汉时期，开始了中国历史上首次中医理论文化的大融合，将体表发现的经脉体系与脏腑生理解剖系统和五气阴阳化生理论等相互融合，从而汇总为《内经》和《外经》。

古代医学在体表经脉的解剖生理循证过程中，将体表发现的气血和循经感传筋膜线，误印证为人体血管的分布线。因此，《内经》中论述的经脉体系便同时具有了体表气血经络线，循经感传筋膜线和体内的人体血管分布线三大部分组成。而人体体表的循经感传和气血流动的线路是相对一致的。因此，可以概括的认为此时的经脉主要由体表经脉和体内血管两大部分组成，这才是此时的经脉理论体系的核心。显然，血管是古代医学在对体表经脉的解剖生理印证过程中，所出现的歧途。而体表所诱发出的气血经脉才为古中医理论的根，古今中外中医探究的源。因此，《内经》中的经脉理论，是建立在血脉（血管）、体表循经感传和气血经脉之上的，并不能作为气血经脉发现的理论核心基础。而《足臂十一脉灸经》与《阴阳十一脉灸经》所记载的人体十一条体表循行线路，是关于气血经络的最早记载。其和《内经》中的气血经脉论述篇章一起，可作为经脉发现研究的理论支撑。

因此，对经脉的认证过程，必须充分还原气血经脉本质，理性分离血管经脉相关理论知识。《内经》中体表经脉与血管经脉的区分方法：体表气血经脉走行气血物质，气无色无味，无法肉眼可视，故多为体表刺激后所诱发的气体或液体的循经流动感或流动音。而血管经脉，为有形之物，内包裹血液，肉眼可见。因此，《内经》中凡具体有形可视之经脉兼是血管经脉，无形的体表气血流动感或声音则多为气血经脉。如《灵枢·脉度》中所说的："经脉为里，支而横者为络，络之别者为孙。"《灵枢·经脉》指出的："经脉十二者，伏行分肉之间，深而不见；其常见者，足太阴过于外踝之上，无所隐故也。"以及《灵枢·经水》中的："若夫八尺之士，皮肉在此，外可度量切循而得之，其死可解剖而视之。其脉之长短，血之清浊，气之多少，十二经之多血少气，与其少血多气，与其皆多血气，与其皆少血气，皆有大数。"这里的经脉肉眼可见，有深有浅，有支有横，有大有小，可知长短，可测血气，为血管经脉。而《灵枢·本藏》："经脉者，所以行血气而营阴阳。"血气行于内，主动，来源于体表流动感觉和声音，此为《内经》中气血经脉的筛选方法。

《足臂十一脉灸经》和《阴阳十一脉灸经》中描述了四肢末端体表刺激点所诱发的十一脉气血物质的向心性循经点状或线状流动感应。此时的经脉是单独分布的，并未首尾相连。与《内经》中的肢体末端的五输穴，根结：起、流、注、入的向心性流动规律相一致，共同描述了最早期经脉的发现过程及发现方法。

此外，随着体表经脉的深度探索，进一步总结发现了奇经八脉的走行顺序，治病功效和其他功能。从而有了《灵枢·经脉》所云"经脉者，所以能决生死，处百病，调虚实，不可不通"的感慨。

由此可知，经脉者，可能来源于体表的刺激诱发，有气体或液体物质流行其中，具有向心性流动特性。其建立后，可能具有治病的功效。

至此，便掌握了古人气血经脉的理论核心和其发展完善的整个时代过程，为气血经脉的重新挖掘和验证奠定了坚实的基础。气血经脉建立方法具体如下：

移精变气经脉共振建立法，推测为经脉循环系统建立的高效便捷方法，其可能通过人体体表接触，建立两者之间的经脉共振循环，便可有效的诱发出体内经脉中的气体或液体流动感和胸腹部的流动摩擦音。此处的流动液体和气体，分别为人体多余的组织液和代谢废气。①

因人体四肢末端组织结构致密，组织液含量较少，流动阻力大，很难出现明显的流动感和流动摩擦音。但胸腹部组织间隙较大，结构较疏松，流动阻力较小，组织液汇聚流量大增。因此，当组织液流经胸腹部时，便会出现明显的气体或液体的流动感和流动摩擦音。因而，多具备向心性流动感和流动音增强的特

---

① 该发现为临床中体会所得，仅为个人推测，其内在机理尚需进一步研究。

性,与《足臂十一脉灸经》和《阴阳十一脉灸经》中经脉的向心性运行规律和《内经》中人体五输穴的循环相一致。

当气血经脉建立后,滞留的代谢有害物质可经经脉代谢通道排出体外,有效的改善组织细胞内环境,恢复细胞新陈代谢生理活动。可以达到很好的治病、延缓衰老的功效。

移精变气经脉疏通过程

中医经络学说是古代医者通过临床客观实践观察建立起来的,客观实践意味着科学,所以,用科学一定能解读中医经脉学说。

经脉的共振疏通,依高阶经脉建立者的经脉共振韵律强弱,而表现各异。可能当韵律较强,则组织液经脉流动势能强,多余的组织液和代谢废气转运多,则胸腹部气体和液体的流动感和流动摩擦音多而密集。此时,除了远端组织液和代谢废气流经腹部,与细胞间隙产生的流动摩擦音外,治疗中,人体胸腹部可能还会出现局部单个或连串的组织间隙被疏通开的水泡或气泡爆破音。

在此过程中,人体胸腹部可能会出现单个或多个位置存在明显的憋胀感,随着经脉共振时间的延长,憋胀位置的经脉得以疏通,则会出现组织液或代谢废气的流动感和流动音。随之,憋胀感消失,患者自觉非常清爽。这些憋胀位置点,多位于共振接触位置的同一经脉上下腹部的组织液或代谢废物瘀堵点。这也进一步论证了经脉线的存在性。

同时,经脉建立过程中,建立对象身上任何已知或未知的陈旧性病灶,如:过往的外伤或脏腑病变部位等都可能会出现明显的异样感。常见的如:温热感、憋胀感、一过性刺痛感、瘙痒感等。

并且可能会轻微诱发出过往潜藏病症或现有疾病的症状表现。如部分心脏病或上胸部疾病压迫腋神经患者,经脉建立中,便会出现上肢的麻木感、无力感等,以左上肢更为多见。

建立经脉共振时,则与病灶相关的致病部位便会出现明显憋胀感,这便是疾病的病因寻找方法。当经脉共振加强,经脉得以疏通,憋胀感随之消失,胸腹部出现诸多气体和液体的流动感和流动音,治疗效果最佳。

因此推测,移精变气经脉共振法本身便是科学精准的检查、治疗及预后评估方法。经脉建立过程中,远端经脉所出现的憋胀感或刺痛感等其他不适感,可能便是中医"痛则不通,通则不痛"的理论由来。经脉共振建立法可能为中医上病下治,左病右治疾病整体观的最初由来,它指出了人体局部病症与全身各处异常都有可能相关。

人体胸腹部感受到的气体和液体流动感有深有浅、有大有小，同时产生的腹部流动音和爆破音，有音量和音质差异，而各不相同。

但其最终的代谢途径是一致的，代谢废气经口腔嗳气或肛门放屁排出体外，多余的组织液则直接渗入膀胱，经尿液排出。

痛与通的辨证关系

《素问·举痛论》指出：“通则不痛，痛则不通。”意思是说当经脉中气血物质运行通畅，便不会出现疼痛，而如果经脉中出现气滞血瘀，运行不畅，人体瘀堵位置便会出现疼痛。经脉为人体组织液的定向流动通道，因此，此处瘀滞的气血便是人体细胞外多余的组织液和有害代谢废气。

组织液是人体细胞新陈代谢的场所，细胞从组织液中获取其生理活动所必需的氧气和营养物质，并将其终端代谢的有害物质转送至组织液，进而排出体外。

因此，当人体微循环障碍，组织液中有害代谢废物出现瘀堵，便会切断细胞新陈代谢路径，影响组织细胞新陈代谢正常生理功能活动。细胞出现组织坏死、变性和死亡，从而导致机体疾病等病理改变。

经脉组织液的瘀堵位置，因组织细胞的变形坏死，而导致细胞间隙塌陷缩窄。当经脉产生共振循环时，可能将带动经脉中的组织液出现向心性位移，遇到瘀堵位置，则组织细胞间隙中的组织液或代谢废物对两边细胞膜形成较大的压力，刺激膜上压力疼痛感受器兴奋，疼痛刺激信号沿传入神经进入脊髓后角上传大脑中枢，从而产生憋胀痛或刺痛（图 25）。而当经脉疏通后，组织液和代谢废物排出体外，便可能立马有效缓解两边细胞膜的压力，降低膜上压力疼痛感受器的兴奋，从而有效缓减疼痛，改善微循环，恢复细胞新陈代谢功能。

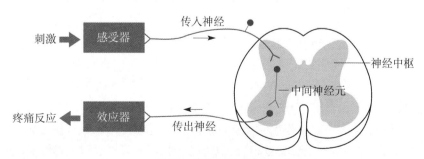

图 25　疼痛刺激反射弧

推测,《内经》中"通则不痛,痛则不通"的理论来源于古人移精变气的经脉共振现象,为经脉疏通时组织液或代谢废物对两边细胞膜的压力性疼痛刺激产物。

经脉救治疾病的机制

人体细胞的异常状况分为:细胞损伤和细胞异常死亡两部分。而这两部分又和人体整体的疾病和死亡息息相关。

当人体微循环障碍,细胞新陈代谢出现紊乱,机体细胞受到诸多损伤因子的破坏作用如:氧气和营养物质的缺乏、细胞有害代谢物质的化学刺激,机体内分泌液对细胞的过度强化等。当刺激的性质、强度和持续时间超过一定的界限时,细胞就会受损伤,甚至死亡。

经脉是人体细胞外组织液的定向流动循环体系,当其建立后,便可直接将组织液中威胁细胞生存环境的有毒物理和化学代谢因子,直接代谢,排出体外。从而有效改善人体微循环障碍,恢复人体细胞新陈代谢功能,挽救已经损伤了的组织细胞,恢复细胞活性。

细胞及组织损伤因子

微循环障碍、细胞新陈代谢出现异常,使得诸多有害因子停留在细胞内外,从而造成细胞损伤或死亡。

• 细胞膜的破坏。细胞内、外多种有害代谢因素可以破坏细胞膜的结构和功能,从而导致细胞损伤。

• 活性氧类物质的损伤作用。活性氧类物质以其对于脂质、蛋白质和 DNA 的氧化作用而损伤细胞。

• 细胞质内高游离钙的损伤作用。细胞质内高游离钙可引起胞质内的磷脂酸和内切核酸酶等的活化。这两种酶可以降解磷脂、蛋白质、ATP 和 DNA,从而引起细胞损伤。

• 缺氧的损伤作用。缺氧可导致线粒体氧化磷酸化受抑制,使 ATP 合成减少,使细胞内各种代谢发生障碍,活性氧类物质增多,从而引起细胞的损伤。

• 化学性损伤。作用途径包括:直接的细胞毒性作用、代谢产物对于靶细胞的细胞毒性作用、诱发免疫性损伤、诱发 DNA 损伤。

• 遗传变异。细胞新陈代谢异常,可导致结构蛋白合成低下,使细胞因缺乏生命必需蛋白而死亡、核分裂受阻、合成异常生长调节蛋白、酶合成障碍,引发先天性代谢病或后天性酶缺陷。

细胞形态改变

当人体细胞损伤发生后，便可导致变性等诸多形态学改变。

组织变性

变性是指细胞或细胞间质受损伤后因代谢发生障碍所引起的某些可逆性形态学变化，表现为细胞质内或间质内出现异常物质或正常物质数量异常增多。

一般来说，变性是可复性改变，原因消除后，变性的细胞结构和功能仍可恢复。但严重的变性可发展为坏死。

细胞水肿或称为水样变性：细胞受损时，最常见的情况就是细胞水肿。细胞水肿是细胞轻度损伤后常发生的早期病变，好发于肝、心、肾等实质细胞的胞质。脂肪变性多发生于代谢旺盛耗氧较大的器官如肝脏、心脏和肾脏，以肝最为常见，会出现玻璃样变、淀粉样变、黏液形变、病理性色素沉着、病理性钙化等改变。

人体经脉循环系统，可直接将瘀堵滞留在人体细胞外组织液中的有害代谢物，排出人体，从而避免加重细胞损伤和组织变性。并恢复细胞新陈代谢功能，积极挽救受损细胞和恢复细胞原有功能活动。须知，人体的生命本质和功能活动，归根结底是细胞的功能状态活动。

坏死

坏死多为细胞受到强烈理化或者生物因素作用引起细胞无序变化的死亡过程。表现为细胞胀大、细胞膜破裂、细胞内容物外溢。而在多数情况下，坏死是由细胞、组织的变性逐渐发展来的，称为渐进性坏死。

在此期间，只要坏死尚未发生而病因被消除，则组织、细胞的损伤仍可恢复（可复期）。经脉对可复期细胞的救治，才是人体治愈疾病、延缓衰老的根本。对于已经彻底死亡的细胞，经脉循环系统可以迅速将分解的组织细胞碎片代谢出人体，避免二次损伤发生。

由此可见，人体的经脉建立可以有效地改善细胞内环境、逆转细胞损伤和异常死亡、救治疾病、延长生命。

经脉延缓衰亡的机制

经脉延缓衰老和死亡的功效必然有着其细胞分子学机制，具体如下：
在医学上，人的衰老和死亡主要分为程序性和非程序性衰老死亡两部分。

细胞是人体最基础构成单位，因此，人的衰老和死亡与细胞相关联，这两种衰老及死亡方式都是由人体细胞生理功能活动状态所决定的。

衰老是机体在退化时期生理功能下降和紊乱的综合表现，分为生理性衰老、病理性衰老，并非完全不可逆的生命过程。细胞死亡分为病理性坏死和生理性凋亡两部分。

细胞因受严重损伤而累及胞核时，呈现代谢停止、结构破坏和功能丧失等不可逆性变化，此即细胞死亡。细胞死亡的原因很多，一切损伤因子只要作用达到一定强度或持续一定时间，从而使受损组织的代谢完全停止，就会引起细胞、组织的死亡。在多数情况下，坏死是由组织、细胞的变性逐渐发展来的，称为渐进性坏死。在此期间，只要坏死尚未发生而病因被消除，则组织、细胞的损伤仍可恢复（可复期）。但一旦组织、细胞的损伤严重，代谢紊乱，出现一系列的形态学变化时，则损伤不能恢复（不可复期）。在个别情况下，由于致病因子极为强烈，坏死可迅速发生，有时甚至可无明显的形态学改变。

当细胞发生急性强烈病理反应和形态学改变时，经脉的临时建立，便很难完全改善细胞死亡的进程。

非程序性衰老和死亡

非程序性衰老死亡，主要是由于环境、营养和疾病等原因，导致人体组织细胞微循环出现障碍，细胞新陈代谢紊乱，细胞生理性衰老和死亡加速，并开始启动病理性衰老死亡过程，而提前进入衰老和死亡。

现代医学和生物学家研究表明，在基因程序中，人作为哺乳动物，寿命是其生长期的5～7倍，以生长期最后一颗牙齿（平均20～25岁）计算，人最长可以活到175岁，最低也是100岁。但目前国内外的人均寿命最多也为85岁左右，且多疾病缠身，生存质量堪忧，差距非常明显。

而主导这一切的因素，便是微循环障碍，细胞新陈代谢紊乱，所产生的疾病或死亡。

细胞外组织液为细胞进行新陈代谢的场所，又称为细胞新陈代谢的内环境。经脉为组织液的循环系统，当经脉共振循环时，其可将组织液中瘀堵滞留的有害代谢废物直接排出体外，改善微循环，恢复细胞新陈代谢生理功能，从而救治疾病，改善非程序性衰老和死亡进程。

经脉可以救治疾病，挽救损伤的可复期组织细胞，阻断细胞进一步损伤所带来的组织坏死，从而有效地延长生命。

程序性衰老死亡

程序性衰老死亡是指由遗传基因的原因导致的生理性衰老死亡,是细胞衰老过程中各个细胞功能逐渐减退,从而启动生理性凋亡机制的结果。然而,因受外界有害微生物入侵,污染的空气、食物、水源、长期高压的精神状态和各种急慢性疾病等,均会导致微循环的障碍,组织细胞内环境紊乱,人体正常的程序性细胞衰老和死亡过程是基本不可能存在的。人体自身各个组织器官之间新陈代谢活动的功能衰退状态具有不同步性,都应为病理性衰老和死亡。

因此,人体正常衰老和死亡,本身便是一个微循环逐渐发生障碍,细胞新陈代谢功能活动缓慢紊乱失衡的慢性中毒过程。在这一过程中,人体细胞内外的氧气和营养物质交换,代谢废物的排泄,均会出现紊乱,细胞出现慢性中毒症状,加速细胞病理变化,启动细胞病理性衰老和死亡程序。

人体的衰老和死亡多是指由损伤、慢性中毒或疾病等死因所引起的病理过程。常见的死亡机制有心脏停搏、心室纤维性颤动、反射性心脏抑制、严重代谢性酸或碱中毒、呼吸抑制或麻痹、心肺功能衰竭、肝肾功能衰竭、延髓生命中枢麻痹等。所有这些病理过程最后都会导致心、肺、脑等重要人体器官的生理功能活动停止而死亡。

人类的衰老和死亡,无论程序性或非程序性的死亡,其大部分都是非正常生理性死亡,都是因细胞新陈代谢紊乱激发了人体的死亡机制,所导致的人体重要生理器官衰竭,产生死亡。而当建立经脉循环系统,从根源上改善微循环障碍情况,恢复细胞新陈代谢功能活动。此时,人体的病理性衰老和死亡因子消失,生理性衰老和细胞的有丝分裂被相对性延缓,细胞分裂次数相对性增加,从而延缓衰老、延长寿命。

这些重要组织器官的衰竭死亡过程在一定程度是可以逆转的。

而理想状态下的生理性正常衰老和死亡,应该是无任何外界干扰因素下的,人体细胞始终可以维持在最佳的新陈代谢功能状态,由基因所主导的细胞有丝分裂下的衰老死亡极限。而要达到这一目的,便需要彻底解决微循环障碍所导致的细胞新陈代谢紊乱问题,从而实现真正的延缓衰老、无疾而终。

但经脉的建立,并非可以无限期地延缓衰老和死亡,真正的永葆青春,长生久视理论上是不可能存在的。不过经脉作为延缓衰老和死亡的一门新兴课题,却具有重要的临床研究价值。

经脉闭合与人类进化

整个生物的进化过程,本身便是机体循环系统的不断完善和进化历程。其大致经历了:消化循环腔—开放式循环系统—闭合式循环系统。

原生动物和简单多细胞动物中的细胞仍然直接与周围环境进行物质交换,效率低、速度慢。随着较大型复杂动物的产生和进化,进行物质交换的细胞与外界距离增大,需要一个运载系统的帮助。循环系统就是动物运载系统,它将呼吸器官得到的氧气、消化器官获取的营养物质、内分泌腺分泌的激素等运送到身体各组织细胞,又将身体各组织细胞代谢产物转运到具有排泄功能的器官排出体外。此外,循环系统还维持机体内环境的稳定、免疫和体温的恒定。

三级循环系统

消化循环腔

海绵动物、腔肠动物和扁形动物没有专门的循环系统,通过消化循环腔起着循环的作用。腔肠动物具两个胚层,由两个胚层围成的腔既具有消化的功能,又兼有循环的作用,所以称为消化循环腔。单细胞生物和多细胞生物包括植物细胞都可以看到最简单形式的循环——细胞质流动,即原生质流动。

开放式循环系统

开放式循环系统是心血管系统的一种类型,是指没有完整的管道系统。血液从心脏泵出经动脉进入血腔(体液腔),因血液运行器官组织没在血腔内,所以血液可以直接与组织细胞相接触,然后从血腔中经另外套血管流回心脏。心脏壁薄,所以收缩能力不强,如无脊椎动物中的软体动物和节肢动物。

人的血液循环是闭合式的,所以有很高的血压,切开动脉血会喷射出来,但是蟑螂不会,因为昆虫的血液循环系统是开放式低压循环系统(图 26),即其整个体腔都是血腔,所有脏器都浸浴在血液中直接和血液产生物质交换,而其养料废物运输则是通过唯一的一部分管状结构背血管来交换。而由于昆虫没有淋巴系统,它的血液又叫血淋巴,兼顾血液和淋巴液的作用。而背血管则负担着类似于心脏的作用,即通过收缩使那一点点液体移动。因此它的血压很低,创口很快会由于血小板凝结封住。

闭合性循环系统

循环系统可能是分布于全身各部的连续封闭管道系统,它包括心血管系统

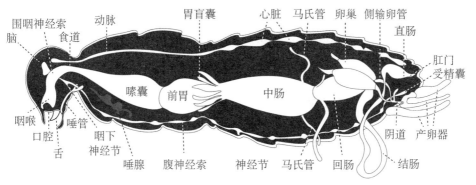

图 26 蟑螂开放式循环系统图

和淋巴系统。心血管系统内循环流动的是血液,淋巴系统内流动的是淋巴液。淋巴液沿着淋巴管道向心流动,最终汇入静脉,因此淋巴系统也可认为是静脉系统的辅助部分。

闭合性循环系统中体循环和肺循环完全分离,鸟和哺乳动物心脏的分隔和肺循环与体循环的分离是完全的,这样会导致肺循环的血压大大低于体循环的血压。人体肺动脉压不过 20～30 毫米汞柱,约为体动脉压的 1/5。这样大的差别如果两者的分离不完全是不可能的。完全分离以后,动静、脉血不再相混,大动脉中全是含氧多的血液,各组织细胞可得更多的氧,使代谢水平提高,适应环境的能力大为增强。鸟和哺乳动物大多为恒温动物,这与循环系统的完善有关。

低等无脊椎动物无循环系统,初级循环系统随着次生体腔的形成,开始出现了真正的循环器官。开管式循环器官:具有心脏和不完整的血管系统,血流阻力大,循环效率低,血压很低;闭管式循环器官:具有心脏和完整的血管系统,血流速度快,循环效率高。

经脉闭合性

组织液凝胶状态可能正是因为人体高速血液循环系统的建立,使得人体自身原有的经脉循环系统发生相对性闭合,其内在组织液循环停滞,凝集成水凝胶态。但组织液其自身所固有的经脉流动倾向是不可否定的。

可能当人体出现了高速的血液循环途径后,经脉这种开放式粗犷循环系统的功能会逐渐弱化。可能人体细胞不再需要通过漫长的等待过程便可获取氧气及营养物质,并将其自身的代谢产物排出体外。

因此,拥有同一功能活动的经脉循环系统便逐渐被淘汰,这可能也是为何经脉循环系统如此难以发现的根本原因。

推测经脉就是人体循环系统进化过程中,消化腔循环系统和开放式循环系统的遗留产物,是闭合状态的,需要后天采用一定方法开启。人体存在两套循环系统是非常科学的,有待人们研究开发。

经脉组织液流动性佐证

《内经》中体表刺激所诱发出的经脉便是人体组织液的流通通路,而这一论点成立的前提便是印证人体组织液的流动性。

佐证因素

来源与代谢途径

组织液是血浆在毛细血管动脉端滤过管壁渗入到组织间隙内而生成的,在毛细血管静脉端或毛细淋巴管,大部分又透过管壁吸收回血液或淋巴。由此可见,组织液来源于人体血浆。

组织液比重和黏滞性猜想

血浆的比重是 $1.025 \sim 1.03$,血浆的黏滞性是 $1.6 \sim 2.4$(水的黏滞性为 1)。血浆的比重与黏滞性都与血浆蛋白的含量有关。血浆蛋白含量越高,则黏滞性越大。

血浆蛋白的浓度是血浆和组织液的主要区别所在,因为血浆蛋白的分子很大,正常情况下,大部分不能透过毛细血管管壁,只有少量(微量)能透过毛细血管壁进入组织液。

由此可见,组织液中血浆蛋白含量极其低微,黏滞性有限,具备流动性的生理基础。

因组织间隙狭小,空间有限,组织液在经脉建立前,活动范围较小,多以相对凝固的水凝胶形式存在。当经脉共振后,会出现相对流动性。

组织液凝胶状态正是因为人体高速血液循环系统的建立,使得人体自身原有的经脉循环系统发生相对性闭合,其内在组织液循环停滞,凝集成水凝胶态。但组织液其自身所固有的经脉流动倾向是不可否定的。

当人体出现了高速的血液循环途径后,经脉这种开放式粗犷循环系统的功能逐渐弱化。人体细胞不再需要通过漫长的等待过程便可获取氧气及营养物质,并将其自身的代谢产物排出体外。

因此,拥有同一功能活动的经脉循环系统便逐渐被淘汰,相对性闭合。这也是为何经脉循环系统如此难以发现的根本原因。

生物进化遗留产物

生物机体物质代谢由开放式循环、单循环、不完全双循环、完全双循环递进是生物进化的产物。

而人体除本身所拥有的完全双循环体系外,理应保留着原始开放式循环。人体末端组织液循环是生物进化的遗留产物,近似于开放式循环系统。

自然界中,没有完整管道系统的开放式循环系统本身便是心血管系统的一种存在类型,它多存在于无脊椎动物中的软体动物和节肢动物。比如昆虫的循环系统。昆虫的循环系统属于开放式,不像哺乳动物那样具有与体腔完全分离的分级网管系统,它的整个体腔就是血腔,所有内部器官都浸浴在血液中。

昆虫血液在体内循环,仅有一段途经背血管,其余均在组织器官间流动,相当于人体的组织液,因此,昆虫的组织液具有大范围、长距离流动的特征,它甚至在昆虫体内构成一种沿生物体纵轴平行的大循环。

这样更有利于细胞的新陈代谢,而经脉体系的建立,便使得人体拥有了一套更加完美的循环系统,它是人体存在的另一套管道系统。

人体进化过程中,建立起复杂管道循环系统后,原先存在的低等生物的慢速开放式循环系统因内容物的严重分流,功能逐渐淡化,而日渐闭合。经脉系统的建立,将重新拓展这一慢通道,使其成为人体另一条高速循环通道。

也就是说人体复杂管道系统建立后,依然存在着古老相对开放性循环系统,只是其作用日益微弱。

限制因素

细胞与细胞之间存在着细胞间质,细胞间质是由细胞产生的不具有细胞形态和结构的物质,它包括纤维、基质等,对细胞起着支持、保护、联结和营养作用,参与构成细胞生存的微环境。

组织间质对组织液流动的阻力称为流阻。当组织液(组织细胞间隙液)动能低于流阻时,组织液便多以凝胶状存在。但当动能高于流阻时,便会产生定向流动。

现代科学研究发现

2018 年 3 月 28 日,《自然》杂志上刊登的一篇文章,首次建议将人体内的间质组织归为一个完整的器官。研究人员发现,曾被认为遍布全身的密集结缔组织实际上是充满流体的间质网络。器官遍布全身,这些互相连接的间质相当于"流动液体高速公路"。

关于经络实质的探索已经进行了 40 余年,在大量实验工作的基础上,人们逐渐将视线聚焦到结缔组织和在其中流动的组织液上。早在 1952 年日本学者藤田六郎就提出经络可能是在血管和淋巴管以外流动的脉管外体液路径,这一路径上的疏松结缔组织较多、对体液流动的阻力较小。20 世纪 60 年代,藤氏本人就进行了循经结缔组织的解剖验证工作,20 世纪 80 年代和 21 世纪初,我国的谢浩然和美国的 Langavin 分别使用经典解剖学方法和超声探测方法证明了经脉多走行于结缔组织之中。20 世纪 90 年代,张维波等在综合国外几种组织液测量方法的基础上创立了可在生物组织中连续测量流阻的方法。使用该技术在小型猪上发现了循经低流阻通道,验证了藤氏假说中脉管外体液流动的基本生物力学条件。在组织液循经流动的动态测量方面,我国学者和法国、罗马尼亚、西班牙等国的学者分别用同位素示踪的方法发现了经脉线的动态轨迹,初步证明人体存在循经流动的组织液。在组织液流动的动力学方面,复旦大学的学者发现穴位上循经平行排列的毛细血管,使用数学模拟方法证明这一排列可以为组织液的循经流动提供动力。以上的研究结果提示人体上有可能存在一套按经脉路线分布的组织液流动体系。

导引与经脉建立

导引法,为《内经》中的中医六术之一。其中,导指导气,导气令和;引指引体,引体令柔。导引本身便是古代医学家为救治疾病而采用的医疗手段,导引一术本为古代经脉共振法的延伸,其通过自身意念的导和肢体的引来作为经脉启动和循环建立的动能来源,从而诱导人体经脉气血物质运行,促进经脉循环体系的建立。

因此推测,导引术应是中国最早期的经脉养生方法,其导法则逐渐演变成为《内经》中移精变气法。建立任督二脉和周身经脉的大循环,将蠕动的组织液和代谢废物称为气血,为最早期经脉医学的自我建立方法。

而其中的引法,则试图通过经脉所在的肢体牵引动作,来刺激人体经脉组织液和代谢废物的循环流动,从而达到治病养生、延年益寿的功效。但可能因其经脉刺激方法的遗失,而逐渐转为一种强身健体的保健功法。

马王堆出土的《行气玉·佩铭》则明确记载了具体的导引养生方法,如:"行气,深则蓄,蓄则伸……顺则生,逆则死。"这本身便是一种经脉循环系统的建立方法与过程。

导引术,可能除了可以进行自我经脉启动建立外,还包含着移精变气经脉共振引导之意,也就是布气疗法。推测布气法就是通过与高阶经脉建立者搭建经脉共振联系,从而带动自身经脉循环,可能有着很好的治病益寿作用的一种特殊功法。

其中,《素问·移精变气论》曰:"余闻古之治病,唯其移精变气,可祝由而已。"中所指出的移精变气的祝由术便是一种高阶的布气经脉共振法,其对施术者要求更高,但操作简单,效果更加神奇。其中,祝由便是其自我经脉启动的导引方法,古之真人、圣人等通过念诵特定的病由或祝福的话语,从而启动自身经脉,搭建两者之间的经脉共振联系,从而诱发患病部位的经脉循环,将瘀堵的气血物质排出体外,达到治病救人的目的。因此,中医导引法,其本身便是经脉的建立方法。

按跷并非推拿按摩

"按跷"为《内经》提出的古代六种重要治病方法之一。其又称:跷引、案杌等。今传世之法,仅剩推拿按摩一脉。然而真正的按跷法可能并非当下的推拿按摩手法。

中国最早的按摩专书,当推《汉书·艺文志》中的《黄帝按摩经·十卷》,可惜早已亡佚。

《内经》共 36 卷 162 篇,针对按摩的论述,散见于多篇,其中《素问》九篇,《灵枢》五篇。但对于按摩的原理、方法、所使用的工具等论述较为粗浅,对按摩如何诱导经脉气血运行及具体操作步骤,并未能做出清晰讲解。

可能真正的按摩技术早已失传久已,现存的按摩技术便仅仅只是手法按摩而已,并无移精变气经脉共振的作用。

按摩的医理存异

《素问·血气形志篇》:"形数惊恐,经络不通,病生于不仁。治之以按摩醪药。"说明按摩有疏通经络的作用。《素问·举痛论》:"寒气客于肠胃之间,膜原之下,血不得散,小络急引故痛。按之则血气散,故按之痛止。""寒气客于背俞之脉,则脉泣,脉泣则血虚,血虚则痛。其俞注于心,故相引而痛。按之则热气至,热气至则痛上矣。"指出,按摩时,可以疏散淤堵的气血从而缓减疼痛症状,且"按之则热气至"会自觉有热气的流动感,直达病灶。

由此可推测,《内经》中的按摩绝非当下针对肌肉筋膜等软组织的按摩方法。而是通过按摩将施术者自身的气作用到患病位置,从而疏通淤堵的气血物质,以达到治病及缓解疼痛的目的。

按摩亡佚的历史因素

明代张景岳在《类经》中指出:"今见按摩之流不知利害,专用刚强手法,极力困人,开人关节,走人元气,莫此为甚。病者亦以为法所当然,即有不堪,勉强忍受。多见强者致弱,弱者不起,非唯不能去病,而适以增害。若用此辈者,不可不知为慎"。明代按摩早已经丢失按摩疏通经络循环系统的功能,沦为一门体力学科。

因此,当代按摩推拿技术,并非早期按跷,最早的按跷疗法推测应该是移精变气经脉共振推拿法。

艾灸与经脉建立

《足臂十一脉灸经》和《阴阳十一脉灸经》中详细记载了古人通过四肢末端的灸法刺激所诱发的足太阳、足少阳、足阳明、足少阴、足太阴、足厥阴、臂太阴、臂少阴、臂太阳、臂少阳、臂阳明等十一脉气血流向躯体中心或头面方向的向心性规律,为气血经脉的最早出处。因此,可以得出中医的灸法,推测在最早期多应用在人体四肢末端,并可以诱发出向心性循经短途走行或首末点状连接的现象,为古代中医学者诱发建立经脉循环的方法之一。

中医的灸法,来源于远古时期,根据近代考古学研究证明,早在原始社会,我们的祖先就已懂得用火,当时的古人对火是非常崇拜和依赖的,认为有了火,才有了光明和温暖。而生病时,素体虚弱,怕冷,此时的火,便能带来温暖,驱逐体寒和病痛,而这本身便激发了古人对火治病的深入研究。灸,《说文解字》释为"灼也",即是以火烧灼之意。先人们在对火治病效果的长期研究过程中,推测因持续的局部火疗刺激,而诱发了远端下腹部的气动感和气动摩擦音,病痛得到意外的减轻或痊愈,多次的重复体验,于是便主动地以烧灼之法来诱发经脉气血运行,从而治疗人体疾病。可能灸疗法从此而生,并在长期的灸疗法实践过程中逐渐发现了经脉这一特殊的疾病治疗通道。因当时的灸法工具较为粗糙,多只能作用于较为安全的四肢末端部位,因此,发现了经脉的向心性流动特性,这也就是灸法时,胸腹部所产生的气体和液体的流动感和流动摩擦音。

推测艾绒作为灸法的首选材料,理论来源于古人移精变气经脉共振疗法,并受古人野外寻找水源方法的启发。

推测上古真人的移精变气疗法,为高效地经脉循环建立方法,古代先民便认为经脉真正的疏通效果并不单纯来源于火的热度，还有气强有力的推动作用。

只有兼具热和气这两种特性，才能更好地推动人体经脉的循环。中国古代劳动人民在长期的生活中逐渐发现艾绒同时兼具这两种特性，从而将灸法的燃烧材料归结为艾灸，便有了艾灸疗法。因此，艾灸疗法也算是最早的经脉共振疗法。

艾绒的这一特性发现来源于古人野外寻找水源方法。古代行军打仗，军队首先要解决的便是寻找水源，古人发现在某个区域点燃艾草，在方圆几公里内看哪里冒烟在冒烟的这个地方挖下去，就会找到水源。

而这和移精变气经脉共振法作用机制是一样的，当作用在一个位置时，则远端其他地方便会出现感觉，下腹部出现气体或液体的流动感和流动音。这和《足臂十一脉灸经》所描述的灸法下一个点，延伸出远端的一个或多个点和线，是完全一致的。艾草的这种通透特性，正好符合人体移精变气时气的疏通特性。

中国古代医家通过这一现象，便将其应用到人体经脉治病理论中，人体的经络类似于地下水的流动通路，艾灸本性循水而行，找寻水源，在人体中便自然可以循经走行，疏通经脉。

《内经》中，体表的气血经脉和解剖血脉相融合，因此，此时的灸法内容便兼具疏通血脉的特性。《素问·至真要大论》提出："火气已通，血脉乃行。"此外，《素问·刺节真邪论》中也指出："脉中之血，凝而留止，弗之火调，弗能取之。"中国古代医家通过长期临床观察发现，寒为阴邪，具有收缩、牵引、凝结、停滞等特性，当人体体表经脉和血脉中的血气遇到寒则凝，会导致人体经脉血气不通，产生疼痛等症状。而灸法具有温经、活血、散寒的作用。

针灸共为一词，实则本为二法，两者相互补充，或补或泄。《素问·通评虚实论篇》指出："络满经虚，灸阴刺阳；经满络虚，刺阴灸阳。"经属阴，络属阳，一个在里，一个在表。针法补泄，灸法多补。且《灵枢·官能》说："针所不为，灸之所宜。"指出艾灸对针刺的补充作用。

灸法对经脉建立的促进作用，来源于其自身的温热作用。推测经脉为组织液的定向流行通路，当感受外在长期热刺激后，可使局部微循环血管扩张，利于细胞外组织液中代谢有毒物质的排出，促进血液循环，加快新陈代谢。同时还可扩张组织细胞间隙，降解组织液的凝胶状态，增加组织液的流动动能，从而促进组织液出现流动循环，建立经脉循环系统。而这恰是《素问·调经论》中所说的："血气者，喜温而恶寒，寒则泣而不能流，温则消而去之。"中温度与血气流止两者的对应关系。

针灸并非经脉建立方法

经脉是循环系统进化中逐步闭合的组织液流动通道，可能为开放性循环系统的人体残留。其在正常人体中是处于闭合状态的，可能不具有流通性的。

而针灸疗法，以人体血脉和体表的筋膜等软组织刺激为主，是无法有效建立人体组织液的长效循环的，因此，其治病的机理并非经脉理论。

针刺作为六术之一，却并非经脉的有效建立方法。其原因主要是由于《内经》中经脉理论的混淆和早期砭石技术的弃用。

《内经》中的经脉为三脉合一，而非单指组织液经脉。因此，《灵枢·经脉》中所指出的："凡刺之理，经脉为始，营其所行，制其度量，内次五脏，外别六腑，愿尽闻其道。"经脉是针灸的重要治疗部位和理论基础，主要是以血脉和体表筋膜经脉线为主。

马王堆帛书中的《脉法》一书中就明确地记载了用砭石启脉的医疗实践过程，所以说砭石疗法是中国最古老的经络建立法之一，是中医之源。然《内经》中，当朝政府考虑到药物价格高老百姓负担重，砭石又过于稀缺，便自创微针针刺工具，并立针经，以为后世典范，从而传统的砭石经脉建立方法退出了历史舞台，逐渐遗失。这也就是《灵枢·九针十二原》中所说："余子万民养，百姓而收其租税；余哀其不给而属有疾病。余欲勿使备毒药，无用砭石，欲以微针通其经脉，调其血气，荣其逆顺出入之会。令可传于后世，必明为之法，令终而不灭，久而不绝，易用难忘，为之经纪，异其章，别其表里，为之终始。令各有形，饬立针经。愿闻其情"。而随后，《针经》和九针针道的失传，则令其远道久已，体表点刺下的经脉建立方法更无从考究。《灸法秘传·凡例》："古圣用九针，失传久矣。今人偶用者不但不谙针法，亦且不熟《明堂》，至于灸法亦然也。"此处九针亦谓针道。《灵枢·九针十二原》《灵枢·九针》《灵枢·官针》等篇对针道均有叙述，详细记载了九针分类、名称、形状长度、适用范围等。但《内经》中的九针，因经脉三者合一的混淆，而治疗和作用部位不同。

《灵枢·官针》："九针之宜，各有所为，长短大小，各有所施也。"其中鍉针用于体表按压启脉；铍针用于切开排脓；圆针，毫针用于筋膜刺激，其余用于不同部位的刺血。如：鍉针，取法于黍粟之锐，长3.5寸，主按脉取气，令邪出，其作用于体表经脉，有促进气血流动的功效，有砭石启脉之功；锋针，取法于絮针，筒其身，锋其末，长一寸六分，主痈热出血，用于浅刺血脉出血，治疗热病、痈肿及经络痼痹等疾患；提针者，锋如黍粟之锐，主按脉勿陷，以致其气，主要用以体表筋膜，刺激其隆起,治疗经脉塌陷等症;铍针者,末为剑峰,以取大脓,主治痈疽脓疡,可以切开排脓放血;员针,长一寸六分,针如卵形,揩摩分间,不得伤肌肉,以泻分气,说明员针针头卵圆,用以按摩体表筋膜肌肉,治疗筋肉方面的病痛;长针,取法于綦针,长七寸,主取深邪远痹者也,主治邪气深着,日久不愈的痹症;病水肿不能通关节者,取以大针,大针古代多用于关节疼痛、水肿,后人将此针于火上烧红后刺病,称火针;病在皮肤无常处者,取以镵针于病所,肤白勿取,镵针主要用于浅刺皮肤出血,治疗头身热症等,近代在此基础上发展为皮肤针;毫针者,尖如蚊虻喙,静以徐往,微以久留之而养,以取痛痹,古制毫针长 1.6 寸(一说 3.6 寸),尖细如蚊虻之喙,用于治疗邪客筋膜经络所致的痛痹等疾患。

由此可知,《内经》中的九针的治疗应用便已经与当时的经脉三者合一相一致,多涉及体表的气血经脉,筋膜循经感传经脉和血脉。

现代医学中,锋针演变为三棱针,镵针演变成皮肤针。大针逐渐被火针取代、圆针、提针已少见鍉针、长针、圆利针没多少人使用,铍针或改为小眉刀更是少人问津,而各类筋膜和血脉刺激性毫针则成为当今针灸的最主要工具之一。

纵观针刺发展史,可以得出针刺背离经脉建立方法的问题由来已久,当下的针刺技术是以血脉和筋膜刺激为主的,其并非气血经脉的建立方法。

针刺的治病机制

经脉是组织液的定向流行通道,其先天是闭合的,而以毫针为主的针刺疗法无法有效地建立组织液的定向循环,因此,经脉并非当代针刺的作用机制。《灵枢·官针》曰:"经刺者,刺大经之结络经分也。""络刺者,刺小络之血脉也。"指出针刺的主要作用部位为经脉上的结络和络脉上的血脉。络脉上的血脉,也就是体表浮现在外的浅表静脉。

而《灵枢·九针十二原》:"刺之要,气至而有效。"指出针刺筋膜结络的主要治病功效来源于气至,也称为得气,主要包含局部的吞针感和向远端扩散的循经感传现象。《素问·皮部论》中指出:"脉有经纪,筋有结络。"结络便是筋的聚结和联络,合称为结络。筋为人体的结缔组织成分,结络则为肌筋膜上的挛缩点,又称筋结。当筋膜上出现结络,则正如《灵枢·阴阳二十五人》中所指:"其结络者,脉结血不和,决之乃行。"其便会滞涩体表筋膜循经传导脉冲和血脉中的血液运行。肌筋膜理论指出人体筋膜结缔组织是一个整体,当局部出现筋结挛缩点,便会牵扯其所在的筋膜线,从而形成近端或远端多发的挛缩点,加重筋结所在处的血液微循环障碍,产生疾病。早在数千年前的《内经》中,便有了对局部微循环障碍的最早记载。如《灵枢·刺节真邪》篇所提出的："一经上实而下虚者,此必有横络盛加于大经之上,令之不通。"此处的横络便是局部微循环障碍后,凸出体表曲张的静脉。由此,针刺筋结,祛除筋膜线的异常牵扯力,可以有效松解近端或远端结缔组织挛缩点,改善血液微循环。

针刺血脉和筋结,其都是以血液循环体系为基础的。

经脉是组织液和代谢废物的定向循环通道,推测当其出现向心性流动时,在胸腹部会出现明显的气体和液体的流动感和流动摩擦音。而现有针刺工具多为毫针,其针体细小,当其深入结缔组织筋膜时,多会刺激筋膜或神经,而出现得气或循经感传筋膜传导线现象。但因其刺激范围和强度均非常有限,缺乏对组织液的长效定向推动力,因此,是无法形成经脉的长效循环的。

得气一词,最早见于《素问·离合真邪论》,此篇云:"吸则内针,无令气忤。静以久留,无令邪布。吸则转针,以得气为故。候呼引针,呼尽乃去,大气皆出,故命曰泻。"此篇还将得气称为气至,云:"呼尽内针,静以久留,以气至为故,如待所贵,不知日暮"。宋代针灸名医窦汉卿《针经指南·标幽赋》,对得气时医生手下的感觉作了形象的描述:"气之至也,若鱼吞钩饵之浮沉;气未至也,似闭处幽堂之深邃。"针刺若得气,则针下感觉滞涩而沉紧,就像在钓鱼时鱼吞钓饵的感觉;而如未得气,则针下空空如也。很显然,这里的得气并非气血的流动,而是针刺深层筋膜所形成的对针体的吸滞和缠绕感,俗称为针感。而针刺筋膜结络所产生的这种得气现象,主要是来源于局部筋膜针刺后的保护性缠绕,滞留作用以及对相关筋膜线上挛缩点的刺激松解作用。深筋膜上密集的感受器,当其受针刺刺激后,便会产生明显的酸胀痛等各类异样感觉。而对局部及远端筋结的松解作用,可以产生血液再灌注,而出现局部或远端阻滞点的温热感和蠕动感。具体则为:酸、麻、胀、重、热、凉、紧、灼、痒、痛,还有触电、蚁行、水波、气流、灼痛、刺痛、跳动、蜂蜇、蠕动等针感。

当人体局部微循环障碍,细胞新陈代谢出现紊乱,微动静脉因代谢废物滞留而出现瘀堵,导致静脉回流不畅,而形成凸出体表的络脉。此时有效的刺络,排出血液中混杂的代谢废物,可以改善局部微循环,恢复细胞新陈代谢活动。

且当人体因外在创伤,有害物质的摄入等导致微循环障碍,组织细胞新陈代谢出现紊乱而萎缩变形,此时包裹细胞的结缔组织出现保护性挛缩、积聚、粘连、扭转、牵拉或位移等病理性改变,加重局部血液循环系统阻碍,从而产生疾病或组织坏死。

《灵枢》:"经筋之病,寒则反折筋急,热则弛纵不收,阴痿不用,阳急则反俯不伸。"《素问》:"湿热不攘,大筋软短,小筋弛长,软短为拘,弛长为痿。"便是对人体结缔组织挛缩变形的最早记载。

经脉与内环境稳态

内环境恒定概念是 19 世纪法国生理学家贝尔纳(Claude Bernard)所提出。他认为机体生存在两个环境中,一个是不断变化的外环境,一个是比较稳定的内环境。内环境是围绕在多细胞动物细胞周围的细胞外液。内环境的特点是其理化特性及其组成成分的数量和性质,处于相对恒定状态,为细胞提供一适宜的生活环境,也是维持生命的必要条件。人体组织细胞内环境是指人体内细胞间隙存在的组织液,是人体细胞赖以生存的液体环境。内环境中固定的组织液流动结缔组织通路便是人体经络系统。

内环境生理意义

内环境是细胞直接进行物质交换的场所(图 27),是细胞生活的内环境。细胞代谢所需要的氧气和各种营养物质只能从内环境中摄取,而细胞代谢产生的二氧化碳和代谢终末产物也需要直接排到内环境中,然后通过血液循环运输,由呼吸和泌尿系统排出体外。因此,内环境对于细胞的生存及维持细胞的正常生理功能非常重要。内环境的相对稳定是机体能自由和独立生存的首要条件。

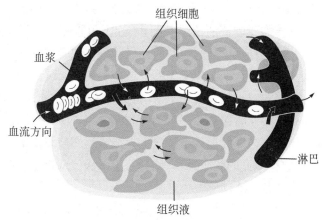

图 27　细胞与内环境之间物质交换示意图

与经脉的关系

人体经脉系统是闭合的,因此正常个体其内环境和经脉无关。

人体进化出的血液循环系统存在微循环的弊端,使得其很容易便会出现障碍,导致代谢废物无法排出体外,人体内环境稳定器功能障碍,人体内环境稳态出现异常,导致人体细胞新陈代谢紊乱,并进一步加重内环境问题。人体经脉本身便是连接细胞外组织液循环的周身通路,当其建立后,其可将淤堵的气血物质(代谢废物)通过经脉循环运送到特定代谢器官,排出体外。从而恢复人体内环境稳态,改善细胞新陈代谢功能。

移精变气

《内经》中指出移精变气经脉共振疗法可能才是最高效的经脉循环建立方法。它通过建立医患间的经脉同步循环,促进人体气血物质的循环流动,以达到治病延年的功效。

医患感受

移精变气经脉出现同步循环时,医患双方都会产生某些特殊的躯体感受,具体如下。

医者感受

医者在整个治疗过程中,可以察觉到患者病灶周围气血的瘀堵情况。治疗中,当手下感觉有坚硬异物的共振阻隔感和隆起感时,则多说明此处气血瘀堵情况严重。此时一般会需要较长的治疗时间,才会出现胸腹部经脉疏通后的气血流动感和流动音。反之,应手柔软,短时间内经脉气血便会出现流动。

治疗中,医者手下病灶一般多存在单个或多个钝性凸起点,有顶手感。此时,医者需找出钝性凸起位置点,旋转手掌,将手部劳宫穴重点施压在此位置,调整治疗方向施以手法。此时医者手下多有经脉气血物质的轻微流动感,并可发现手下筋结钝性凸起点与经脉循经感传线上近端或远端位置点的特殊联系。此时,患者多会表示这些地方的憋胀感和刺痛感,手下病灶或近远端憋胀点便会出现气泡或液泡的爆破音和流动感。

移精变气过程中,医者可以非常清晰的掌握患者身体经脉瘀堵情况,从而进一步诊断疾病。

患者自感

移精变气经脉共振中,患者身上现有或原先病灶位置,会出现轻微的憋胀感和刺痛感。

患者经脉疏通后,会出现气体或液体的气动感和流动音,开始出现打嗝、放屁和尿量增多。

移精变气经脉共振中,病灶位置经脉所出现的气血瘀堵憋胀感等和疏通时的气体或液体流动,可能便是中医经脉理论中"痛则不通,通则不痛"、气滞血瘀、行气活血等理论的来源。

疾病诊断

医者发现经脉中气血的瘀堵物质坚硬、棱角突出,病患处的憋胀感强烈,则多较为严重;而柔软无力,则较轻。治疗时间较长,经脉疏通阻力大,经脉气血流动出现较晚,则较重;而反之,则较轻。液体"血"的流动次数和量明显多于气者,则较重;反之,则较轻。而病灶处出现刺痛,则多为急性炎症或肿块物质;钝痛、憋胀等,则为久病或病轻。

沟通方式

治疗中,医患需及时沟通经脉气血物质的流动情况和诸多不适症状。

移精变气经脉疏通建立后,在患者体表轻微叩击刺激,便可诱发经脉气血流动,出现打嗝、放屁等现象。且生活中,当患者饮食有害食物、熬夜、情绪紧张、细菌等致病源感染时,也多会诱发同类现象产生。

移精变气的排病与排病反应

人体微循环障碍,产生疾病时,组织液中多会滞留有大量的有害代谢废物。经脉是组织液的循环通路,其一端连接细胞,另一端则直接与人体的代谢器官相连,在经脉共振过程中,这些代谢废物会随着经脉组织液出现循环,进行代谢。

因此人体组织液中的有害物质的代谢过程,又称之为排病。这一排病过程中,所出现的异样反应,又称排病反应。

当共振者韵律高阶时,对经脉的推动力度较大,则可将组织液中有害的代谢废气直接通过打嗝或放屁的形式排出体外。而多余的组织液及溶解于组织液中的有害废物则直接进入膀胱,以小便的形式排出。这些并不会存在其他明显的不适感。这种代谢方式直接与代谢器官连接,用时极短,排出有害代谢废物的效率更高,为人体的经脉高效代谢通路。

但当共振者韵律较低时,则对经脉中组织液的共振推动力低,经脉组织液无法形成有效长距离位移,此时,胸腹部无气体或液体的流动感和流动音,其中的有害代谢废物无法转化为气体和液体进入经脉高效代谢通路,进行代谢。更多的则经微循环进入血液循环系统,从而诱发人体免疫和排异反应,而出现异常排病反应。因此,排病所出现的异常反应是低阶组织液循环代谢过程中,有害代谢物质代谢不充分的表现。

常见排病反应

(1)皮肤。多汗,发湿疹,风疹团等,并伴有明显瘙痒症状,但多夜发,第二日便自行缓解或消除。(2)泌尿系统。小便色黄,多泡沫。(3)呼吸系统。呼出气体多酸腐味,排出浊气。

由此可见,排病及排病反应都为人体经脉共振下组织液中有害代谢物质的排出方式,是有利于身体健康的。

阴阳的科学

阴阳是古代人们最初对化生万物的天气的二分法。古人通过观察发现"清气上升,浊阴下降"化生天地,其清者为阳,浊者为阴;昼光明温暖,则夜黑暗寒冷,互为阴阳。

因此,阴阳学说的本质依然是天气化生学说范畴。而后古人发现单纯的阴阳分法,对事物现象的描述过于单一,因此,便将天气中的阴阳细分为五种属性不同的五气,五气地表化生五行。此时,整个中医的天气化生学说内容便由单一的阴阳二分法向五行分法过度。整个中国文化对事物的描述变得更加丰富多彩。

对应人体

天气化生人体,分属阴阳,细分五脏。因此,《内经》中出现了诸多关于阴阳和五脏的描述,形成了相互独立统一的阴阳学说和五脏为主的脏腑理论学说。归其本源,其实两者都是对人体天气的描述情况,是包含与被包含关系。天气包含阴阳,阴阳含有五行。

五脏居里,为阴;六腑居外,为阳。五脏,藏精气而不泻,类比大地浊阴,为阴;六腑,泻而不藏,如天气流动不息,为阳。上为阳,下为阴;应清气主升,化天为上为阳;浊气主降,化地为下为阴。背为阳,腹为阴;应古人埋头农作,背朝阳,腹朝阴,接受光照不同。且类比动物,背朝上,腹朝内。这也决定了背部走阳气,腹部走阴水的进化机制。

对应内环境与稳态

细胞外液（包括血浆、淋巴、脑脊液及一切组织间液）是高等动物机体的内环境，也就是细胞直接生活的环境。稳态是指各种因素综合作用于机体，机体自身调节所达到的一种与内外环境相适宜的最佳动态。内稳态和中医的中和理论不谋而合。

"阴平阳秘"王冰注曰："阴气和平，阳气团密，则精神之用日益治也。"健康的机体在时间和空间轴上处于一种动态平衡。机体内部存在一种自我调控机制，可通过内外环境的交流，自始至终调控着机体趋向最佳动态平衡。

经脉的细胞机制

生命体是多层次、非线性、多侧面的复杂结构体系，而细胞是生命体的结构与生命活动的基本单位，有了细胞才有完整的生命活动。一切生命现象的奥秘都要从细胞中寻求答案。细胞的研究是生命科学的基础，也是现代生命科学发展的重要支柱。早在1925年，生物学家爱德华·威尔逊（Edward O. Wislson）就提出：一切生命的关键问题都要到细胞中去寻找。

细胞是一切生物结构和功能的基本组成单位，生物有机体的新陈代谢、生老病死等各种生命现象，都是依靠它来表现和完成的。任何一个组织器官的细胞新陈代谢出了问题，影响到细胞自身修复和调节能力，细胞出现病变衰老或死亡达到一定程度，这个组织器官便会产生疾病和死亡。因此，细胞病变才是人体生老病死的根源。

生物的生、老、病、死等重大生命活动现象的研究都要以细胞为基础。一切疾病的发病机制也要以细胞病变研究为基础。而细胞异常病变，提前出现老病死的根源在于微循环障碍后，细胞周围内环境恶化所导致的细胞新陈代谢活动紊乱。

而经脉为细胞外组织液的循环通路，其本身便可将组织液中的有害代谢废物直接排出体外。从而有效改善细胞内环境，维持内环境稳态，恢复细胞正常新陈代谢功能。机体稳态负反馈调节失效，疾病消除，人体重回健康。

多维度生命医学

人体经脉可能为组织液的向心性循环通路，当通过经脉同步共振方法建立后,人体将形成周身大循环特性,现代医学对人体组织器官的层面医学体系可能被打破,生命呈现多维度的立体性。而这些都是由人体经脉循环的特性所决定的。具体如下。

高效代谢功能

现有管道循环系统具有明确的血液动静脉循环路径,氧气、营养与代谢物交换所需时间相对固定。而人体经脉循环系统为开放性循环系统,但细胞外组织液却同样具有高速流动性,其能将细胞外液中淤堵的有害物质迅速排出体外。

人体组织液的循环流动对细胞外液中的代谢废物和淤堵有害物质的排出具有超速性。因其并不直接进入人体血液循环系统,因此,很大程度上,其进入胸腹部的有害气体和液体物质,直接快速渗透进入膀胱、直肠末端、胃膈附近,再以尿液、肛门排气或打嗝的形式排出体外。

胸腹部走行的位置,中医称为三焦。因此,人体代谢废物应该存在另一种快速代谢方式。其尿液的生成是不需要经过肾脏的过滤和重吸收;肛门排气和口腔排气不必受消化道的管腔限制。

脑部新的循环体系猜想

人体经脉建立后,颅脑部的轻微叩击,便可能在胸腹部出现组织液及其中代谢废气流动所产生的液体和气体流动感和流动声。因此推测,人体颅脑部除脑脊液循环和血液循环外,同样也存在另一条特殊的组织液循环系统。而显然这一循环系统应存在于颅脑内部。

人体大循环模式

经脉建立后,人体实现大循环模式,其中血液循环系统提供高速的营养,氧气及代谢废物交换,而组织液则因为缺乏持续的动力启动而表现为相对缓慢流动的特性。

组织液和微动静脉血浆在毛细血管血压,血浆胶体渗透压和组织液的胶体渗透压,静水压的相对作用下,保持相对平衡状态。

血液的微动静脉循环系统遍布细胞外组织液区域,因此,组织液自身的循环系统,对人体整体血液循环系统的功能改变不大。经脉建立后,血压等血液监测指标正常态,便是如此。

但对于有局部微循环障碍的区域,则组织液自身循环对改善细胞新陈代谢功能,疏通微动静脉,恢复微循环功能具有重要作用。

组织液与血浆的相对平衡性

在毛细血管内存在着毛细血管血压及血浆胶体渗透压；而在组织间隙中有组织液静水压及组织液胶体渗透压、毛细血管内外这四种因素构成了两对力量，一对是毛细血管血压和组织液的胶体渗透压，它们是组织液的滤过力；一对是血浆胶体渗透压和组织液的静水压，它们是组织液的重吸收力。这两对力量之差称为有效滤过压（图 28）。若有效滤过压为正值，则造成组织液的生成；若有效滤过压为负值，则组织液回流入血。

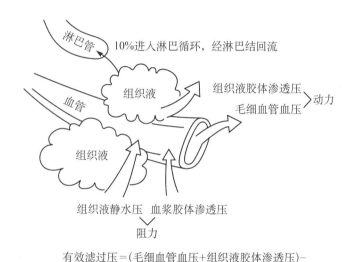

有效滤过压＝（毛细血管血压+组织液胶体渗透压）-
（组织液静水压+血浆胶体渗透压）

图 28　组织液有效滤过率图

如果将建立在现有循环系统之上的现代医学称为平面医学，那么经脉大循环体系下的中医学便应属于人体多维度空间医学体系。人体的物质构成和运动形态，并非单线平面结构，现有医学应为多维度投影平面医学。所以，提出建立人体多维度立体空间生命科学体系。

深层次生命功能开发

深层次生命功能的开发，其本身便是细胞新陈代谢的不断优化过程。如果经脉是组织液的循环通路，有效的经脉循环，可以真正实现细胞对营养物质和氧气的最大吸收利用率，并降低代谢废物排泄耗能，增大细胞内代谢废物的排出率,从而使细胞新陈代谢功能水平达到巅峰。

日常生活中,当人类面临极限环境压力时会刺激人们的身体释放肾上腺素和皮质醇,这些化学分泌物会瞬间激发人体潜能,在此期间,人们往往能拥有平时根本达不到的奔跑速度或打击力量。但坚持时间极短,随后则马上进入长期的疲怠期。这一问题的根源便在于低能量使用率下的极速大量损耗,且细胞代谢废物的代谢率低下,生成速率加快。瘀堵代谢废物增多,能量损耗过大,都会导致人体组织细胞新陈代谢功能短时间内彻底紊乱,细胞进入长期的恢复疲怠期。

生命活动所需要的能量来自三磷酸腺苷,其是生物体内最直接的能量来源。经脉建立后,人体细胞新陈代谢功能增强,ATP 水解供能及氧气利用率增高,需求性降低。同时,细胞代谢废物二氧化碳及其他有害物质的代谢排出能力增强,二氧化碳、乳酸、血肌酐等众多代谢废物过量产生的不良反应消失。

此时,人体体力或脑力功能活动,在较低能耗下,也可保持较长期大功率运转,而无任何后顾之忧。配合人体激素和各项活化酶分泌细胞新陈代谢功能效率的提升,对爆发力和应激反应的潜力更是增长无限。

且经脉有可能延缓人体胸腺组织、卵巢、睾丸、脑垂体等激素分泌腺体细胞因年龄增长和疾病所导致的衰老,病变和死亡,延长激素有效做功时长,提高激素功能效率。并可能显著提升人体脑细胞新陈代谢的功能,进一步开发脑细胞潜在的深层次机能。增强脑对人体自主神经的支配功能,使其对身体的敏感性增加,利于开发更深层次的机体功能。

如果经脉建立,随着人脑功能的进一步开发和机体细胞低耗能、高利用率、高代谢的新式新陈代谢功能活动的出现,人体更深层次的生命功能活动将大放异彩。

经络腧穴由来

经脉为组织液的定向回流通路,其本身便位于人体筋膜循经感传牵拉线上,而腧穴则为这些线上的筋结关键点,《内经》中又称之为结络。

人类在漫长的进化过程中,自身结缔组织筋膜网为满足其各项生理运动功能活动需求,如直立行走、攀爬跳跃等,而挛缩塌陷,所形成的网状筋膜牵拉线,为组织液定向流动的通路。人类进化过程中的各项粗大运动功能基本相同,个体差异性低,加上遗传的作用,因此,这些经脉网状筋膜循经感传牵拉线存在趋同性。

而腧穴则是进化过程中,人类所独有的运动功能活动下,异常经脉网状筋膜牵拉线的交汇点。这些点一般多同时承受多条线所带来的异常牵拉力,局部微循环多易发生障碍,出现筋结,为人体的先天劳损位置。因此,腧穴多表现为酸麻胀痛等感觉,其下多为挛缩的筋结条索组织物。

人类进化过程中,所形成的结缔组织腔系性结构,如:颅腔及胸腹腔等部位,其网状筋膜牵拉线更深更宽,细胞间隙宽大,组织液流动阻力较低。而四肢部位肌肉丰满,结缔组织致密,网状筋膜牵拉线较为狭窄,组织液量少,流动阻力较大。骨骼肌的向心性收缩挤压作用和胸腔的负压抽吸效果,为组织液的向心回流提供了动能支持。

因此,十二正经和奇经八脉仅为人体网状筋膜牵拉线中组织液定向流动最为重要的数条。腧穴应为经脉网状牵拉线上的筋结,所有腧穴兼有归经,有可能并不存在真正意义上的经外奇穴。

据推测,人类进化过程中,随着更高效的血液循环系统的建立,经脉逐渐出现闭合,从而消失在大众的视野当中,但其在人类进化的某个特殊历史时期,扮演着极其重要的作用。

因人体粗大运动功能未变,因而腧穴系统被遗留下来,因其先天组织学特性极易出现劳损,为人体疾病或损伤的多发部位。

腧穴与激痛点

腧穴是经脉网状筋膜牵拉线上的筋结。《内经》中共记载了 160 个腧穴名称,又称之为"络结""节""会穴""气穴""气府"等。其与西方肌筋膜激痛点或扳机点是一致的。

肌筋膜激痛点,应是人体网状肌筋膜结构的筋结位置局部急性受损后,结缔组织细胞水肿变性,刺激筋膜疼痛压力感受器出现疼痛,多为刺痛,也就是中医的阿是穴;另一种,则是这些腧穴位置长期慢性疼痛,出现结缔组织萎缩变性,塌陷,多为胀痛或酸痛,也就是中医穴位按压感。因此,腧穴本身相当于肌筋膜先天性激痛点。

临床中当刺激一个原发性扳机点,也就是腧穴时,可继发性地诱发单个或多个近端的或远端的扳机点出现牵涉痛。这样,原发性与继发性的扳机点便形成了一条筋膜牵拉传感线,这便是中医腧穴刺激所诱发的循经感传筋膜牵拉线。

经脉先天是闭合的,因此传统的腧穴或筋膜激动点的治疗作用和经脉不同。

经脉循经感传为网状筋膜牵拉线,腧穴为这些线的交汇点。因此,腧穴本身便为网状结缔组织膜上的循经感传张力牵拉传递点。当刺激腧穴筋膜激动点时,可松解其周围挛缩变形的结缔组织筋结,增加局部血液循环,其对筋膜牵拉线上近端或远端上的其他筋结点的异常牵拉张力减弱,结缔组织挛缩情况得以缓解,局部血液循环加快。如此,便可恢复细胞新陈代谢功能,有着很好的镇痛和治疗疾病的功效。

腧穴的松解,可以释放近、远端传递点或整个经脉筋膜链上的整体张力,从而治疗整条筋膜循经感传经脉或筋膜链上所出现的一系列问题。这和中医所说的"经脉所过,主治所及"是一致的。

中医腧穴与西方肌筋膜激痛点,两者在解剖部位、生理组成、病理表现、临床主治等方面,基本一致。因此,《内经》中的体表筋膜经脉便是筋膜链,而腧穴便是筋膜的激动点或扳机点。而基于扳机点理论的西方干针疗法与中医针灸疗法,其理论机制相同。

生物力学诊病法

人体或一般生物体的运动是神经系统、肌肉系统和骨骼系统协同工作的结果。当人体因疾病而导致结缔组织局部出现挛缩塌陷,便会对局部肌肉及骨骼产生异常牵引作用,此时,为维持人体中线平衡或正常生理活动功能。人体整体结缔组织网便会做出整体调整,从而形成近端或远端牵拉点或筋膜线的整体调整,造成生物力线的整体改变。人体骨骼或肌肉等软组织的位移都是其外在包裹的结缔组织筋膜结构的调整所导致的。

这些牵拉点或筋膜线在力学的运动呈现过程中,便会出现异常的运动阻滞点,从而干扰整体的力学传导线路,导致运动无法顺畅自如的完成。而力学传导线路上的异常干扰点,便是疾病所在的局部结缔组织的挛缩位置。

但临床中直接通过筋膜异常牵拉点来诊断疾病难度较大,因此,可以通过疾病发生后,机体生物运动的力线分析来加以诊断。因人体筋膜结缔组织网具有整体性和左右相对对称的特性,生物力学的诊断过程中,观察运动时躯体抖动的顺畅性和身体左右两侧动作的对照性是非常关键的。

因人体结缔组织在人体体表及内脏的分布具有相对的对称性。因此,初学者可在早期阶段,通过步态分析法或力学摆动法来用心感受两侧力传导差异性,从而辅助诊断。

步态分析法

人体运动本为肌肉和骨骼相互作用为主,但均主要受筋膜的调整。因此,通过对步态的分析,可以发现挛缩受损的筋膜异常结构。

四肢抖动法

四肢局部抖动法。检查者平躺,全身放松,施术者握持检查者受检四肢位置末端,轻微抖动,用心感受抖动的差异性,寻找阻滞点。

全身抖动法

检查者平卧,全身放松,施术者双手握持检查者足部掌指关节末端(足大拇趾最佳)轻微抖动,两侧施力要均衡,摆动方向一致,用心感受抖动力的传导感受,发现抖动受阻点。

生物力学诊病法因其主要是通过人体两侧筋膜生物力线的传导差异性来诊断疾病的,筋膜其本身也属于《内经》的经脉范畴,因此,也算是经脉诊病法的现代医学应用。

人体中线的奥秘

生命探索研究围绕经脉的建立而展开,其中尤以人体中线最为重要。并认为人体中线经脉线的打通和激活对人体经脉的建立起着重要的作用。

经脉建立的过程中,古人在人体中线发现了中脉,称其为命脉并在中脉线上发现了七个经脉的筋结瘀滞点,又称七轮:海底轮、脐轮、太阳轮、心轮、喉轮、眉心轮、顶轮。古中医有建立任督周天经脉循环,则可长生久视一说。并在人体前面中线任脉上发现了三丹田。上丹田在两眉之间,又名天谷等;中丹田在两乳之间,又名玄窍等;下丹田气海,在脐下,又名天根等。

中国古代医家早在数千年前便发现了人体中线的奥秘,从而发现前侧中线任脉、冲脉和三焦水道及后侧的督脉。《内经》中指出人体中线有“阴脉之海”的任脉,“五脏六腑十二经之海”的冲脉,“阳脉之海”的督脉及三焦代谢水道,不可不通。《灵枢·本输》中有“三焦者,中渎之腑,水道出焉,属膀胱,是孤之腑也”一说。经脉建立后,中线的三焦为人体气血快速代谢通道,也就是多余的组织液和代谢废气的排泄通路。经脉为组织液的循环通路,当经脉同步共振后,组织液及其中的代谢废气出现向心性流动,在胸腹部出现气体或液体的流动感和流动音,其所流经的通道便为三焦。其下连膀胱,可将多余的组织液和其中溶解的有毒代谢废物经膀胱代谢出体外,人体小便量增多。

古人认为中线经脉循环的建立,对深层次生命功能的开发至关重要。古人十分尊崇中线的生理基础在于人体中线经脉组织液的流行特性。

《足臂十一脉灸经》及《阴阳十一脉灸经》中指出经脉的向心性流动特性,是由人体结缔组织的生理特性所决定的。人体四肢结缔组织致密,细胞间隙狭窄,组织液量少,而人体中线多为颅腔及胸腹腔,其结缔组织疏松,组织细胞间隙较大,组织液量大。骨骼肌的向心性挤压作用和胸内负压的抽吸作用,为组织液向心性回流的动能来源。人体中线同样包含丹田和七轮,其都是人体重要的内分泌腺分布区。督脉可能也是人体脊髓和脊神经的集中分布区域,其上与人体大脑中枢相连,向下分为三十一对脊神经分别支配人体脏腑等的各项生理功能活动。

内分泌系统和经脉建立

人体中线上分布着大部分的内分泌腺,在任脉上有甲状腺、甲状旁腺、胸腺、胰腺和性腺等,在督脉上有肾上腺、松果体、下丘脑和脑垂体等。

古人所发现的七轮和三丹田,都位于机体内分泌腺体的所在地,并在经脉建立的过程中,有着重要作用。因此,人体内分泌腺和经脉的建立紧密相关,经脉建立可有效改善人体内分泌紊乱情况,恢复内分泌的调节作用,延缓衰老和死亡,为深层次生命功能的开发奠定了的生理基础。

当人体中线疏通后,可有效改善沿途内分泌腺体细胞新陈代谢功能活动,延缓细胞衰老死亡,恢复内分泌腺的正常功能活动。这些内分泌腺体细胞所分泌的各类激素和人体的生长发育、疾病、衰老与死亡息息相关。中线循环流通后,内分泌腺体细胞功能活动建立长效恢复机制。其对增强人体免疫力,防治人体疾病,改善细胞非程序性衰老死亡过程,延缓衰老和死亡等方面具有一定的作用。

丹田、七轮与内分泌腺

古人在经脉建立的过程中,分别发现了人体的七轮和三丹田。七轮多和人的生理和心理改变有关,而三丹田则更多作为经脉启动的关键点。而丹田或七轮均是人体内分泌腺体的所在位置,因此,均暗示了内分泌腺所在位置的疏通和内分泌细胞功能的激活对人体经脉的建立起着重要作用。通过直接促进内分泌腺细胞组织液的循环流动,排出滞留的有害代谢废物,激活细胞活性,便可使内分泌功能得到改善。

丹田与内分泌腺

下丹田附近有肾上腺、性腺等内分泌腺体,刺激丹田同时可能促进内分泌腺组织液流动,改善细胞新陈代谢内环境,强化内分泌系统功能活动。

中丹田位于两乳之间的绛宫,此部位于胸骨后有胸腺,胸腺大小和结构可能随年龄和机体状态而变化,15 岁后开始缓慢退化,30 岁以后萎缩速度加快,到40 岁左右时,大部分被结缔组织和脂肪组织所代替,但仍残留一定的功能:胸腺是 T 细胞分化成熟的场所,可分泌多种胸腺激素,维持细胞免疫功能,也具有维持自身稳定功能和免疫调节功能等。

如果经脉的建立能刺激胸腺功能、延缓胸腺萎缩,或使已经萎缩了的胸腺部分地恢复功能,这样就有可能使免疫功能持久地维持于最佳状态,即使机体处于不良环境中也可以显现出极强的生命活力。

上丹田位于两眉之间的泥丸宫,在这个部位有一个内分泌腺体称为松果体,重约 0.2 克,松果体在儿童 7~8 岁时发育至最高峰,一般在 7 岁之后逐渐萎缩。随着年龄的增长松果体内的结缔组织逐渐增多,在成年后不断有钙盐沉着。松果体主要分泌褪黑素,抑制垂体促卵泡激素和黄体生成素的分泌,并分泌多种具有很强的抗促性腺激素作用的肽类激素,从而有效地抑制性腺的活动和两性性征的出现。因此它可以防止性早熟。经脉建立时或许能够刺激松果体,延缓松果体的萎缩或使已经萎缩了的腺体细胞部分恢复功能。

七轮与内分泌系统

人体七轮的位置正对着人体七个重要的内分泌腺。七轮的开启直接影响、支配和管理这些腺体的功能。

七轮对应的内脏与内分泌腺体（图 29）

（1）海底轮——性腺、卵巢、睾丸

（2）脐轮——肾上腺素和去甲肾上腺素

（3）太阳轮——胰、脾胃

（4）心轮——胸腺

（5）喉轮——甲状腺、甲状旁腺、上皮小体(副甲状腺)、唾液腺

（6）眉心轮——松果体、脑垂体、视体下廊、下丘脑

（7）顶轮——松果体腺、脑下垂体

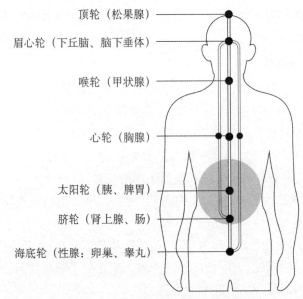

顶轮（松果腺）

眉心轮（下丘脑、脑下垂体）

喉轮（甲状腺）

心轮（胸腺）

太阳轮（胰、脾胃）

脐轮（肾上腺、肠）

海底轮（性腺：卵巢、睾丸）

图 29　七轮与内分泌腺体对照图

七轮与内分泌系统及其功能

海底轮

海底轮主管人体性腺功能。性腺包括男子的睾丸与女子的卵巢。雌性动物卵巢主要分泌两种性激素——雌激素与孕激素，雄性动物睾丸主要分泌以睾酮为主的雄激素。男女性腺所分泌的性激素对维持人体生长发育具有重要作用，它参与人体三大营养物质(糖、脂肪、蛋白质)和水、盐代谢，维持人体新陈代谢的动态、平衡。当其出现萎缩变性，便会破坏人体正常生长发育规律，出现早衰或发育不良等症候。

脐轮

脐轮主要对应人体肾脏与肾上腺。肾上腺的内分泌功能主要分肾上腺皮质激素和髓质激素两大类。其中，肾上腺髓质激素主要包含：肾上腺素和去甲肾上腺素，两者都升高血压。最重要的是肾上腺素，当人经历某些刺激(例如兴奋，恐惧，紧张等)分泌出这种化学物质，能让人呼吸加快、心跳与血液流动加速、瞳孔放大，为身体活动提供更多能量，使反应更加快速。同时也可使眼、耳等感觉器官更加灵敏。

肾上腺皮质分泌着与机体生命活动有重要关系的两大类激素，即盐皮质激素和糖皮质激素，同时还分泌少量性激素，具有调节人体三大营养物质的生物合成和代谢作用，还具抗炎功效。

太阳轮

太阳轮正对人体胰腺和脾胃的分布区域。胰腺内分泌主要成分是胰岛素、胰高血糖素,其次是生长激素释放抑制激素、肠血管活性肽、胃泌素等。这些激素都参与人体消化吸收的过程,对维持人体新陈代谢平衡具有重要作用。

心轮

心轮主管人体内分泌系统的胸腺。

在新生儿及幼儿时期较大,为 10～15 克,性成熟期最大为 25～40 克,以后则开始萎缩,逐渐变小,老人仅有 10～15 克,其实质多被脂肪组织所代替。

胸腺具有重要的免疫和内分泌功能。胸腺一旦恢复功能就可帮助人类抵抗衰老疾病。补充胸腺多氨酸可使因胸腺萎缩而丧失的胸腺多氨酸再次充足。胸腺可以制造数种蛋白质,而且每种蛋白质对保持人体健康与延缓衰老都具有特定功效。

在人体胚胎期和初生期,骨髓中的一部分多能干细胞或前 T 细胞迁移到胸腺内,在胸腺激素的诱导下分化成熟,成为具有免疫活性的 T 细胞。

喉轮

喉轮主管内分泌系统的唾液腺,甲状腺和甲状旁腺。

唾液腺可分泌唾液。具杀菌、消炎和促进食物消化吸收的功能。甲状腺分泌甲状腺素,其主要功能失调导致甲状腺机能减退症或甲状腺机能亢过,简称甲亢。甲状旁腺素的激素激活骨骼生长,调节体节体钙和磷的分布量。

眉心轮

眉心轮主管人体的松果体和垂体。它和视神经、嗅球和负责诸如智慧、逻辑等思维过程的脑区相重叠。

松果体是身体、精神体和心灵体之间的一个桥梁。有科学家在松果体上发现有退化了的视网膜,通过眉轮的强化,可以开发出人体的视觉潜能。成人的松果体已经几乎萎缩。

松果体一般认为它是我们的生物时钟,它能分泌出许多微妙的荷尔蒙,且足以影响身体所有器官。目前已能分离的荷尔蒙是美拉托宁它可以延缓老化,增进免疫的反应,使人具有宇宙感,增加对痛苦的忍受力,减低性冲动,减少睡眠等。

分泌褪黑素,抑制垂体促卵泡激素和黄体生成素的分泌,并分泌多种具有很强的抗促性腺激素作用的肽类激素,从而有效地抑制性腺的活动和两性性征的出现。若松果体受到破坏,则会出现早熟和生殖器官过度发育。分泌低血糖因子,其作用时间比胰岛素长,可达 24 小时。

顶轮

顶轮和眉心轮共同管理人体松果体腺和脑垂体。

垂体是位于脑子基底部一个小豌豆大的器官。脑垂体与主管视力的视床下部有密切的关系。垂体分为腺垂体和神经垂体。对生长发育、新陈代谢、性的功能等均有调节作用。

由此可见,七轮和三丹田对应人体中线上的内分泌腺,当其经络组织液和代谢废物通道疏通后,可改善人体的内分泌腺体功能,延缓衰老和死亡。

望气诊病法

当下,随着现代医学检查技术的飞速发展,古中医四诊技术逐渐弃用,濒临失传。而作为四诊之首的望诊,则更是如此。呜呼哀哉,中医西化形式岌岌可危。

而导致这一现状的根源在于上古望诊法的失传。望诊法,自古有神技之称,扁鹊在《难经》中高度赞誉其为:"望而知之谓之神"。考究历史可知扁鹊并非一名普通大夫,如此高度的赞誉,自然有其特殊之处。

《史记·扁鹊列传》中记载其饮完长桑君的神药后三十日,"视见垣一方人。以此视病,尽见五脏症结。"便具有了望气诊断人体五脏疾病的能力,特以诊脉为名耳。《扁鹊见蔡桓公》中扁鹊望而知蔡桓公疾病的深浅表里位置,也是望气的效果。由此推测,扁鹊可能是经脉的建立者。扁鹊在《难经》中所推崇的望诊,应为经脉建立者移精变气经脉共振,通过自身经脉运行情况从而获悉对方疾病与健康情况的一种方法。古人称之为"望气"。

而如果说关于扁鹊望病的这些记载存疑。那么中医经典著作《内经》开篇《素问·上古天真论》中对中古至人游行天地之间,视听八远之外的记载,便更具信服度。此处的游行天地之间,便是十方天地来去自如;视听八远之外,视觉和听觉超越人类极限,可能是移精变气经脉共振中所能感受得到对方身体健康及疾病情况。

药圣李时珍所著的《奇经八脉考》一书中记载有:"内景隧道,唯返观者能照察之。"指出人体只有真正建立经脉循环,才能在经脉转动的过程中,发现并观察经脉的运行轨迹。

因此,推测"望气"仅是人体经脉循环系统建立后,经脉共振的产物,而绝非真的可以透视或其他鬼鬼神神之类属。

如果经脉建立,人便心无旁骛,精神和一,且身体功能恢复至最完美状态,耳聪目明。因此,在诊断疾病时,只需建立两者之间的经脉同步共振循环,便可通过对自身经脉转动情况的判定来进一步掌握病患经脉的瘀堵情况,从而用以诊断疾病。移精变气经脉共振过程中,当带动者自觉身体某一位置出现明显的胀痛、瘙痒、刺痛等症状时,多说明建立者身体的对应位置存在疾患。推测古人将通过经脉共振来获知病患自身健康状况的能力,称为望气或观气,古人假借"望气",为经脉共振蒙上了面纱。

推测这便是古人遗失的真正望诊技术,其通过经脉共振,所得出的疾病诊断,方便快捷,准确率高。经脉共振诊断本身具有治病功效。因此,时至今日,此望诊法也同样具有一定的诊断优势。

经络的现有假说

纵观国内外 60 余年的经络科学研究,目前主要存在两大派别观点:第一种是否定论,认为经络是古人抽象形成的理论路线图,否定经络的实体结构和解剖学意义;第二种是肯定论,认为通过对经络和腧穴的声、光、电、热及同位素特性的研究已经客观论证了经络的存在。但对经络的生物学本质存在争议。主要分为四大主流学说,即神经传导学说、体液循环学说、生物场学说和结缔组织结构学说。

中外否定学者认为经络是古人经古代哲学抽象所形成的理论路线图,而非一种独立的客观实体。认为经络是人体生命活动的总功能态,反映的是生理功能,病理现象,而不是解剖学上的具体实质,研究经络时就应本于中医唯象思维,着重研究经络的象,而对经脉实质的具体性研究意义不大。而肯定论者则认为人体存在循经感传等现象,经脉是尚未认知的事物。

循经感传现象:当患者或正常人接收针灸治疗时,常会出现一种异常的感觉,表现为酸、麻、蚁走感或流水感,这些感觉沿着一定的路径扩散,甚至引起内脏的反应,将这些线路描述下来,发现与古代文献记载的经络具有相似性,这种现象叫作经络感传现象,或是循经感传现象。且在循经感传的路线上有时出现血管扩张、轻度水肿。并发现部分截肢患者在截肢部位出现幻经络感传。

神经传导学说

现代的经脉神经论大致分为神经中枢扩散说,自主神经反射联动说。其中,中枢扩散说主要根据是幻肢感,在针刺截肢患者,患者仍能感到感传走到已被截去的肢体,从而提出感传为冲动在大脑皮层的一种模式扩散等。

除此之外,国内外部分学者还认为,经络活动是自主神经,特别是交感神经的活动。早在 100 多年前,日本学者大久保运斋在其著书《针治新书》中提出经络活动是自主神经活动,尤其是交感神经活动的观点。针术是通过自主神经,特别是交感神经而起治病作用的。神经学说可以对许多经络现象做出解释,但却有着诸多不足之处。

体液循环学说

经络研究的早期,有人提出血脉论,认为古人所说的经络就是现代解剖学中的血管,并不存在一套独立的经络系统。但这一学说随循经感传现象的发现,而备受质疑。国内外支持体液循环学说的学者从而将研究主题转向细胞外组织液的流动。

日本学者藤田六郎提出经络可能是血管和淋巴管外的体液流动路径,这一路径上的疏松结缔组织较多,液体流动的阻力较小。

生物场学说

生物场科学家发现人体各项生理和意识思维活动,都是由各种电场、磁场和生物电所组成的,它们的综合作用就形成了人体的生物场。

而经络系统便是由这些活动驻波叠加的峰所形成。因此,其认为经络系统是人体生物场相互作用的结果,经络系统也可以被看作是有特定方向的人体生物场。

结缔组织结构学说

结缔组织筋膜论是近年来经络研究的一个热点。通过筋膜系统生理功能来解释人体经络现象和针灸机制。

筋膜理论学者通过研究人体十二正经和奇经八脉所在的 20 条经络,361 个穴位的进针部位和手法,发现人体经脉和穴位的针刺部位均位于筋膜的不同层次。人体筋膜支架是经络的解剖学基础,其中穴位是富含神经感受器和活性细胞而能产生较强生物信息的结缔组织聚集处,经脉为穴位间具有解剖学结构相连或神经传入接近的筋膜结构。

经脉众多研究假说,归根结底是由于《内经》中体表气血经脉、筋膜循经感传经脉和解剖血管三脉合一,经脉概念的混淆。《足臂十一脉灸经》和《阴阳十一脉灸经》中,古人便已经在灸法的日常操作中,发现了走行于人体体表的气血经脉和筋膜经脉。秦汉时期，开始了中国历史上第一次医学整合，为将体表发现的经脉与人体脏腑学说、阴阳五行学说等相互融合，进行了经脉解剖印证，从而发现了体内的血管经脉系统。由此，经脉否定论者认为经脉本就是人体的血管，是不存在的。而经脉的先天闭合性使得经脉研究困难重重，无处着手。

经脉是中医的灵魂核心，经脉的研究发现对中国科学界和中医界来说，既是机遇，又是挑战。经络学说贯穿中医生理、病理、诊断和治疗各个方面，为中药、针灸推拿、导引等多种治疗方法的理论基础。经络的研究发现可以将中医真正的推向全世界，将其发扬光大。

经脉的建立方法

如果经脉为细胞间隙组织液的循环通路，组织液为细胞外的液体成分，细胞间隙为人体结缔组织，因两者在人体自身的分布特性，而具有疏通的先后顺序，从而促进经脉组织液的循环流动。

古代经脉建立追求者都将人体中线作为经脉建立中的首要疏通部分。人体的七轮，任督二脉上的"前三三，后三三"：任脉上的三丹田和后背督脉的尾闾、夹脊和玉枕穴。且中医的任脉、冲脉、督脉及经脉的快速代谢通道三焦，都位于人体的中线区域。此处多为腔系性结构，结缔组织疏松，细胞间隙较大，存在丰富的组织液，再加上胸腔负压的抽吸作用，为整个经脉建立的中枢环节位置。当此处的组织液出现长效循环时，可有效带动全身经脉出现大循环。因此，《内经》中此处的任脉有"阴脉之海"，冲脉为"五脏六腑及十二正经之海"和督脉的"阳经"之海的称法。

而现代医学发现人体中线区域为全身重要器官和内分泌腺的集中分布区域，此处经脉组织液的流动，可重新恢复人体重要器官和内分泌腺的功能，为人体重返健康态和年轻态提供了生理基础。再加上此处为中医三焦的所在位置，其上连口腔、下注膀胱和肛门，为人体经脉循环系统的快速代谢通路，它可将经脉循环中多余的组织液和代谢废物通过打嗝、放屁和排尿的方式排出体外。这些瘀滞有害代谢废物的排出，为经脉全身大循环的建立创造了有利条件。

人体背部的督脉总督一身之阳，为人体中线上脑和脊髓的所在地，当其内在组织液出现流动，可有效激活人体中枢神经系统的调节作用，促进代谢废物排出，恢复人体脑和脊髓细胞的新陈代谢功能活动，从而提升人体精神思维层次、增强意念对经脉的共振韵律，促进经脉建立。此外，脊柱两侧的膀胱经与三焦存在密切关系，有针对性的刺激膀胱经可进一步疏通人体三焦经脉快速代谢通路，促进人体多余组织液和代谢废物的排出。此时的经脉建立者多会出现小便、打嗝和放屁增多的现象。《灵枢·本输》中："三焦者,中渎之腑,水道出焉,属膀胱,是孤之腑也。"有三焦通于膀胱,通利水道的说法。因此,古代医学经脉建立者正是发现了人体后背这两条经脉与三焦的相关性,从而将其命名为膀胱经,与三焦对应。因此,经脉建立时,及时有效的疏通人体中线部位的经脉尤其重要。

如果人体中线重点疏通,人体的经脉循环初步将得以建立。此时经脉的周身大循环则需要重点关注人体的八虚位置,其为打开躯干中线与肢端经脉循环的开关。

《内经》中称其为"机关之室",五脏藏邪之所,需重点疏通。《灵枢·邪客》中有:"人有八虚……以候五脏……肺心有邪,其气留于两肘;肝有邪,其气留于两腋;脾有邪,其气留于两髀;肾有邪,其气留于两腘"。因此,此处的八虚便是人体的两侧肘、两腋、两髀和膝后腘窝这八个地方。

八虚多为人体肢端关节的连接位置,其结缔组织分层交错复杂,组织结构致密,间隙狭窄,组织液通透性低,且生理功能活动较多,非常容易损伤,导致结缔组织挛缩变形。从而影响人体结缔组织细胞间质中组织液的回流,阻碍人体经脉的大循环。《灵枢·邪客》中:"凡此八虚者,皆机关之室,真气之所过,血络之所游,邪气恶血,固不得驻留;驻留则伤筋络骨节机关,不得屈伸,故拘挛也。"也同样指出了八虚的这一特性。

同时,推测人体八虚位置也是人体大淋巴结的分布区域,当结缔组织挛缩变形,同时会加重淋巴循环的瘀堵情况,加剧细胞新陈代谢的恶化,细胞变性坏死,加重结缔组织挛缩变性。

因此,在整个经脉的建立过程中,优先疏通人体中线,疏通人体任督二脉,为经脉的整体建立奠定基础。其次,重点疏通人体膀胱经和八虚,建立经脉的周身大循环体系。这便为人体经脉建立过程中的疏通方法和先后顺序。

经脉的纵向分布规律

《内经》中所论述的十二正经和奇经八脉多具有纵向分布的特性,其中仅带脉横跨腰部为横向分布。《足臂十一脉灸经》和《阴阳十一脉灸经》中,古人通过体表四肢末端的艾灸疗法便已经发现了人体经脉向心性的流动规律。此与《灵枢·九针十二原》等诸篇中的五腧穴和《灵枢·根结》中"根、溜、注、入"经脉的灌注顺序一致,都具有纵向分布的特性。

经脉纵向分布的科学解读究其原因主要是人体直立行走的进化过程中,所形成的中枢神经系统分化方式和结缔组织筋膜循经感传网状线的分布规律。

人类在长期的进化过程中,脑和脊髓逐渐分化,形成了人体独有的中枢神经系统。其中脑在颅腔居上,脊髓走行椎管,自上而下分布,并发出周围神经用以支配周身。

整个神经传导过程分为外周神经传入和中枢神经传出两大部分。其中:外周传入为:感受器—脊传入神经—脊髓—脑中央处理器;中枢传出:脑—脊髓—传出神经—效应器。两者共处一线。因此可见,人体中枢神经系统对外周的支配具有明显的上下纵向特征。

此外,经脉为最早期人类进化过程中,为满足人体各项生理功能活动需求,而所形成的结缔组织筋膜网上的异常牵拉线。因人体各项生理功能活动均多是在直立行走模式下所完成的,这种方式下所形成的筋膜网上牵拉线自然具有纵向分布的特征。

由此可见,《内经》中,古代医家对人体经脉线的划分多来源于临床经脉建立的具体实践活动。人体经脉的纵向分布规律,有着坚实的生理基础。

腧穴与经脉向心性循环

经脉和腧穴均为人类进化遗留产物,其中经脉为进化中为满足各项生理活动而形成的筋膜循经感传线,腧穴则为其上所形成的筋结点。多筋结点的异常牵拉作用便形成了人体的筋膜循经感传线,筋结为筋膜线上的挛缩点。因此,经脉为腧穴的牵拉连接线,腧穴位属于经脉。

《足臂十一脉灸经》中,便有刺激四肢末端的关键点来诱发经脉向心性循环的记载。《内经》中,腧穴归经便已经形成。如《素问·气府论》中:"足太阳脉气所发者,七十八穴……足少阳脉气所发者,六十二穴,两角上各二……冲脉气所发者,二十二穴。"分别介绍了手足三阳经、任脉、督脉和冲脉上的穴位数和具体部位。

由此,对人体腧穴的有效刺激,可以松解筋结,减少筋膜循经感传线的异常牵拉力,从而诱发气血向心性流动,建立经脉循环系统。

《内经》中除营气的经脉大循环外,同时还遗留有经脉的"根、溜、注、入"灌注顺序和六腑下合穴等理论与《足臂十一脉灸经》和《阴阳十一脉灸经》所论述的经脉向心性流动规律是完全一致的。根结则与《足臂十一脉灸经》所描述的点与点,点与线规律相同。《内经》中实际腧穴数目约为 160 个,尤以四肢部分最为居多。其均指出古代经脉的发现来源于远古之医者早期对四肢末端的接触性治疗,从而诱发出经四肢末端向心性的气血物质流动。

因循经感传,属于神经性传导,为筋膜压力感受器受刺激后的产物。其多为由中心向四周的放射性疼痛,疼痛的性质呈现由中心向四周的递减规律。因此,这种体表刺激所诱发的向心性流动,绝非筋膜经脉,而是气血经脉。

根结理论

《内经》在腧穴描述中保留了经脉的根结理论:经脉的根,在四肢末端的井穴;结在头面、胸腹的一定器官和部位。《内经》中详细描述了十二经脉的脉气起始和归结的部位。如《灵枢·根结》所载:"太阳根于至阴,结于命门——命门者,目也;阳明根于厉兑,结于颡大——颡大者,钳耳也;少阳根于窍阴,结于窗笼——窗笼者,耳中也……太阴根于隐白,结于太仓;少阴根于涌泉,结于廉泉;厥阴根于大敦,结于玉英,络于膻中"。根结理论表明,经气在经脉中的输注,始于"根",循着"根—溜—注—入"的向心性经脉灌注线路,终于"结"。《内经》重点对手足三阳经脉气的这一流行灌注顺序进行了论述。如:"足太阳根于至阴,溜于京骨,注于昆仑,入于天柱、飞扬也……手阳明根于商阳,溜于合谷,注于阳溪,入于扶突、偏历也。"其中:根,经气所起的根源处,为井穴;溜,经气所流经之处,多为原穴;注,经气所灌注之处,多为经穴;入,经或络气所进入之处,上部为颈部各阳经穴,下部为络穴。

五腧穴同属于根结理论,如《灵枢·九针十二原》:"所出为井,所溜为荥,所注为腧,所行为经,所入为合,二十七气所行,皆在五腧也"。五腧穴为经脉"根—溜—注—入"向心性经脉灌注顺序的具体临床应用。人体四肢末端和中线位置结缔组织的特性不同,因此,经脉组织液的整个流动过程中,越靠近中线,则气血的流动感越强,而到达中线胸腹部时便会出现明显的气体或液体的流动感和流动摩擦音。

经脉建立过程中,人体四肢末端流向中线胸腹腔的气血物质流动感和流动音由小到大、由弱变强的变化过程。古人用五腧穴:井、荥、输、经、合的顺序加以论述。

井穴多位于手足之端,喻作气血的源头,是经气所出的部位,即"所出为井"。荥穴多位于掌指或跖趾关节之前,喻作水流尚微,萦迂未成大流,是经气流行的部位,即"所溜为荥"。输穴多位于掌指或跖趾关节之后,喻作水流由小而大,由浅注深,是经气渐盛,由此注彼的部位,即"所注为输"。经穴多位于腕踝关节以上,喻作水流变大,畅通无阻,是经气正盛运行经过的部位,即"所行为经"。合穴位于肘膝关节附近,喻作江河水流汇入湖海,是经气由此深入,进而会合于脏腑的部位,即"所入为合"。

　　腧穴与经脉向心性循环的关系,是由人体自身结缔组织分布特性和压力动能所决定的。人体结缔组织由四肢远端向中线近端具有如下特性:结缔组织由致密到疏松,细胞间隙由狭窄到宽阔,而随之组织液量由少到多的分布规律。且四肢骨骼肌向心性收缩所产生的肌肉泵效应和人体胸腔内的负压抽吸功效,为组织液的向心性回流的动能。

　　由此,经脉建立后,刺激肢端腧穴便会诱发出人体独有的组织液和代谢废物向心性的循环特性。

经脉的发现过程

　　上古时期医学者通过体表接触治疗,发现了人体体表经脉的循经感传和气血物质流动,从而发现并总结了《足臂十一脉灸经》中的十一条经脉走向及功能主治。《内经》中,为进一步追求经脉体系的科学化,古代学者进行了人体粗解剖,寻求循证医学支持。但在印证过程中,错误的将人体的动脉血管当成经脉,人体静脉为络脉,微静脉则为孙络。这在一定程度上,有利于经脉循环体系的建立与完善。但却造成了后人对经脉认识的混淆,为经脉的发现和临床科学运用及研究,增加困难。因此,归根溯源,积极探寻古人体表经脉的发现过程便显得分外重要。

发现过程

以砭启脉

　　经脉详细的发现过程,并未有明确定义,但现有的古文献均推断其与砭石有关。《帛书·脉法》记载:"气一上,一下,当郄与肘之脉而砭之,用砭启脉者必如式。"其所记述的"以砭启脉"为最早的经脉发现方法。最早的医案记录有《史记·扁鹊仓公列传》曰:"上古医有俞跗,治病不以汤液醴酒,镵石挢引,案杌毒熨,一拨见病之应,因五脏之腧。"此处的腧为五腧穴中五脏之原穴。其明确指出上古黄帝时代名医有俞跗治病时不用汤药,也不用药酒,仅用砭石一拨,激发出线状感知,可达到五脏之腧穴,即可治愈各种疾病。

　　距今几万年前的山顶洞人,已经进入新石器时代,那时的人类便会用经磨制而成的尖石或石片点按或叩击刺激体表某些特定部位,从而解除疾病痛苦。

　　出现体表疼痛或疾病—尝试方法试图缓减—疼痛或疾病治愈,这本身便属于人和动物的原始本能活动范畴。而当时疼痛的处理方法自然主要以体表疼痛部位的抚拭或按压等为主,这从自然界动物治病的本能活动足见一斑。

根据考古发现小型石刀、石镰等促使肿疡破溃,可以兼用做切皮破肉排脓的工具。又如为了接触和减轻肢体和内脏痛苦,小型的石锤、圆石器等作为叩击和按摩治疗工具而出现。充分证明了"砭石者,针灸之母也"。

在这一过程中,发现人体体表刺激下的循经感传和气血经脉现象,便成为可能。这些过程只有真正的手法从业者才最是明白。因此,砭石可能为人体经脉的最早刺激手法之一,为古人发现体表经脉的气血流动现象有着积极的作用。《素问·异法方宜论》中并列论述了砭石、毒药、灸焫、微针和导引按跷五种医术。砭石位居当时五大疗法之首,便是对此最好的证明。颇具遗憾的是《汉书·艺文志》记有砭石专著《石神》早已亡佚。

在《内经》经脉理论体系建立前,《足臂十一脉灸经》和《阴阳十一脉灸经》,发现脉络中,有些脉的循行不连贯,呈跳跃式,有的脉甚至是只有起点与终点的两点连一线的最简单形式。如《足臂十一脉灸经》对手少阳脉的描述为:"臂少阳脉中指,循臂骨下廉,走耳。"在臂骨(桡骨)下缘到耳之间是空缺的。这种跳跃式及单纯起止点的记录方式,更说明了中医经络早期可能确实来源于人体体表点刺激所诱发的循经感传和气血灌注现象。

印证方法

五腧穴

五腧穴则是分布于十二经四肢肘膝关节以下的重要部位,首见于《灵枢·九针十二原》:"五脏五腧,五五二十五腧,六腑六腧,六六三十六腧……所出为井,所溜为荥,所注为输,所行为经,所入为合,二十七气所行,皆在五腧也。"《灵枢·本输》载:"凡刺之道,必通十二经络之所始终,络脉之所别处,五输之所留,六腑之所与合,四时之所出入,五脏之所溜处。"可见此时的五腧穴的流注顺序是从四肢末端至肘膝的向心性循行。

《内经》所记载的五腧穴和经脉的根—溜—注—入腧穴流注顺序及六腑下合穴等理论都与《足臂十一脉灸经》和《阴阳十一脉灸经》所论述的经脉向心性流动规律是完全一致的。而这些向心性灌注规律,显然并非循经感传,而是对某种气体或液体物质流动描述。因单纯神经痛多沿神经放射性疼痛,疼痛方向不固定,性质呈现中心向外周递减。而筋膜的放射感,则多表现为点状憋胀感或线性隐痛感,均不会表现出物质流动性,灌注顺序等特征。《内经》中的"根结"则与《足臂十一脉灸经》所描述的点与点、点与线的规律相同。人体实际腧穴数目约为

160个,多以四肢部位具多。

人体结缔组织筋膜网同时包含细胞外组织液,因此,体表接触治疗过程中,因治疗目的和方法差异,便有可能诱发出肌筋膜的循经感传和组织液的定向流动。人体固有的结缔组织张力网塌陷线路或挛缩腧穴点,本身便是循经感传和组织液的共同通道,两者具有相互一致性。

最早的经脉记载均为向心性循行

马王堆汉墓出土的医学帛书《足臂十一脉灸经》中主要论述了人体十一脉的向心性循行、主病和灸法。其记载的十一脉的循行方向都是向心性的,即十一脉均由四肢末梢的手部或足部起始,止于躯体中心部的胸腹部或头部。

而在其后成书的《阴阳十一脉灸经》中,也论述了十一脉循行、主病和灸法。其循行多为沿向心性方向。除此之外,肩脉和大阴脉已改为远心性的循行方向,即由躯体中心部向四肢末梢部的方向循行。

早期经脉的单一向心性循环特性及《内经》中的五腧穴理论均说明了早期经脉的发现均来源于人体四肢末端的灸法或砭石刺激。早期的砭石等多是操作在人体的四肢末端的,因此发现这些规律是非常正常的。

早期经脉命名

《阴阳十一脉灸经》中将治疗牙齿痛、肩部疾病和耳部疾病的脉线直接命名为齿脉、肩脉和耳脉。

这表明早期的古代医家在用砭石或用灸过程中发现了人体线状循经感传或经脉的气血流动现象与人体牙齿、肩和耳的对应关系,之后,反复在经线上施砭或灸的医疗实践均取得较好疗效,故被命名为齿脉、肩脉和耳脉。这与《灵枢·经脉》篇手三阳经脉循行路线基本相符,为"以砭启脉"及经脉源于砭石及灸法,提供了有力的证据。

经脉主治

《足臂十一脉灸经》及《阴阳十一脉灸经》中均涉及经脉的主治疾病,且这些疾病多为经脉沿线分布,这便是后世医家"经脉所过,主治所及"的理论来源。

在《足臂十一脉灸经》中,每条脉的循行后面都有一组病候,共记载约78种病症,均说明其来源于临床经线治病观察所得。经脉近乎一条直线,只有多次反复的刺激才能总结出其线路所及的主治疾病范围。

经线的联系方式

中国古代医学家通过砭石,古手法按摩等发现了人体体表特定位置点按会出现明显的远距离循经感传和气血灌注。此时发现的经脉中,有些脉的循行是不连贯的,多呈跳跃式,有的脉甚至是只有起点与终点的两点连一线的最简单形式。如《足臂十一脉灸经》对手少阳脉的描述为:"臂少阳脉中指,循臂骨下廉,走耳。"其在臂骨(桡骨)下缘到耳之间是空缺的。可分为:①两点开关现象,也就是起点按压,所带来的远距离终止点感觉传导,伴或不伴有短途的循经感传。②延续性传递:就是起点按压,会接替性出现数个感觉传导点或传导线,其中含或不含体腔内固定脏腑位置不适传导点。③多线路感传或气血灌注线:起点按压,会产生多方向辐射线状传导反应。

这种跳跃式及单纯起止点的记录方式,更说明了中医经络早期确实来源于人体点刺激所诱发的筋膜循经感传和气血流注现象。

部分筋膜感传现象在针刺、穴位点按或西方肌筋膜的扳机点刺激感传中均已得到证实;而经脉共振中的气血灌注现象也多存有这类传导特性。

因此推测,体表经脉的发现最早来源于古人临床体表刺激,是科学方法论下的具体事物,是有迹可循,真实存在的。

经脉的演变历程

《内经》中经脉沟通脏腑表里循环体系的建立是源于当时的古代医家综合参考了体表经脉的气血灌注路径、筋膜循经感传线和解剖下体腔内部的血管分布线汇总而成的,其经历了数个历史过程。

《足臂十一脉灸经》和《阴阳十一脉灸经》《灵枢·经脉篇》的滥觞。《足臂十一脉灸经》和《阴阳十一脉灸经》中尚未出现经络一词,也没有经,只有脉:《足臂十一脉灸经》的温和《阴阳十一脉灸经》的脉。很显然此处的温和脉,均应为古代医学家通过灸法所发现的人体特有通路。温为热感循行通路;脉象形于河流,则偏重于气血物质流动的通路。这两部脉学专著与《内经》中的经脉,两者有一定的先后发现顺序。

单一向心性循行

《足臂十一脉灸经》中主要论述了人体十一脉的向心性循行、主病和灸法。其记载的足太阳、足少阳、足阳明、足少阴、足太阴、足厥阴、臂太阴、臂少阴、臂太阳、臂少阳、臂阳明等十一脉的循行方向都是向心性的,即均由四肢末梢的手部或足部起始,止于躯体中心部的胸腹部或头部。

这一时期的古代中医学者所采用的砭石或灸法的治疗部位多集中在人体四肢末端,通过四肢末端的刺激,诱发出远距离的感传反应自然多具向心性特征。

这可在马王堆《帛书·脉法》记载:"气一上,一下,当郗与肘之脉而砭之"及《足臂十一脉灸经》多起于腕,踝关节区域得出结论。

经脉及经气的向心性循行,推测可能是古代或《内经》早期的一种理论,其在《内经》五腧穴理论中依然有所记载。例如《灵枢·九针十二原》:"所出为井,所溜为荥,所注为输,所行为经,所入为合,二十七气所行,皆在五腧也。"《内经》之后的《甲乙经》也是以四肢末梢作为"脉气所发"之处的。

虽然《灵枢·经脉》中的经络循行理论记载的很完善,而五腧穴向心性循环理论在《内经》中记载较少,多散见于各篇之中,并未形成一个完整的体系,但我们却不可忽略经脉早期向心性理论的存在。这也就正确的解读了为什么《内经》中会同时出现了十二经脉气血循环与五腧穴经气向心性流注两种完全相悖的理论。

向心性向循环性过渡

继《足臂十一脉灸经》后出现的《阴阳十一脉灸经》中,其十一脉循行路线除同样以向心性方向循行为主外,还出现了肩脉和大阴脉两脉远心性的循行方向,即由躯体中心部向四肢末梢部的方向循行。至《内经》中,才形成真正的周身循环体系。

《阴阳十一脉灸经》中的古代医家临床发现单纯四肢末端的体表刺激,是无法顾及躯干及头面部区域所有的疼痛或疾病的。因此,便产生了对人体头面部和躯干部位最早的尝试性点按刺激探索,从而发现了经脉离心性由头面部及躯干部回流到四肢末端的现象。这便是《阴阳十一脉灸经》中,肩脉和大阴脉两脉远心性的循行方向被发现的原因,从而为经脉循环系统建立奠定了基础。

此时的经络记录尚处于早期经络发现阶段,故并未考虑循环的问题,多为单纯的传感线路现象规律记录。

往复流通

《足臂十一脉灸经》中向心性流行的脉络多互不沟通,有些脉的循行不连贯,呈跳跃式,有的脉甚至是只有起点与终点的两点连一线的最简单形式。在体表或体内仍有很多区域或脏腑没有脉的分布的空白部位,同时也没有各脉之间互相传递的记述。如《足臂十一脉灸经》对手少阳脉的描述为:"臂少阳脉中指,循臂骨下廉,走耳。"在臂骨(桡骨)下缘到耳之间是空缺的。至《阴阳十一脉灸经》中才出现了经脉的远心性循行方向,即由躯体中心部向四肢末梢方向循行的肩脉和大阴脉。而到了《内经》中,经脉的连接出现连贯性特性且出现往复运动。如《灵枢·逆顺肥瘦》的:"手之三阴,从藏走手;手之三阳,从手走头;足之三阳,从头走足;足之三阴,从足走腹"。手足经脉依表里及阴阳同名的顺序依次相传,从而构成气血运行的"阴阳相贯,如环无端"的环路。

　　从《阴阳十一脉灸经》至《内经》,经脉由互不沟通、跳跃式的向心性流动规律向往复灌注流动性过渡有着深刻的历史背景因素。这一时期,古代医家对人体头面及躯干中部体表点按、灸法等刺激的探索研究增多,从而发现了人体经脉远心性循行特性。解剖下血管经脉的周身连贯性线形分布特征和体表神经的上下传导现象,为经脉连贯性线形往复理论的提出奠定了坚实的生理基础。此外,古人将人体发现的这种气血循环理论,借用自然界江河湖海、日月星辰等自然现象加以描述及论证。这种认识在《内经》中反映得很清楚。如《灵枢·痈疽》中:"夫血脉营卫,周流不休,上应星宿,下应经数。"和《素问·举痛论》:"经脉流行不止,环周不休"。其演变过程可从表1中看出。

表 1　经脉循行规律演变

书名		《足臂十一脉灸经》	《阴阳十一脉灸经》	《灵枢·经脉篇》
手(臂)部	阴脉	由手→胸肋	由手→胸或(臑)	由胸→手
	阴脉	由手→头	由手→头[但肩膀(即手太阳脉)相反,由头→手]	由手→头
足部	阳脉	由足踝(胻)→头	由足踝→股、头	由头→足
	阴脉	由足→股、腹	由足→腹(但足太阴脉相反、由少腹→足踝)	由足→胸

全身网状运行

　　《足臂十一脉灸经》和《阴阳十一脉灸经》中的经脉多以身体的体表分布为主,只有少数几条脉通过体表刺激发现了其与脏腑之间的连接关系。此时的脉在全身的分布也未能形成上下纵横,联络成网,密布于体内、体表各处无所不到的经络系统。只有在《灵枢·经脉》中脉的分布才更加完整严密,并且正式提出了全身各脉均依次衔接,构成了《灵枢·举痛论》"经脉流行不止,环周不休"和《灵枢·动输篇》"如环无端……终而复始"的概念。而这一过渡是有其深刻的历史因素的。

　　秦汉时期,开始了历史上第一次医理文化的大融合,早期的经脉学说与五气化生理论、脏象学说及人体脏腑血脉的生理解剖发现等相互结合,而逐步形成了经脉的络脏与脏腑内外表里连接关系。除此外,《内经》中的古人在十二正经体表线路的基础上,进一步分别构建了奇经八脉、络脉、孙络等经脉分类,至此,经脉循环无端,沟通表里内外的网状连接关系正式确立。如《灵枢·经脉》:"经脉十二者,伏行于分肉之间,深而不见…诸脉之浮而常见者,皆络脉也。"《灵枢·海论》:"夫十二经脉者,内藏于府藏(脏腑),外络于支节。"及《灵枢·邪气脏腑病形》说:"十二经脉,三百六十五络,其血气皆上于面而走空窍"。在经脉循环理论的基础上,并建立起十二经别、十二经筋、十二皮部理论将全身组织与经脉有机结合。

这两本书经脉记录内容,均早于《内经》,具有前后继承发展的关系。这是经脉学说由形成到发展和完善的一个演变过程。经络的这种向心性循行在《内经》中就构成了一种与《灵枢·经脉》篇中记载的十二经的循环流注方向不同的两种学说。

此外,经脉循环系统的建立还与古人日常生活中的脏腑疾病线形疼痛传导感受和经脉导引术有关。古人发现当某些脏腑患病时多会出现由患病脏腑所引出的放射性疼痛分布线。如心脏不适时常感到的沿心前区向左肩、左臂尺侧或左颈部体表放射的疼痛线。以及一些脏腑神经性疼痛:如坐骨神经痛时由髋部沿坐骨神经径路及分布区域所出现的放射性疼痛线路等。

最后,推测经脉循环系统的建立还与古代医家在日常生活劳作及导引术中,通过四肢末端的大关节牵拉活动,所引发的筋膜循经感传牵扯线有关。湖南省长沙东郊马王堆发掘了三座西汉古墓,其中出土古代医学著作共 14 种,内容包括经络理论、针灸、砭石疗法、养生、导引等多方面。其中涉及导引养生的便有《养生方》《却谷食气》《导引图》等。推测,当时的移精变气经脉共振方法也早已存在,其为经脉循环系统的发现也起着是非重要的作用。

由此可见,《内经》中经脉沟通脏腑表里循环体系的建立,非一人一时之功,而是经脉理论不断发展、不断完善的过程产物,其涵盖了古人对人体血液循环系统和体表组织液气血经脉系统的认识。

经脉的脏腑表里关系

经脉的脏腑表里关系理论最早来源于体表经脉刺激的启发作用,完善于解剖下血管经脉的发现,并最终为人体的五气化生理论服务。

《足臂十一脉灸经》和《阴阳十一脉灸经》中所描述的经脉多走行体表,彼此之间相互独立,互不衔接,而只有少数几条脉与脏器相连。如:《足臂十一脉灸经》中的臂太阴脉"之心",足少阴脉"出肝";《阴阳十一脉灸经》中的臂太阴脉"入心中",足太阴脉"被胃",足少阴脉"系于肾"等。

此时的经脉脏腑表里联系，多来源于最早期的灸法、砭石等的体表刺激诱发作用。人体结缔组织遍布全身，沟通脏腑和体表，当体表结缔组织——筋结受刺激时，其深层对应脏器组织上的牵拉瘀滞点便会出现异样感。这里的脏腑的异样感包括筋膜经脉的循经感传或气血经脉的憋胀感。

至《内经》中，三脉合一共称为经脉。古人将每一经脉都与特定的脏腑相联系，最终形成一个内外相连，上下相贯的复杂经络系统。

其中解剖下的血脉分布在人体脏腑表里各处，为经脉沟通脏腑表里内外的理论奠定了坚实的生理基础。解剖下的五脏多有粗大的血管相连，而六腑与血管侧支的联系发现较晚。这便是《内经》中阴经早于阳经与脏腑相连的原因。如《素问·热论》足三阴经已与相应内脏联系，而足三阳经均未与相应六腑联系。《素问·三部九候论》篇中手阳明脉候胸中之气而不是大肠之气，即是很好的例证。

五气化生理论与经脉脏腑表里关系

五气化生人体，入属五脏，五脏藏五气，滋养并支配全身各处。而经脉便是沟通内外五气的通道，脏腑表里五气的输送支配途径。人体经脉的循环流动现象，印证于自然界"河水者必有其所出"，从而将经脉脏腑关系系统化，统一归脏属经。这便是《灵枢·经水》中："凡此五脏六腑十二经水者，皆外有源泉而内有所禀，此皆外内相贯，如环无端，人经亦然"的理论出处。

而脏腑的表里关系，则来源于五气两种不同的化生途径。《素问·六节脏象论》中有："天食人以五气，地食人以五味。五气入鼻，藏于心肺；五味入口，藏于肠胃，味有所藏，以养五气。"由此可见，人体五气的来源有二，一种为经鼻的五气直接入属五脏，而另一种则为五味经六腑转化为五气再藏于五脏。五气周行于地，化生五味，五味本身便含有五气的能量信息。六腑对五味的分别转化作用，是脏腑表里对应关系的理论来源。其中：酸转化于胆，入于肝；焦苦之味转化于小肠，入心；甘淡转化于胃，入脾；辛转化于肠，入肺；咸转化于膀胱，入肾。这便是五脏与六腑之间的表里对应关系。《内经》中借经脉将两者相连，来表达脏腑之间的转化关系。

此外，脏腑的表里联系还来源于古人对疾病症候的总结。当人体某一脏腑出现疾病时，便会出现由患病脏腑所引出的沿体表四肢向末端放射的疼痛线，现代医学称其为牵涉痛。如心脏区域不适时常感到的沿心前区向左肩、左臂尺侧或左颈部体表放射的疼痛线。这些都为《内经》中，经脉沟通脏腑表里内外关系的理论来源。

十二正经

五气化生体系为整个中医文化的理论核心，其中十二正经连接脏腑内外表里，为五气内外沟通的通道。

《素问·宝命全形论》中："人以天地之气生，四时之法成""天地合气，命之曰人。"这些都指出人是五气化生的产物。天气有五，垂直于地而成地气，地气有六，两者和合而化生万物，延伸为五运六气理论。与《易·系辞》"天五地六"同宗同源。

天五地六化生理论与人体解剖脏腑相合，则分实心五脏主藏天之五气，中空六腑转化五味为地之六气。

地气化生万物，聚以为地之五味，五味摄入，经六腑转化为五气，藏于五脏。从而形成中医特有的五脏五气支配理论。《素问·六节脏象论》中有："天食人以五气，地食人以五味。五气入鼻，藏于心肺；五味入口，藏于肠胃，味有所藏，以养五气"。此处的"心肺"意指五脏，"肠胃"则为六腑。其为人体五气的两种化生途径。口摄地气之五味，必须最终都转化为五气，才能与鼻吸入的天之五气共同入主五脏，支配人体生理功能活动。因此，便需要六个具有"转化物""泻而不藏"生理特性的腑腔组织，将摄入的五味中的地气释放出来，完成转化，全部归为五脏进行储藏。

而经络便是六气在人体的运行线路，用以沟通脏腑表里，输送五气营养物质和支配整体生理功能活动。

《足臂十一脉灸经》和《阴阳十一脉灸经》，记载了人体除手厥阴心包经外的十一条经，便是对经鼻吸入天之五气与经口摄入地之六气的系统描述。这十一种气便是通过人体经脉进行相互沟通转化，共同为组织提供营养物质及支配身体生理功能活动。

正经"十二"的由来

《足臂十一脉灸经》中主要论述了足太阳、足少阳、足阳明、足少阴、足太阴、足厥阴、臂太阴、臂少阴、臂太阳、臂少阳、臂阳明等十一脉的向心性循行、主病和灸法，而独缺臂厥阴经。

天五地六合气而化人，对应在经脉上，便是《足臂十一脉灸经》和《阴阳十一脉灸经》中经脉"十一"的由来。此时的经脉体系尚未和脏腑五气化生理论相合。因此，十一经走行体表，多无络脏。《足臂十一脉灸经》中十一脉的表达方式多为：手(足)＋阴阳，独缺络脏归经。

而《内经》中，将经脉理论与脏腑五气阴阳化生理论等相互融合，从而总结出了经脉的络脏分布规律。此时的十二经脉名称基本包含三部分信息，即：手(臂)足、阴阳、脏腑，如手太阴肺经、足阳明胃经等。

五脏与五气各有所主，六腑与六气各有转化，六气合而为五，入于五脏。《内经》中，为方便五味的六气转化及天五地六之气脏腑阴阳相合，而构建心包，代心受邪，归属六脏，与手厥阴经相连。六脏对六腑，从而进一步完善了脏腑表里内外的对应关系。经络理论方面，构建心包经，运行三焦所化的六气之暑气。自此，六脏六腑的表里阴阳对应关系得以建立，《足臂十一脉灸经》中臂厥阴经得以补全，逐渐建立起人体十二正经经脉体系。

此外，经脉十二还受当时的十二建月历法和十二经水的影响。如《灵枢·经水》："经脉十二者，外合于十二经水，而内属于五脏六腑……凡此五脏六腑十二经水者，外有源泉，而内有所禀，此皆内外相贯，如环无端，人经亦然。"的应象思维。另外，《素问·阴阳别论》："四经应四时，十二从应十二月，十二月应十二脉。"将人体的十二正经与十二月，十二经水等相互论证。

因此，当经脉与十二月建和十二经水相配立时，经脉在数量上需要满足十二条，故当经脉之数不足十二时，则将五脏中的心脏分为心与心包络，凑以应三阴三阳，若经脉之数超过十二时，三阴三阳分类不能容之，则另立奇经八脉以统之，所以经脉之数稳定十二，当受阴阳应象之启发。

十二经交于手足

十一经交于手足，主要源于早期经脉的诱发位置主要在四肢手足末端。而手足十二脉分属阴阳，为手三阴三阳、足三阴三阳，分别与手足相交。

经脉左右对称

早在《足臂十一脉灸经》时期，古人便发现通过刺激人体四肢手足末端对称的腧穴，所诱发的向心性经脉流动现象具有一致性。但手足则明显不同。

《灵枢,阴阳系日月》中指出："正月左足少阳，六月右足少阳……九月左足厥阴，十月右足厥阴。"反映的便是人体经脉阴阳的左右对称规律。

经脉的左右对称关系还与人体血管的对称分布特性相关，四肢手足部位的血管主要书目多为三条，呈对称性纵向分布。

手足与脏腑的阴阳对应关系

阴阳分类

《素问·阴阳离合论》："阴阳之变，其在人者，亦数之可数。"说明人体的阴阳变化,是存在规律的。其对应人体经脉,则根据《素问·阴阳类论》中"阴阳之气,各有多少,名曰三阴三阳"的理论,将阴经阳经推衍为三阴经三阳经。阴可分为三阴:阴气最盛为太阴,阴气稍少者为少阴,阴气最少者为厥阴,《灵枢·阴阳系日月》:"此两阴交尽,故曰厥阴。"阳经亦可分为三阳:阳气最盛者为阳明,《灵枢·阴阳系日月》:"此两阳合于前,故曰阳明。"阳气较盛者为太阳,阳气最少者为少阳。三阴三阳之间据阴阳气的多少,还存在着相互对立配伍关系:太阴合阳明(阴阳气最盛)、少阴合太阳(阴阳气次之)、厥阴合少阳(阴阳气最少),表里相合。

手足分阴阳

手足分阴阳,则手在腰上,为阳;足在腰下,为阴。正如《灵枢·阴阳系日月》所论述的:"腰以上为天,腰以下为地,故天为阳,地为阴,故足之十二经脉,以应为十二月,月生于水,故在下者为阴;手之十指,以应十日,日主火,故在上者为阳。"是故足之阳者,阴中之少阳也;足之阴者,阴中之太阴也。手之阳者,阳中之太阳也;手之阴者,阳中之少阴也。腰以上者为阳,腰以下者为阴。

脏腑分阴阳

《素问·金匮真言论》:"言人身之脏腑中阴阳,则脏者为阴,腑者为阳。肝心脾肺肾五脏皆为阴,胆胃大肠小肠膀胱三焦六腑皆为阳。"五脏属阴来源于其"藏精气而不泻",六腑属阳"转化物而不藏",胡五脏属阴、六腑属阳。

十二经脉分别与六脏六腑相互连属,其中阴经属脏,阳经属腑,故在十二经脉的名称上分别冠以其所连属脏腑及阴阳属性。就五脏而言,心为阳中之太阳,肺为阳中之少阴,肝为阴中少阳,脾为阴中之至阴,肾为阴中之太阴。

体表经脉分阴阳,阴阳分布规律

《素问·金匮真言论》:"夫言人之阴阳,则外为阳,内为阴。言人身之阴阳,则背为阳,腹为阴。"《灵枢·经水》以人体腰为界而分阴阳,腰上为天,为阳;腰下应地,为阴。可知人体腰以上、腰以下都如同天地一样有着三阴三阳变化的六经之气。

将人体的经络系统分阴阳:正经十二脉,有手足三阴三阳的不同,阳经行于肢体的外侧面,阴经循行于肢体的内侧面;督脉行于后背正中线,有总督人体阳经的功能,故属阳,并称为"阳脉之海",任脉行于腹部正中线,有总任人体阴经的作用,故属阴,并称为"阴脉之海"。

经脉有分布内侧,亦有分布于肢体外侧,故其阴阳以循行于手足,分布于表里阴阳两部分内容而定。《素问·阴阳离合论篇》:"圣人南面而立,前曰广明,后曰太冲。太冲之地,名曰少阴;少阴之上,名曰太阳……中身而上名曰广明,广明之下名曰太阴,太阴之前,名曰阳明……厥阴之表,名曰少阳……外者为阳,内者为阴……太阴之后,名曰少阴……少阴之前,名曰厥阴……是故三阴之离合也,太阴为开,厥阴为阖,少阴为枢。"由此观之,三阴三阳是以人身结构部位命名的。部位既定,即将经脉之行于太阳之部者,命名为太阳经;行于少阳,阳明之部者,命名为少阳、阳明经;阴经行于内,循行于与阳经之表相互对应之部位,依次分别命名为少阴经、厥阴经、太阴经。再结合《素问·金匮真言论》:"夫言人之阴阳,则外为阳,内为阴。言人身之阴阳,则背为阳,腹为阴。"则在外在背者为太阳,在外在前者为阳明,在外在两阳之间者为少阳;在内在前者为太阴,在内在后者为少阴,在内在两阴之间者为厥阴。总之,经脉可以根据其所在部位及其阴阳属性的不同,将体表分为十二部,每部依阴阳多少而命名。

十二经脉的循行特点是:凡属六脏(五脏加心包)的经脉称阴经,它们从六脏发出后,多循行于四肢内侧及胸腹部,上肢内侧者为手三阴,下肢内侧者为足三阴经。凡属六腑的经脉标为阳经,它们从六腑发出后,多循行四肢外侧面及头面,躯干部,上肢外侧者为手三阳经,下肢外侧者为足三阳经。十二经脉的头身四肢的分布规律是:手足三阳经为阳明在前,少阳在中(侧),太阳在后;手足三阴经为太阴在前,厥阴在中,少阴在后。

经脉与脏腑对应关系

《足臂十一脉灸经》中,便已经有了经脉最早的络脏记载。如《足臂十一脉灸经》中的臂太阴脉"之心",足少阴脉"出肝";《阴阳十一脉灸经》中的臂太阴脉"入心中",足太阴脉"被胃",足少阴脉"系于肾"等,均来源于古人体表的实践活动。

脏腑及形体组织的阴阳属性,就大体部位来说,上部为阳,下部为阴;体表属阳,体内属阴。就其腹背四肢内外侧来说,则背为阳,腹为阴;四肢外侧为阳,四肢内侧为阴。

阴阳平衡与定位命名

十二经脉名称命名与阴阳平衡关系十分密切,首先是整体的阴阳平衡。十二经之间有序的衔接,始于太阴肺,终于厥阴肝,按照阴阳经气由多到少之规律定位命名经脉,周而复始,循环往复,从而达到总体上的阴阳平衡。

其次,是四肢经脉的阴阳平衡,《灵枢·海论》:"夫十二经脉者,内属于脏腑,外络于肢节"。十二经脉中,手三阳手三阴经分布于上肢,足三阴足三阳分布于下肢,阴经循行于手足的内侧面,阳经循行于手足的外侧面,四肢外侧面又以前,中,后分布,即阴气最盛的太阴和阳气最盛的阳明相对应;阴阳气次之的少阴和太阳相对应;阴阳气最少的厥阴和少阳相对应,从而达到内外相对,表里相合,阴阳平衡。

再次,四肢同一侧面之经脉也构成阴阳平衡。四肢内、外侧面根据其阴阳之气的多少而命其位,阴阳气最盛的在前,稍少者在后,最少者在中间。体现了阴阳之气的量平衡。如四肢外侧为阳明在前,太阳在后,少阳在中间;内侧为太阴在前,厥阴在中,少阴在后,这样前后阴阳之气平衡。

据中医脏腑阴阳属性分类,五脏属阴,六腑属阳。因此,十二经脉配属脏腑,则阴经属于脏而阳经属于腑。在这一前提下,五脏又可分为隔以上,隔以下两部分,阴经之手三阴分别联系隔以上的脏,即肺、心、心包;足三阴分别联系隔以下的脏,即肝、脾、肾。阳经则根据脏腑阴阳表里相合的关系命名。再据阴阳表里相合构建配偶关系,如太阳与少阴相合,阳明与太阴相合,少阳与厥阴相合。总之,经脉内属于脏腑,外沟通肢节,能使人体内外阴阳达到协调与平衡。

以脏腑来分,五脏属里,藏精气而不泻,故为阴;六腑属表,转化物而不藏,故为阳。五脏之中,又各有阴阳所属,如心、肺居于上焦胸腔,属阳;肝、脾、肾位于中下焦腹腔,属阴。而心肺相对而言,心属火,主温通,为阳中之阳;肺属金,主肃降,为阳中之阴。肝与脾、肾相较,肝属木,主升发,为阴中之阳;肾属水,主闭藏,为阴中之阴;脾属土,居中焦,为阴中之至阴。心包为心之所主,代心受邪,属阳,阳气位居心之上。

得出六脏阴盛情况:脾>肾>肝>肺>心>心包。

阴阳演变的过程分三个阶段:阴气初升时叫作少阴,大盛时叫作太阴,消尽时叫作厥阴;阳气初升时叫作少阳,太盛时叫作太阳,盛极时叫作阳明。

阴分:太阴>少阴>厥阴。

阳分:阳明>太阳>少阳。

六脏,整体属阴;六腑整体属阳。上肢手属阳,下肢足属阴。

得出:手三阴与足三阴,均为六脏所主;手三阳与足三阳,均为六腑所主。

得出:足三阴经:足太阴脾经>足少阴肾经>足厥阴肝经;手三阴经:手太阴肺经>手少阴心经>手厥阴心包经。

确定手足三阴经,则对应的便是三阳属性。同样,依六脏阴阳属性程度对等与之相表里的六腑的阴阳属性。

六腑阳经情况:足三阳经:足阳明胃经>足太阳膀胱经>足少阳胆经;手三阳经:手阳明大肠经>手太阳小肠经>手少阳三焦经。

六脏的阴阳属性确定后,六腑与之对应即可。因此,十二正经的体表分布存在明显的人为因素。

奇经八脉

奇经八脉是任、督、冲、带、阴维、阳维、阴跷、阳跷脉的总称。它们与十二正经不同,既不直属脏腑,又无表里配属,故称奇经。《难经·二十七难》说:"凡此八者,皆不拘于经,故曰奇经八脉"。

《足臂十一脉灸经》和《阴阳十一脉灸经》主要是从人体四肢末端进行经脉探索,从而诱发出十二正经中的十一条单独经络线路。此时的经脉并未形成首尾相连的特性,也多未和脏腑相连接;而到《内经》中,十二正经体系得到系统完善,古代医家增加手厥阴心包经,六脏与六腑相连接,构建十二正经循环系统。

《内经》中的古人最早在天五地六理论的基础上,划分了五脏六腑,以五气化生理论为基础,从而创立了人体的十二正经。

古代医家在随后的解剖过程中逐渐发现人体血脉纵横交错遍布周身表里内外各处,并非单一的线性首尾循环模式,而是更为复杂的周身血脉循环体系。

《内经》中,随着人体解剖技术的逐渐进步,古人在五脏六腑基础上,又进一步发现了新的奇恒之腑。传统的十二正经循环理论连接六脏六腑,缺乏对奇恒之腑的经脉沟通,而无法满足其经脉气血需求。人体的奇恒之腑的发现,急需对应的经脉支撑,为奇经八脉的出现奠定了解剖基础。

此时单一的十二经脉首尾相连的线性往复循环已经无法满足古人对机体内部复杂脏腑血脉供应关系的科学论述,新型的周身网状循环体系亟须创立。古人为了进一步论述这一复杂关系,而创立了奇经八脉,从而将十二正经进行连属。十二正经的循环畅通,为人体线形循环途径,推测只有奇经八脉出现循环,才有可能将人体气血物质的流动形成网状。这也是古代医家极力推崇奇经八脉建立的根本原因。

《灵枢·经水》:"经脉十二者,外合于十二经水,而内属于五脏六腑……凡此五脏六腑十二经水者,外有源泉,而内有所禀,此皆内外相贯,如环无端,人经亦然。"指出古人将人体五脏六腑气血流动所在十二正经比喻为华夏大地上的"十二经水"。地表十二经水相互交汇,受湖泊深涧的调节,终汇聚成海。对应人体,则必然存在相同的一整体调控机制,十二正经便是人体的经脉气血主干线,奇经八脉便是相互之间沟通的细流、调节的湖泊和汇聚的海洋。《难经·二十八难》把十二经脉比作沟渠,把奇经八脉喻作湖泽。

其中,阳跷脉主一身左右之阳,阴跷主一身左右之阴;阳维脉主一身之表,起于诸阳之汇,交足手太阳、手足少阳、足阳明、督脉等六条属阳的经脉,沟通表阳,主一身之表，但凡表证都可以找阳维脉。阴维脉掌管一身之里，起于诸阴之汇，同时沟通足三阴和任脉，但凡里证都可以找阴维脉；督脉主一身之阳气，诸阳经均与其交会，为"阳脉之海"；任脉主一身之阴，为诸条阴经交会之脉，为"阴脉之海"；带脉，总束诸经；冲脉，为"五脏六腑十二经之海"，十二经脉均与其交会，有百川东到海之意，具有涵蓄十二经气血的作用。阴维脉、阳维脉分别调节六阴经和六阳经的经气，以维持阴阳协调和平衡。阴跷、阳跷脉共同调节肢体运动和眼睑的开合功能。

由此，可以看出奇经八脉，有表有里，有左有右，有阴经的海和阳经的海，以及起约束的带脉，这便构成了经脉的全部循环体系，是十二经脉循环体系的进一步完善。

因此，十二经脉为奇经八脉提供了气血来源，奇经八脉则进一步起到气血储藏，交换调节与反哺作用。奇经八脉中的腧穴，大多寄附于十二经之中，便是如此。而唯任、督二脉，各有其专属的腧穴，故与十二经相提并论，合称为十四经。任督二脉单有腧穴的特殊性源于古人对躯干头面部的体表点按刺激所产生的特殊气血流动情况。

命名

奇经八脉的命名多为对经脉功能性的精简提炼。其中，任脉的"任"字，有担任、妊养的含义。意指其循行于腹部正中，腹为阴，总任一身之阴经，对阴经气血具有总揽、总任的作用，为"阴脉之海"；其起于胞中，主任胞宫妊养生殖，故有"任主胞胎"之说。督脉的"督"字，有总督、督促的含义，这说明督脉对全身阳经脉气有统率、督促的作用，所以又有"总督诸阳"和"阳脉之海"的说法。维脉的"维"字，有维系、维络的意思。阴维脉具有维系、联络全身阴经的作用，阳维则为阳经。阴跷脉、阳跷脉："跷"字有轻健跷捷之意。有濡养眼目、司眼睑开合和下肢运动的功能。带脉中的"带"字，有腰带的意思，因为其横行于腰腹之间，环身一周，横束如带，有总束诸脉的作用。冲脉中的"冲"字为人体中线经脉刺激疏通时对深层快速流动的气体和液体物质的描述。

特性

① 奇经八脉不隶属于脏腑，又无表里配合关系。②奇经八脉除任、督二脉有自己的独立腧穴外，其他六条经脉的腧穴都寄附于十二正经与任、督脉之中。③奇经八脉的循行错综于十二经脉之间，而且与正经在人体多处相互交会，因而奇经八脉有涵蓄十二经气血和调节十二经盛衰的作用。

从奇经八脉无腧穴，且无经脉的表里关系，沟通十二经脉等来看，奇经八脉对古人来说本身便是十二经理论的进一步完善。

经脉难以发现的原因

人体进化过程中经脉的闭合性可能是经脉难以发现的根本原因。除此以外，还有着特殊的历史原因。

认识的偏差

气血经脉的具体建立方法和理论机制随着诸多古代经脉理论书籍及《内经》经脉理论篇章的遗失，而使气血经脉考据难度大增。

《内经》中一共塑造了三种经脉循环系统：气血经脉、循经感传筋膜线和血管经脉。其中气血经脉与循经感传筋膜线走行路线是一致的，但作用机理则明显不通。而经脉之谜，更多的是气血经脉部分。

建立方法的遗失

《内经》中有六术之说，为古代最早的六种防治疾病方法。而其中除中药外，都为人体经脉疏通的传统方法，但多徒有其名，而无之实。只因最早的经脉建立五术，如：砭石，按摩等传统古手法技术的失传及沦陷。《汉书·艺文志·方技略》所记载的"医经七家"中"《黄帝外经》三十七卷；《扁鹊内经》十八卷，《扁鹊外经》十二卷，《白氏内经》三十八卷，《白氏外经》三十六卷，《旁篇》二十五卷"与秦汉时期的推拿按摩专著《黄帝岐伯按摩经》等都已遗失。

《伤寒论》后，更多的中医学者转为用药物治疗，逐渐摒弃其他五术。缺乏有效体表刺激和近距离观察，使得经脉的建立和发现缺乏时代连续性和有效参考资料。加上当下现代医学检查及药物技术发展，使得这种通过体表刺激诱发经脉气血物质流动的治疗方法成为历史。

而传统的推拿按摩和针灸疗法更多的治疗机制为刺激局部结缔组织筋膜，缓解局部筋膜痉挛，从而有效改善局部血液微循环，缓解疼痛，防治疾病。其并不能有效诱发经脉气血物质流动，建立经脉循环。当下之人，多以针刺作为经脉研究的刺激方法，针刺无法诱发经脉组织液出现长效循环的原因在于作用工具的改变。《灵枢·九针十二原》里说："余子万民养，百姓而收其租税；余哀其不给而属有疾病。余欲勿使备毒药，无用砭石，欲以微针通其经脉，调其血气，荣其逆顺出入之会。令可传于后世，必明为之法，令终而不灭，久而不绝，易用难忘，为之经纪，异其章，别其表里，为之终始。令各有形，饮立针经。愿闻其情。"指出早期的砭石经脉刺激方法,在数千年前的《内经》中,便因其稀缺性,而被针灸针取代。随着九针的逐渐弃用,当下针刺工具越来越细,刺激作用范围越来越小,刺激深度逐渐增加,对结缔组织中组织液的压迫及刺激力度不够。其作用部位更多为人体结缔组织筋膜结构,从而诱发循筋膜线的感传现象及神经刺激传导。加上通过针体移精变气将经脉共振施加到组织液的手法逐渐失传,从而针刺很难成为经脉建立的有效方法之一。

可能正是针刺工具的进步,反而增加了人体经脉的发现难度,成为经络系统被掩埋的助力之一,但却促进了腧穴归经及肌筋膜针刺技术的快速发展。

缺失的精神状态

《素问·上古天真论》描述的上古真人、圣人恬淡虚无,精神内守,提挈天地,把握阴阳,呼吸精气,独立守神,肌肉若一,故能寿敝天地,无有终时,此其道生。

《内经》中的今时之人以酒为浆,以妄为常,醉以入房,以欲竭其精,以耗散其真,不知持满,不时御神,务快其心,逆于生乐,起居无节,故半百而衰。西汉医圣张仲景在其《伤寒杂病论》序中描述了当时医家乱象:"观今之医,不念思求经旨,以演其所知,各承家技,终始顺旧,省疾问病,务在口给。相对斯须,便处汤药……所谓窥管而已"。当时的医家与病患都人心浮躁,"外求"不满,缺乏经脉建立所需的耐心及内观条件。因为经脉的建立需要医学者与病患认真配合,仔细观察经脉气血的流动感和流动声。

错误的监测方法

《足臂十一脉灸经》与《阴阳十一脉灸经》中对经脉建立过程中所指出的经脉向心性循环特性,是因为人体四肢区域的结缔组织间质密度较高,细胞间隙空间小,组织液含量较低,而越接近人体躯干及头面部区域,则多为腔系结构,组织间隙增大,组织液较多。

向心性循环及《内经》所提到的五腧穴,根、溜、注、入及六腑下合穴等都是描述人体经脉中气血物质从四肢末端向躯干近端,体量逐渐变多,流动感越来越强的变化过程。行至胸腹部,则会汇聚成大量的气体或液体组织液的流动感和与组织间隙侧壁的强摩擦音,从而轻易被人体感知。这也是人体中线任脉为"阴脉之海",冲脉为人体"五脏六腑十二正经之海"的由来。人体四肢十二正经诱发过程中的气血物质都会在此处汇集。

后世之人多追求体表经脉线路或循经感传现象,而往往忽略了经脉本身可能便是结缔组织中组织液内容物的位移,它本身便是人体的正常物质存在。因此，经脉建立过程中，其监测重点应为人体胸腹部，而非肢体末端。当监测重心出现偏差时，即使轻微调动人体气血物质出现位移，在胸腹部的流动感和流动声，也很难将其和人体经脉线路的疏通相结合，从而与经脉的发现失之交臂。

稀少的经脉建立者

导引经脉自建者多以建立人体周身经脉循环系统为终极目的。但调动人体组织液出现大规模长效循环流动，是一件极为困难的事情。因此法对经脉气血物质的调动力度不足，大部分经脉疏通程度较低，组织液及其中代谢废物的流动感和流动摩擦音多较弱，再加上此方法多秘不外传，无形中便增加了科学化论证的难度，为经脉的发现和研究，增添了困难。

诸多问题的存在，导致时至今日，人体经脉存在性的研究依然无法获得任何实质性进展，渐有被世人遗弃之势。

三焦

《内经》中的三焦者，中渎之官，为六腑之一，"孤之府也"。其历来便是中医诸家争议最多脏腑之一，多存有有名无实和有名有形之争。有学者认为三焦本无实体，提出部位三焦说，认为三焦并非是一个独立的脏腑器官，而是用以划分人体部位及内脏的特殊概念。而最早认为三焦有名有形的，是来源于《素问·金匮真言论》："胆、胃、大肠、小肠、膀胱三焦六腑皆为阳。"《灵枢·本输》："三焦者，中渎之府也，水道出焉，属膀胱，是孤之府也。"等。

目前三焦实质假说有：淋巴系统、胰腺、神经系统等，但均无法清楚解释三焦运行元气、运行水谷和水液等功能。

三焦因其横跨五脏六腑区域，范围较广，古人按脏腑阴阳属性及包裹脏腑生理功能差异，将其划分为三个部位，命名为上、中、下三焦。上中下三焦脏腑各自主管不同生理功能活动。因此，为方便起见，将人体上部的心肺，中部的肝胆脾胃，下部肾、大肠、小肠、膀胱三个共同功能位置区域简称为上中下三焦。

因此，三焦在《内经》中有两种含义：第一是六腑之一的三焦；第二是上、中、下三个共同功能结构区域。其并非整体和部分的包含关系，而是各有所指，这也正是三焦歧义产生的根源。为方便区分两者，将其分别命名为：三焦腑和功能区域三焦两部分。如此便合理的解释了三焦为何本为六腑之一却包含五脏六腑全部功能和特征。

通过临床观察发现三焦腑便是人体身前侧的结缔组织网，而功能区域三焦便是这些结缔组织所分隔开的三个区域。上焦：人体心肺所在的脏胸膜和壁胸膜区域；中焦：肝胆胰脾胃所在的横隔膜区域；下焦：下腹盆腔脏腹膜和壁腹膜区域。

三焦腑

《内经》中的三焦腑就是人体前侧颅腔胸腔腹腔所在的结缔组织筋膜网。

佐证因素

符合六腑特性

《素问·金匮真言论》指出："胆、胃、大肠、小肠、膀胱、三焦，六腑皆为阳。"三焦为六腑之一，人体阳腑。

经脉建立后，三焦腑为人体多余的组织液及代谢废气（气血）的流通代谢通道。《素问·五脏别论》中称其具有传化物而不藏，故实而不能满也的六腑特性。三焦腑须适时排空其内滞留的传气血物质，才能保持任脉，冲脉等的通畅，符合六腑以通为用，以降为顺之特性。

与三焦解剖一致

《内经》中古代医学家通过解剖及观察发现《灵枢·论勇》中的三焦："勇士者……三焦理横，怯士者……其焦理纵。"及《灵枢·本脏》中："密理厚皮者，三焦膀胱厚；粗理薄皮者，三焦膀胱薄。"的组织特性。而三焦腑为结缔组织网，其厚薄与人体皮肤和肌性膀胱的厚薄是相互一致的。《内经》中，随着解剖技术的发展，对人体筋膜，皮肤和膀胱已经有着较为清晰的认识了。

组织特性一致

《灵枢·本输》说："三焦者……是孤之府也"。古人发现的三焦，作为六腑之一，为分布于胸腹腔的一个大腑，无与匹配，故有孤府之称。

三焦腑是人体胸腹部的结缔组织筋膜网，其包含脏膜和壁膜，脏膜附着、包裹五脏六腑，与诸脏腑相合。脏壁膜之间形成了独立的腔系，与"孤府""外腑"相同，与"三焦是六腑之所与合者"相近。

功效一致

决渎之官，运行水液

《内经》中将三焦腑类比为"决渎之官"，主管人体的水液代谢，并直通膀胱。

三焦腑为人体经脉中多余的组织液和代谢废气的流动代谢位置，其下端直接与膀胱相连，为人体经脉的快速代谢通道。当经脉中多余的组织液和代谢废气流经三焦腑，便会有明显的气体或液体的流动感和流动摩擦音，尿量也随之明显增加。

仓廪之本,营气所居

《素问·六节脏象论》:"脾、胃、大肠、小肠、三焦、膀胱者仓廪之本,营之居也。"指出三焦腑为营气的流行通道。古人的五气化生理论认为营气为五味经六腑所转化的五气,其走行经脉之中,输布周身,而三焦腑便是其最重要的流经区域。

由此,可以得出《内经》中的三焦腑便是人体胸腹部筋膜结缔组织网。

功能区域三焦

《灵枢·营卫生会》:"上焦如雾,中焦如沤,下焦如渎。"指出了上中下三焦为人体三个共同功能区域。《内经》中的古代医家发现人体中焦脾胃腐熟五谷,上蒸为雾露入上焦心肺,输布周身,而下焦则主管人体尿液和粪便等糟粕的排泄。上、中、下三焦各自功能不同,共同完成人体的新陈代谢过程。

因此,《内经》中的三焦为三焦腑和功能区域性三焦两部分组成。三焦腑隶属六腑,下属膀胱,推测其为经脉的快速循环代谢通道,经脉疏通时所产生的多余组织液和有害代谢物质经此快速进入膀胱,尿量和尿次明显增多。而功能区域三焦实为古人对上中下三焦三个不同功能分区的定性。由此可见,三焦腑与功能区域三焦,两者同名三焦而异义也。

番外

第一章

祝由篇

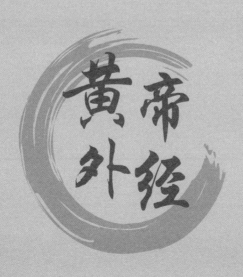

第
一
章

祝
由
篇

《内经》尊崇祝由术

《内经》是建立在古人对天文历法、生存的宇宙时空环境、临床医疗实践、人体生理解剖及诸多生命功能的观察和汇总基础之上的。其理论内容多措辞严谨,以客观实践为主,摒弃鬼神之论,是当时劳动人民最高科学成就和智慧的结晶,更反映了当时之人实事求是严谨的治学态度。但在《素问·移精变气论》中指出上古医者多采用移精变气的祝由术来救治疾病,也即最早的经脉共振疗法。而正是这一特殊的救治方法才创造了《内经》开篇《素问·上古天真论》中"知道摄生"的上古医学盛世。此时,就连当时的普通上古民众也兼可"度百岁而不衰"。

《内经》开篇著作者甚至担心不能引起后世之人对上古医道的充分关注,而大篇幅论述了上古真人、至人、圣人、贤人(简称:真至圣贤)四类不同等阶经脉建立者的高层次生命功能状态。

甚至在随后的诸多篇章,也均采用诸多华丽的词汇来描述那个上古曾经出现过的医学盛世,多次感叹当时的医术传承缺乏及医疗养生境界的相距过大。

其目的旨在告诫后世医家,医无止境,应努力追求更高的移精变气祝由经脉共振医学和养生境界,再创上古医术之辉煌。

《内经》中的《素问》原为九卷,但原本早已亡佚,后经唐代王冰订补,扩为二十四卷,计八十一篇,定名为《黄帝内经·素问》,后世医家研究《素问》多在王冰的基础上进行。《素问》原本的亡佚,为后人正确解读《内经》增添了难度。但通过回归历史,追根溯源,也可窥其全貌。

《内经》是讲内治的,据《隋书·艺文志》记载,除了有《内经》外,还有一本《外经》。这两本书是姊妹篇。

《内经》现为两部分,《素问》和《灵枢》,各八十一篇,讲的是人体调养、治疗、修身养性之事。《外经》也分为两大部分,为《祝由科》与《长生卷》,共三十七篇,《祝由科》讲的是移精变气祝由术,《长生卷》则是包含修身之法,摄生延年之道。《内经》为体,《外经》为用,二书互为姐妹篇。

因此，认定《素问·上古天真论》为《外经》的承起篇章。后世学者所认为的《外经》为外科手术一脉，实属谬传。

排斥鬼神之论

关于对待玄学的态度，秦汉时期的医家均非常排斥。其在《素问·五脏别论》："拘于鬼神者，不可与言至德。"等章节中明确指出中医从业人员一定要坚持自我科学认知，切不可盲目迷信玄学。而对于疾病的成因，《内经》中明确指出六邪致病理论才是其根本。这一论点主要体现在《灵枢·贼风》中黄帝与岐伯的问答当中，本篇黄帝对外无感于邪、内无伤于情的一类突发疾病产生了疑惑，并问之曰："其毋所遇邪气，又毋怵惕之所志，猝然而病者，其故何也？唯有因鬼神之事乎？"而岐伯则说这同样也是邪气内留的一种，并直接回答他："此亦有故邪留而未，因而志有所恶，及有所慕，血气内乱，两气相搏。其所从来者微，视之不见，听而不闻，故似鬼神。"

可见，中医是否定鬼神之类迷信思想的。但对于祝由术，中医古人则在《灵枢·贼风》中："黄帝曰：其祝而已者，其故何也？岐伯曰：先巫者，因知百病之胜，先知其病之所从生者，可祝而已也。"态度鲜明地指出古代的医家是可以清楚地知道疾病产生的根源，然后直接运用祝由术便可以进行治疗。

祝由术的操作方法

《中国医学大辞典》："祝由：古治病之法，祝说病由，不劳药石也。"可见，后世之人将祝由术，更多地理解为单纯的"说病"，实属谬解。《素问·移精变气论》中指出："故可移精变气祝由而已。"祝由的真正方法重点在于移精变气，也就是高阶经脉建立的医者通过运转自身经脉与病者患病位置产生经脉同步共振循环，从而疏通瘀滞的气血物质，达到治病救人的目的。推测当经脉共振循环建立后，医者可通过自身经脉的运转情况，来发现病者的患病位置，也就是祝由时的病由。一般多表现为医者同一患病区域气血短暂停滞所产生的憋胀感或其他各种不适症状。而祝说病由等则都为医者自我经脉运转条件反射的刺激诱发方式。推测，经脉建立的祝由者可以知晓病患的发病由来，移精变气构建经脉共振，救治疾病，而不劳药石矣。

由此，《内经》中的祝由术绝非玄学之论，祝由术是具有其明确的治病意义的，当时的中医学者如此尊崇此法也是完全合情合理的。

然而真正的祝由术，因传承的缺失，早在千年前便已经和医学分割。部分鬼神之论者假借其名,为巫为觋,而行鬼神之道,为当时诸医家所批判。春秋战国时期则巫、医有别,《史记·扁鹊传》中有"信巫不信医,六不治也"。

早在千年前,中国大部分医学工作者可能因自身无法建立有效经脉循环,无法真正体悟经脉建立后全新的生命境界以及由此所产生的移精变气的祝由经脉共振治病疗法,而逐渐转为其对立面,开始反对祝由术。而这有可能正是中医经脉真相消失的原因。祝由术后被民间医学家所继承,而得以少量保留,但历经千年却也早已偏离其经脉建立的原旨,这也是《内经》中祝由术等诸多经脉理论遗失的根本原因。

《外经》遗失久矣

东汉张仲景的《伤寒论》序中提及《素问》《九卷》《八十一难》《阴阳大论》等,也均未涉及《外经》的任何信息。《素问》九卷,实非一时之言,亦非一人之手,其原本相传早已亡佚,现存版本改动颇多,十不存其三。仅在《素问·上古天真论》等篇章中,对《外经》中的移精变气的祝由术和经脉建立后才能达到的上古"真至圣贤"四类生命境界有着少量论述。并被冠以上古之人为名。而《内经》中讲解经脉理论基础的经脉篇的遗失,导致后世医家借《内经》还原《外经》困难重重,终被搁置。

因此,推断《外经》真本早已遗失,现存的《内经》与原著多有不同,改动较大。

建立经脉循环的条件反射

据推测经脉是组织液循环系统,它是人类进化过程中遗留的闭合性开放式循环系统。当其重新建立后,可能因人体高效血液循环系统的存在,使经脉循环缺乏应有的动能,具有易闭合性。

而解决这一问题的最佳方法,便是建立经脉循环系统启动的有效条件反射。显然,人体条件反射与非条件反射在获得方式,刺激类型及作用等方面均存在明显不同(表2)。非条件反射,生来就有,根本无须后天建立,其不需要经过人体大脑皮层,为生存的根本保证。而条件反射则必须经过大脑皮层,并需要外界信号的反复刺激学习才能获得。当信号刺激停顿间隔的时间过长,便需要重新加以建立。

表2　非条件反射和条件反射的区别

反射类型	非条件反射	条件反射
获得方式	生来就有,先天的	通过学习获得的,后天的
刺激类型	具体事物直接刺激引起的反应	信号刺激引起的反应(光、声音等)
是否经过大脑皮层	不经过大脑皮层,中枢在皮质以下	一般经过大脑皮质
数量	数量有限	数量无限
作用	是生存的根本保证	扩大适应环境的能力

经脉启动条件反射分类

根据引起条件反射的信号的类型,经脉条件反射又可分为第一信号系统的反射和第二信号系统的反射。

两种信号系统:

第一信号系统——以具体事物为条件刺激建立的条件反射。

第二信号系统——以词语或意念为条件刺激建立的条件反射。为人所特有。

由各种视觉的、听觉的、触觉的、嗅觉的、味觉的具体信号引起的,叫作第一信号系统的反射,是人和动物共有的。以某些特定的词汇、意念等为条件建立的经脉循环,则为第二信号经脉建立系统,为人类所特有。借助词语或意念,从而摆脱了具体刺激物的局限性,可以更多地启发经脉运行,形成经脉运行活动的有意性和自觉性。一般在经脉的建立过程中,两者密切联系、协同活动。

在施术者调动自身经脉循环系统前,祝说病由等均作为中性刺激,将会使其转变为条件刺激,能够在施术者未发出调动经脉循环系统的前提下引起作为条件反应的经脉运行,两者的关系则被称作条件反射。

因此,经脉运行遵循条件反射和意识控制两部分。建立经脉循环的条件反射对维持经脉组织液的长效周流起着十分重要的促进意义。

经脉启动条件反射建立方法

激动点刺激法

便是在经脉建立的过程中,有意识地长效刺激人体内部某一固定位置,建立其与经脉组织液活动二者间的条件反射。而此位置区域,则为其经脉激动点。

此法除了定向和集中注意力作用外,更多的便为建立经脉循环系统诱发的条件反射。

通过这种方式,当人体经脉建立后,只要施术者操作此方法,便可能会启动经脉中组织液的有效循环运动。

外物激活法

外物激活法主要为建立经脉组织液循环与他人、他物的条件反射关系。此时的人或物,则为经脉启动的条件反射激活点。当每次运用此方法时,便可以启动自身的经脉循环,从而增强经脉组织液韵律,形成较强的经脉共振同步循环。但这需要在日常经脉的启动训练过程中,反复建立经脉启动循环与他人他物之间的条件反射关系。当条件反射关系成功建立以后,则无须外物刺激,便可以启动自身经脉,出现高速循环,从而增加了经脉的共振韵律,增强生命活动功能。建立经脉启动的条件反射,有利于经脉的启动和长效维持。而这正是巴甫洛夫定律,也算是条件反射定律的人体临床实证应用。

体表叩击法

经脉建立的过程中,将经脉启动运行和体表叩击两者有机结合,通过有序的体表叩击来启动并疏通瘀滞的经脉,建立体表有序叩击的经脉启动运行激动点效应。当经脉建立后,只需定时维持体表叩击刺激点的激动效应,便可有效预防并避免经脉出现再次闭合现象。

由此推测,经脉循环的条件反射是人出生以后在长期刺激过程中逐渐形成的后天性反射,是在非条件反射的基础上,经过一定的过程,在大脑皮质参与下完成的,是一种高级的神经活动,是高级神经活动的基本方式。例如:多次吃过梅子的人,当他看到梅子的时候,就会流口水。这就是他在曾经吃过梅子流口水的基础上完成的,因此是条件反射。

建立经脉条件反射的最终目的是经脉启动和运行非条件反射。如果人体经脉彻底建立,韵律等级逐渐增高,条件反射刺激激动频率达到最大,便会在大脑皮质以下的神经中枢(如脑干、脊髓)中形成固有神经通路,逐渐转化为非条件反射。此时的经脉启动和运行,便会如:膝跳反射、眨眼反射、缩手反射、婴儿的吮乳、排尿反射等被彻底保留下来,即使条件刺激停止,也无须重新建立。

现代化机制

如果经脉为闭合的开放性循环系统,那么,组织液本身便具有沿着筋膜循经感传张力线循环流动的运动倾向。周围骨骼肌的向心性收缩力和胸腔负压的抽吸力,两者为经脉组织液向心性回流的动能。据推测人与人之间的经脉共振频率是一致的,当受到同一频率的外界刺激时,便会出现同步共振,组织液出现向心性定向蠕动,从而促进代谢废物的排出。但经脉尚未建立时,组织液流动阻力较大,这一动能显然是不足的。

用量子纠缠理论假说解释,便是人类在进化过程中定向循环流动的组织液本身便具有相互纠缠的特性。当一方产生循环运动,便能诱导另一方产生运动,这为经脉共振的机制。

移精变气是否会耗气

临床中,部分高阶经脉建立者对用移精变气经脉共振的方法来救治疾病多有所顾忌。归其原因,除了怕耗损自身,还多担心会沾染上病人身上的"病气"。很显然,有如此顾虑者,其实是并未真正领悟移精变气经脉共振法的治病机理。

移精变气一词最早来源于《内经》古人对经脉同步共振时,经脉建立者自身下腹部所出现的明显气行感和体液流动音的猜想。其多认定身体内部这些流动的气,为经脉共振者发出,用以推动自身经脉循环。

耗气

古时,少数经脉建立的追求者,错误地认为只有积精蓄气,储存精气,才能真正建立自身经脉循环。其多认为移精变气有损健康。殊不知,移精变气,并非真的有气在两者之间进行交换,而实为建立两者经脉的同步共振循环关系。

移精变气疗法的作用机制是通过搭建病患与高韵律经脉循环建立者之间的经脉同步共振循环关系,从而促进经脉建立,救治疾病的方法。当已建立经脉循环者启动自身经脉运转,形成两者间同步共振循环时,便可以带动病患病灶位置的经脉流动,将滞留的多余的组织液和代谢废物排出体外,改善细胞新陈代谢功能。

因此,移精变气疗法,实应为经脉共振疗法。共振中,已建立经脉循环者振动频率能量会对未建立经脉循环者振动频率产生携带作用,从而促进组织液产生流动,建立经脉循环。

排病反应

病气源于《内经》中的五气化生理论,为失衡的五气,当人体五气失衡,便会导致疾病,简称为病气。病气一词最早见于《史记·扁鹊仓公列传》:"齐丞相舍人奴从朝入宫,臣意见之食闺门外,望其色有病气。"失衡的五气,作为病气,是不具有传递性的。

治疗中,当病患病灶位置瘀堵情况解除,经脉组织液或代谢废物出现流动时,医患双方都可感觉到胸腹部的气体或液体流动感和流动摩擦音。此时,原有的不适感消失,出现打嗝、放屁和小便增多现象。

而此时医家的自感不适,多是因经脉共振过程中,对自身经脉的疏通作用的特殊感受。而经脉韵律等级越高,其对自身的诊断和治疗效果越佳。因此,经脉共振带动越多,自身经脉建立越彻底,共振韵律和等级越高。

而当建立人体经脉循环系统后,此时的移精变气经脉共振便只会诱发双方打嗝、放屁、尿量增多等反应,而并无病气可沾染。

移精变气疗法的注意事项

移精变气一词语出《内经》,其在临床救治疾病中,存在一定的注意事项和适应范围。

注意事项

(1)医者在频繁地与病患产生经脉共振之后,如未曾建立有效的经脉循环条件反射,则多会损耗心神,出现疲劳乏力、头晕等症状,此时需适当休息,注意补充营养和水分、增强体力。且日常生活中应逐步建立有效经脉启动条件反射,增加经脉循环运行动力和通畅度。

因治疗是建立医患之间患病部位经脉的共振,如施术者对应患者患病部位同样存在问题,则多会出现同一部位的憋胀、疼痛等不适感。此时不必担忧,那是同步在疏通医患经脉中的淤堵物质,待化开为气体和液体后,便会立刻消失,并觉得患病部位一阵清爽感。

(2)医者在患病、身体虚弱、疲劳、过饥过饱,醉酒或大喜、大悲、大怒等情况下,因不易调动自身经脉运行,故不建议使用此法治病。

(3)移精变气疗法中,一旦医患之间经脉建立联系,患者紊乱的气机和既往不良情绪会对施治者产生影响,建议施治者凝神静气,切不可产生过多情绪波动,否则会阻碍自身经脉正常运转。

(4)患者应本着开放、接受的心态,尽量调整呼吸,放松身体,减少经脉共振过程中的影响因素。

(5)当施术者经脉带动病患共振强烈时,经脉中的淤堵物质会化开,那么便会出现动象,出现气体或液体的流动声,并有气血的流动感。

如果共振效果一般,多会存在沿经的酸麻胀痛感,或肢体末端的冰凉如冰的感觉。

(6) 如果患者已经多次治疗,自身经脉循环系统与施术者共振较为同步,则当患病处淤堵的组织液和代谢废物产生流动后,便会立刻出现肛门排气或口腔嗳气等现象,其小便量和频率明显增多。

经脉共振建立过程中,便会有膀胱位置的异常牵扯感、自感躁动、逼尿肌收缩、一阵阵尿意。

(7) 移精变气疗法对大部分病症都有较好的治疗效果,有的可以治愈,有的可以缓解症状,起辅助治疗作用。但其并非包治百病,因此,临床治病时对一些突发性外伤和病情严重的患者一般建议采取中、西医综合治疗的方法,切不可贻误病情。

(8) 治疗后,原则上无特殊注意事项,但需叮嘱患者及其家属认真观察其嗳气、放屁和排尿情况,并详加记录,同时应谨遵医嘱。

适应范围

适用于除外伤性大出血外的一些内科疾病。

禁忌证

无明显禁忌证。

移精变气的机制假说

移精变气经脉共振疗法的临床治疗过程中发现,当高阶经脉振动韵律的共振者与低阶经脉建立者发生接触时,可以从振动频率高的一方向振动低的一方转换,从而实现经脉同步共振。将这一现象称为经脉共振循环现象。这一现象从古典物理机械式的时空观角度的确让人匪夷所思,但将其放至量子层面,一切便有了解释。

经脉振动韵律的量子机制

古埃及和希腊的秘传哲理谈到宇宙七个原理的振动原理就指出:"没有任何东西是静止的,一切都在动,一切都在振动。"而东方圣贤,也在 2600 年前指出,宇宙间的所有事物,都是由振动组成。这一哲学推论被爱因斯坦的老师、量子力学之父——普朗克博士①所印证,他提出物质与能量的本质其实是合而为一的猜想。并在其量子能量推导公式中指出当一个事物量子常数不变的情况下,振动频率越高它的能量越强的假设。

将这一猜想应用于经脉共振现象,则应为:当人体经脉循环系统建立后,组织液出现向心性循环运动,整体振动频率增强,而其细胞内基质与细胞外组织液及其内容物(氧气和营养物质微粒)量子常数不变,因此,整体能量增强,经脉振动韵律等阶高,经脉挟带能力强。

据推测,当与低阶经脉建立者发生接触时,经脉高振动韵律的量子会带动较弱的一方以同样的速率振动,从而形成经脉量子的同步共振现象。此时,能量可能会从高振动韵律量子向低振动量子转化。因此,经脉共振其离子层面便是量子共振现象。

人体经脉中的量子所存在的这种共同运转趋势,称其为经脉挟带性。就是指高阶经脉建立者具有挟带低阶经脉产生同步共同循环的特性,当经脉产生共振后,可能具有低能耗的特性。

经脉的量子纠缠假说

在量子力学里,当几个粒子在彼此相互作用后,由于各个粒子所拥有的特性已综合成为整体性质,无法单独描述各个粒子的性质,只能描述整体系统的性质,则称这一现象为量子纠缠。量子纠缠理论目前尚处于假说阶段,其实效性和科学性仍有待进一步印证。

据推测人体经脉循环系统本身便是物种进化过程中人类原始祖先所遗留的开放式循环系统的闭合产物。达尔文的生物进化学说指出:在最初进化过程中,各个物种都是由最初的单一物种进化而来,人类的起源具有单一源头,具有共同的祖先。经过科学家们对线粒体 DNA 的研究,和发掘的古代标本证据,最终获得确切证实。

人体进化过程中所形成的个体差异性,将其放置离子层面,则这种个体差异将彻底消失。因此,人类祖先开放性经脉组织液的定向流动循环系统本身便是一大型的量子系统。而历代不同个体的经脉体系则是其中处于量子纠缠的子系统,存在量子共性。处于量子纠缠的子系统的个体经脉系统,必须与整体系统所具有的定向循环物理性质保持一致,不能私自具有,它具有不可分性。这种不可分性不受地域空间,甚至时间限制。两个个体量子能量具有从高到低的传导性。

---

① 马克斯.卡尔.恩斯特.路德维希.普朗克(Max Karl Ernst Ludwig Planck)。

当两个个体相互接触，其经脉循环系统中拥有同一量子常数的量子便彼此之间出现量子纠缠，而出现经脉的量子共振。

因此，人体经脉循环之间存在量子纠缠特性。当高阶经脉共振者启动自身经脉出现高速循环时，便可带动目标个体的经脉出现同步共振循环。经脉间的量子纠缠具有不可分性，不受地域空间，甚至时间的限制。因此，共振者在远距离和不同时间中的经脉共振，都可使目标个体产生经脉同步共振，从而用以诊断和治疗疾病。这便是遥诊和遥治的量子学理论依据。

祝由术

祝者咒也，由者病的原由也。祝由又称为吐音移精变气法，可能是通过反复祝由刺激，建立其与经脉循环启动两者之间的条件反射，从而诱发经脉出现同步共振循环，救治疾病的一种经脉共振法。

《素问·移精变气论》，云："余闻古之治病，唯其移精变气，可祝由而已。"和《古今医统大全·卷之一：历代圣贤名医姓氏·五帝·苗父》："上古神医，以菅为席，以刍为狗。人有疾求医，但北面而咒，十言即愈。古祝由科，此其由也。"便可能是其最早的有关历史记载。此后，古移精变气的祝由之术逐渐亡佚，仅少部分被民间医家所吸收。

由此推测，古代祝由术便是通过祝福病由等方式来诱发自身经脉的循环启动，从而构建医患间的同步经脉共振、移精变气，以达到疏通经脉、治病救人的目的。此处的祝福病由等便是经脉共振者启动自身经脉循环的条件反射激动点。

由的特殊意义

而由者，则为疾病发生的原由或部位。当经脉共振者启动自身经脉循环时，反复强调病患病灶或疾病发生的原由，可重点增强病灶相关区域的经脉循环，当经脉出现同步共振时，反映到病患身上，则病灶部位的经脉循环也会同步出现增强，从而加速疾病康复。

祝由要想成为自身经脉循环系统条件反射的启动因素，就必须在日常经脉启动过程中，将祝说病由等作为自身经脉启动刺激点，进行条件反射强化训练。因此，祝由的目的便是建立经脉循环启动的条件反射机制。

注意事项

（1）条件反射为在一定条件下，外界刺激与有机体反应之间建立起来的暂时性神经联系。当刺激停顿时间过长,这种条件反射便会消失,需要重新建立。且条件反射建立过程中易受其他刺激因素干扰,因此,建立条件反射刺激源要专一、持久。对应到祝由上,建议初学者早期训练时,经脉循环启动的刺激激活点保持固定,不要轻易变更,且须持之以恒,勤加训练。

（2）人体经脉是先天闭合的,经脉的启动和循环建立存在一定的难度。因此,建议早期最好通过搭建与高阶韵律共振者的经脉同步共振循环,方能事半功倍。同时经脉易闭合,条件反射建立后,须强化刺激训练,反复巩固。

第二章

长生卷

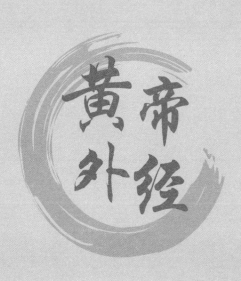

《上古天真论》的猜想

《素问·上古天真论》为《内经》开篇之作,其中描述了上古的普通大众皆懂得摄生之道,遵循自然界的阴阳变化规律,注重日常饮食起居,因此,过百岁,而动作不衰。

而这些尚且多为圣人教化,实非医者修身养性的最高境界。《内经》中的古人为此专门详细论述了上古真人、中古至人和随后的圣人、贤人四类经脉建立者不同的生命境界。其时代由远及近,则经脉等阶和生命境界层次由高到低,也间接诠释了《内经》中经脉建立方法和理论匮乏的原由。

据推测经脉建立后,上古真人可独立守神,寿敝天地,无有终时;中古至人去世离俗,积精全神,部分生命功能得以强化,可游行天地之间,视听八达之外。

因此,经脉建立之后,人体精神和生理方面都可能会出现一定变化。当经脉建立后,经脉振动韵律增高,便可与他人建立经脉同步共振循环,移精变气,治疗疾病。而这也正是《素问·移精变气论》中所谓的:"余闻古之治病,唯其移精变气,可祝由而已。"此处的祝由可能为启动自我经脉循环条件反射的激活点。

但在当时的历史科技条件下,古人是无法真正掌握移精变气经脉共振的实质的,因此,真实的经脉共振疗法则被虚无的气所取代。

由此推测,上古真正的中医大家,可能都是人体经脉体系的建立者。

《内经》为体,应包含经脉的生命机理部分;《外经》为用,重在阐述经脉建立后的深层次生命功能活动和现象。《素问·上古天真论》则承上启下,阐述两者关系,指出《内经》经脉等理论学习的终极目的,奠定经脉医学的理论高度。

如何真正做到天人合一

"天人合一"的思想观念最早是庄子《齐物论》中所提出的:"万物与我并生,天地与我唯一。"主张回归大道,归根复命。此思想与中国最早的医典《内经》中诸多篇章中反复强调的"人与天地相参也""与天地如一"的核心思想理念是相一致的。两者都同属于"天地合气,命之曰人"的五气化生理论。天之五星五季周天交替运动,而生五气,化生人在内的万物,藏于五脏。而五气在人体的周行运动通道便是经脉,五气推动经脉运行,其动能来源于五星环转运动所产生的势能。

因此,五气为天和人两者之间的沟通载体,五星的交替环运动与人体经脉之间存在共振循环关系,这便是古人天人合一思想的理论来源。当两者建立长效共振循环关系,则五脏储藏的五气可长期保持平衡,远离疾病,延缓衰老;反之,则五气易产生失衡,而出现疾病和死亡。因此推测,天人合一思想为最早的经脉共振养生理念,建立经脉循环与五星自运动之间的共振合一关系便显得格外重要。

五气来源于五星,行于人体经脉之中,藏于五脏。古代医家为表达人体经脉五气与天之五星间的五气大循环体系,从而创立了周天理论学说,以效法于天。其寓意可能在于构建人体经脉与五星自运动之间的五气共振天人循环模式。而在人体任督二脉气血运行过程中,任脉一线上的三丹田内分泌腺分布区域和督脉的玉枕穴、夹脊穴和尾闾穴区域结缔组织筋膜错综复杂,为人体经脉五气的易瘀滞部位。

天人合一也包含身心一如,一体不二。中国古代的五气化生理论同样指出:五气分别化生人体不同的精神思维活动,当五气失衡,则精神思维紊乱,不良情绪蔓延。如《素问·阴阳应象大论》所言:"人有五脏化五气,以生喜怒悲忧恐。"不良精神思维活动可能来源于后天经脉瘀滞所产生的五气失衡。经脉与五星自转建立五气共振循环后,则可能五气调和,影响经脉瘀滞的因素消除,五气化生五志正常,则人体精神获得提升。因此,天人合一包含心理和生理两大部分,其根源在于人体经脉与五星之间五气共振循环体系的建立。量子学假说认为心理和生理都是振动的量子,因振动频率不同,而有了有形和无形之分,两者之间在一定的条件下,可以相互转化。可推测人是由高振动频率无形心理和低振动频率的有形生理所组成的。

数千年前,古代经脉建立者所发现的天人合一关系,其本质便可能是人体经脉与五星天体之间的五气同步共振循环关系,为大的经脉五气周流体系。

这种五气同步共振关系,还可以将人体经脉启动运转的条件反射关键点与天体运行、地球公转自转或地心南北极的磁场变化等相结合,建立经脉启动的天体条件反射环路。

因天体运转,地球磁场的变化永不停息。因此推测,人体经脉启动条件反射建立后,会反复得到强化刺激,条件反射得以长久存在,从而减少能耗,增加共振效果,避免经脉再次闭合。

因此,古人所谓的天人合一,其实便可能是经脉循环与天体运转两者之间建立条件反射后,经脉组织液可能出现永动循环,人体经脉可能与五星天体运行两者建立长效共振机制。

加速代谢有利健康

推测古代经脉建立的实践者在经脉共振或经脉自我建立的过程中,发现当经脉出现疏通萌芽时,人体的胸腹部便会出现明显的气动感和气体、液体的流动摩擦音。中医将其称为经脉中的气血。而此时的气血便可能是滞留在人体经脉中多余的有害组织液和代谢废气。当人体下腹部气动感出现,紧接而来的便是嗳气、放屁、小便增多、鼻流清涕等现象。但因膀胱对尿液的储藏作用,使得尿量增多现象相对于其他表象具有一定的滞后性。且当尿液生成时,忍而不排,也多不现实,而被古代经脉建立者所忽略。

但临床移精变气经脉共振治疗和自我建立过程中,通过临证观察发现其实这些现象本身可能为人体经脉疏通后,有害的组织液和代谢废气排出体外的产物,它的排出是有利于经脉建立和人体健康的。

所产生的打嗝或放屁,则是这些有害废气通过三焦经脉快速代谢通道排出体外的表象。而鼻流清涕为肺中组织代谢废液的排出方式。

因此,移精变气经脉共振和自建过程中,阻止打嗝放屁等是阻止人体有害代谢物质排出体外的错误行为,需及时加以调整。

督脉的常见瘀滞点

中国古代移精变气经脉共振和自我建立者,在临床经脉建立的实证过程中,发现人体后背督脉线上的尾闾穴、夹脊穴和玉枕穴三个关键穴位点组织液和代谢废物最易瘀堵,可能为人体经脉循环建立的重点疏通部位。

尾闾穴

尾闾穴位于尾骨端与肛门之间,经脉组织液循环最难建立。其原因就在于其为将下腹部交感神经的神经兴奋沿脊神经上传激活脊髓侧角细胞的中转枢纽。

交感神经属于自主神经系统,是人体相对独立的神经系统。主要由传出神经组成。因传入神经较少,大脑对其支配力度较低,具有较多的独立性,特别是具有不受意志支配的自主活动,因此,也称不随意神经系统或自主性神经系统。

其传入神经较少,因此神经传入所需的阈值较高。当诱发自主神经整体兴奋,会出现周身抖动、鼻翼抽搐及性兴奋等生理现象。此时的交感神经兴奋才有可能达到激活脊髓侧角细胞的上传阈值,出现尾闾穴位置神经传导的酥麻感。

此时所出现的性兴奋等生理现象,都是因下腹部自主神经的传入神经较少,阈值较高,需要更多的长效刺激才能激活腹部交感神经与脑部的双向传导调节机制。而此时,人体自主神经却早已因接受过多兴奋刺激而出现兴奋,从而表现出诸多全身自主神经异常的兴奋表现。

夹脊穴

中医的夹脊穴正好与人体脊髓所发出的三十一对脊神经相对应。

督脉组织液疏通过程中,人体下腹部交感神经兴奋传递过来的神经脉冲除了兴奋脊髓侧角神经细胞进行上传外,还需要从高振动频率精神意识的神经物质载体转移到低振动频率的脊髓侧角细胞外的组织液,实现两者间的同步共振,从而诱发经脉组织液出现循环。脊髓细胞外瘀滞的组织液和代谢废物获得能量,振动频率加快,挤压细胞侧壁上的压力感受器,从而出现憋胀感或气冲感。当组织液出现流动时,可能在下腹部深层多会首先出现成串的水泡或气泡连珠而破的爆破感和爆破音,随后形成连串的气体或液体的流动感和流动音。因位置较深,声音多低闷、发沉。

人体脊髓发出 31 对脊神经分别支配人体前侧内脏等诸多组织区域。当对应支配节段的脊髓细胞外经脉组织液将要出现流动时,脊神经受刺激,兴奋沿传出神经下传到效应器,从而诱发同一支配区域脏器等的陈旧性疾病,如旧时的腰痛病发作、心脏病或背部痉挛等,有严重胃病的甚至会出现胃部绞痛等不适感。当经脉疏通,组织液和代谢废物出现流动后,这些不适感彻底消失。

玉枕穴

古代经脉建立者多称玉枕穴为铁壁关,称要过此关须用"牛车",意谓非牛之力是过不去的。玉枕穴位于人体的后头部,当后发际正中直上 2.5 寸,旁开 1.3 寸平枕外隆凸上缘的凹陷处。也就是睡觉时,头部接触枕头的位置。

玉枕穴为人体脊髓与脑干的接壤地带,同时为人体十二对颅神经的分布区域。此处结缔组织筋膜致密,细胞间隙狭窄,结缔组织筋膜相互重叠交错,组织液的流动阻力较大,加上组织液量少,因此,疏通难度较大。推测此时,来自下腹部的神经兴奋脉冲能量几近消耗殆尽,精神意识与组织液的同步共振能量传递产生不足。组织液因缺乏足够的能量,振动频率无法大幅度加快,缺乏产生流动的势能。生理和心理的双重特性，造就了玉枕穴，为铁壁关的称谓。

经脉建立者疏通到玉枕穴时，如果有颅面部各种生理陈旧性疾病，可能多会出现头痛、眼睛痛、牙齿痛、耳朵出毛病等症状，而精神方面杂念纷飞，心神不守。其主要机理可能便是人体的十二对颅神经均分布在此，当组织液疏通，神经细胞外壁压力感受器受刺激时的表现。当此段经脉一旦疏通，组织液出现流动，这些不适症状便会减缓。

玉枕穴疏通后，脊髓组织液便获得上行颅脑的通道，从而增强了人体大脑中枢对十二对颅神经及人体自主神经系统的支配力度。

经脉功效假说

临床中发现经脉组织液的循环通路建立后，人体衰老出现延缓，部分机体生理功能得以改善。而目前关于衰老的理论机制研究还处于假说阶段，有数十种，其中最为推崇的为：自由基学说、衰老免疫学说、神经内分泌学说及端粒学说四大类。

而经脉组织液循环可以完美解决这些衰老假说问题，为延缓人体衰老提供了新的研究方向。

自由基学说

衰老的自由基学说是哈曼德纳姆（Denham Harman）在 1956 年提出的，认为衰老过程中的退行性变化是由于细胞正常代谢过程中产生的自由基的有害作用造成的。生物体的衰老过程是机体的组织细胞不断产生的自由基积累结果，自由基可以引起 DNA 损伤从而导致突变，诱发肿瘤形成。

经脉建立后，人体细胞外组织液中包含自由基在内的诸多有害代谢废物排出体外，对细胞的毒害作用解除。同时修复损伤的 DNA，抑制异常突变产生，从而恢复细胞新陈代谢的正常生理功能，治疗疾病，延缓衰老。

衰老的免疫学说

衰老的免疫学说可以分为两种观点：第一，免疫器官功能的衰老是造成机体衰老的原因；第二，自身免疫学说，认为与自身抗体有关的自身免疫在导致衰老的过程中起着决定性的作用。衰老并非是细胞死亡和脱落的被动过程，而是最为积极地自身破坏过程。

从衰老的免疫学说可以看出免疫功能的强弱似乎与个体的寿命息息相关，

迄今的研究表明机体在衰老的过程中确实伴有免疫功能的重要改变。

比如：人类重要的免疫器官的胸腺出生后随着年龄的增长逐渐变大,13～14岁时达到顶峰,之后开始萎缩,功能退化,25岁以后明显缩小。

自身免疫抗体对细胞自杀式攻击,其本身同样是因为微循环障碍,组织细胞新陈代谢异常的结果。据推测经脉建立可以有效改善人体微循环障碍,恢复细胞新陈代谢生理功能,从而降低免疫过激反应,修复受损的免疫器官。

神经内分泌学说

内分泌与神经为激发各种生理功能的信息物质,在衰老中有重要作用。当人体内分泌器官衰竭导致激素缺乏,神经内分泌的反馈机理失失调,内分泌平衡紊乱,个体出现衰老。个体对反馈的敏感性下降,进一步加速衰老。因此诸多猜想下丘脑存在人体"衰老钟"。

内分泌生殖系统功能减退:性腺、甲状腺、肾上腺、胸腺、脑垂体等功能的减退,会诱导人体迅速衰老。脑垂体是人体最重要的内分泌腺,是利用激素调节身体健康平衡的总开关,控制多种对代谢、生长、发育和生殖等有重要作用激素的分泌。人在40岁后,脑垂体萎缩,人体迅速衰老。人体其他重要内分泌腺成年后,也均出现加速萎缩变性。

由此可见,人体内分泌腺体及免疫器官组织细胞对内环境更为敏感,当人体微循环出现障碍,有害自由基物质增多,组织细胞新陈代谢出现异常,便最先出现萎缩坏死,从而导致人体内分泌失衡,免疫应答紊乱等,加速人体细胞的衰老凋亡。

当人体经脉循环系统建立后,便可及时将人体内分泌腺体和免疫器官等组织细胞外淤堵的代谢废物及有害自由基排出体外,从而迅速恢复细胞新陈代谢功能,延缓细胞衰老死亡。

端粒学说

细胞在每次分裂过程中都会由于DNA聚合酶功能障碍而不能完全复制它们的染色体,因此最后复制DNA序列可能会丢失,最终造成细胞衰老死亡。

细胞每有丝分裂一次,就有一段端粒序列丢失,当端粒长度缩短到一定程度,会使细胞停止分裂,导致衰老与死亡。

而细胞有丝分裂过程,DNA聚合酶功能障碍情况同样受细胞新陈代谢内环境情况影响。当内环境恶劣,细胞有丝分裂次数相对减少,加剧DNA聚合酶功能障碍。

改善细胞内外环境,增强新陈代谢功能,从而为细胞有丝分裂创造良好内环境,缓解 DNA 聚合酶功能障碍情况。

因此,经脉建立对延缓人类衰老的功效,广大临床医学工作者和科学研究人员可对其进行进一步的深入挖掘和探索。

导引按跷术

导引按跷为中国古代最早的经脉建立方法之一,然而现存《内经》中的相关记载,已经严重偏离其原旨。

导引按跷一语,据史料所载,乃出自《素问·异法方宜论》记载:"砭石者,亦从东方来……导引按跷者,从中央出也。"指出导引按跷为中国最早的五种疗法之一。此时的导引按跷,还作为一个整体治疗方法而存在,但对其治疗范围和功效认识已经出现明显不足,其治疗疾病的种类则多局限于中央之人的痿、厥、寒、热诸症。而并未承认其作为经脉建立的最佳方法之一,有处百病,调虚实的功效。因此,此时的《内经》对导引按跷的认识便可能已经出现偏颇,其后在历史的发展过程中导引按跷逐渐出现分离。

四术分离

宋代太医院编《圣济总录》记载:"世之论按摩,不知析尔治之,乃合导引而解之。夫不知析尔治之,固已疏矣,又合以导引,益见其不思也。"指出宋朝时"导引不语按跷""按跷不言导引",两者的分离现象。

《史记·华佗传》亦载有:"广陵吴普、彭城樊柯皆从陀学五禽神伎。"这五禽神伎,并非传之于世的华佗五禽戏,可能是最早的一种导引按跷术。祖师华佗就是精于此术的古代经脉建立者,其通过手与病患接触,建立两者经脉同步共振,"移精变气"来治愈顽疾的方法,被尊称为"手到病除""妙手回春"。之后此术遗失。

对导法、引法所引导的经脉中的气的认识逐渐出现偏颇,从而出现了呼吸之气、天地之气等各种错误认识。近代以来,更是直接将其认定为呼吸之气。国外有些资料更是直接将此译为深呼吸锻炼法。这些理论书籍的传播,进一步加剧了经脉导引按跷术的失传或误读现象。

导引按跷之术,内导、外引,或按或跷。内导为体,外引为用,按或跷为辅。外部配合肢体动作,牵拉人体组织液流行沿途出现的挛缩筋结,扩宽组织细胞间隙,减少经脉组织液流行的阻力。经脉组织液流行途中,当遇到严重的瘀堵点,外在牵拉无效时,则可以配合按或跷,辅助性的疏通瘀堵挛缩筋结问题点,促进经脉组织液的循环流动。这些筋结瘀滞点便多是人体穴位,此时的按或跷,古又称其为点穴手法。因此,导引按跷之术,又有"导气令和,引体令柔"之效。

治疗反应

如果经脉是人体组织液的循环通路,当经脉疏通后,细胞外滞留的有害多余组织液和代谢废气出现向心性流动,在胸腹部可能出现气体或液体的流动感和流动摩擦音,抑或气泡或水泡的连串爆破音,随后经三焦经脉代谢通道,以打嗝、放屁或排尿的形式排出体外。

导引按跷术作为最古老的快捷经脉建立方法之一,可有效促进经脉组织液的周身循环,出现气血流动感和流动音,打嗝,放屁和尿量增多。而这恰可作为检验导引按跷法有效与否的一项标准。

重点疏通位置

导引按跷,其动作要求和内容主旨都是以有利于建立经脉组织液的周身循环为目的。

任脉三丹田

因人体前中线区域的结缔组织疏松,细胞间隙宽大,组织液量多,加上四肢肌肉对组织液的向心性挤压作用和胸腔负压对组织液的抽吸作用,推测身体前中线的经脉疏通最为重要,四肢次之。而身体前中线本为中医"阴脉之海"的任脉和"五脏六腑十二正经之海"的冲脉的所在区域。其对经脉组织液的循环建立具有重要作用,素有"一脉通,而百脉通"的称谓。

在身体前侧任冲二脉的建立过程中,因其多为人体内分泌腺、免疫器官或自主神经丛的所在区域,为组织液和代谢废物最易瘀滞的地方。有效刺激此处可增加经脉组织液共振能量储备,加速任脉的整体建立。三者中又尤以下腹部的下丹田区域最为重要,下丹田腹腔神经丛为人体最大的自主神经网,又称腹脑。《难经》中称其为"肾间动气",为人体精神意识物质载体共振频率的能量储蓄池,长时间的意识刺激,可能有助于疏通督脉,提升人体精神意识,增加共振能量,促进经脉组织液出现流动。

督脉三穴位

督脉又有"阳脉之海"之称。督脉上的尾闾穴、夹脊穴、玉枕穴三个位置,为人体督脉的瘀滞关键点。

因此,任督二脉在整个导引按跷经脉建立中居于首位,为重点疏通位置。当

再读黄帝内经——探寻生命科学

任督二脉循环建立后，可将关注点转为四肢，建立经脉的周身循环。

人体躯干与四肢交接的大关节位置，肢体功能活动多，筋膜结缔组织易于出现挛缩变形，为经脉周身循环建立时的重要导引按蹻位置。古代医学家将这些位置命名为八虚。《灵枢·邪客》所言："人有八虚……以候五脏……肺心有邪，其气留于两肘；肝有邪，其气留于两腋；脾有邪，其气留于两髀；肾有邪，其气留于两腘。"八虚者，两肘、两腋、两髀、两腘是也。此八处之虚，故曰八虚。虚的意思便是此处容易沾染外界邪气，导致经脉瘀堵。

人体组织液具有向心性回流特性，当八虚关节位置结缔组织疏松后，组织细胞间隙增大，组织液流动阻力减少，此时四肢末端的组织液会自动回流进入胸腹、任冲二脉区域，参与周身循环，故任冲二脉命之曰"海"。

四术分崩离析

随其历史发展逐渐出现分离，按蹻而无导引，沦为传统穴位按摩和针刺，随后则进一步偏离原旨，成为一门体表软组织放松技术；导引而无按蹻，则出现导法和传统保健体操等的肢体牵引法。

至此，导引按蹻术分崩离析，导、引、按、蹻四术自成一体。其导其引，其按其蹻，乃一体四式之分。

须知，无引、按、蹻三法，则导法阻力过大；无导法发现经脉易瘀堵位置，引、按、蹻三法则无所侧重。

新式引法

导、引、按、蹻可能为古代经脉建立的方法之一，导法为其重中之重，位居首位。但对人心浮躁的当下之人，要求其通过对经脉组织液的长效推导以发现气血瘀滞所在，实属不易。有鉴于此，在导法原旨的基础上，引入新式引法代替其发现气血的瘀滞点，使其简易化、便捷化。此法的建立有其生理基础。

经脉为人体组织液的循环通路，当微循环障碍时，细胞外组织液中代谢废物出现瘀滞，会导致细胞新陈代谢功能紊乱，细胞间质出现挛缩变形，组织细胞间隙变的狭窄，增加了经脉组织液的流动阻力。因此，人体挛缩的结缔组织筋结，便是经脉气滞血瘀的常见位置，也就是人体血液微循环易于出现障碍的地方。这与导法的发现结果是一致的。

此时有针对性的引法牵拉，便可发现并处理这些挛缩的结缔组织筋结，减少组织液流动阻力，改善血液微循环障碍。

人体结缔组织，包括血液、淋巴、松软的固有结缔组织和较坚固的软骨与骨等，其所构成的结缔组织筋膜网具有左右的相对对称性。反映到《内经》中，便是十二正经、十二经筋左右各一，对称性分布于人体头面、躯干和四肢各处。正常情况下，人体双侧结缔组织筋膜网牵拉张力系数是相对一致的，双侧肢体或躯干在同一动作中的幅度和流畅度上应无有过多差别。当身体一侧局部位置的微循环出现障碍，便会出现结缔组织挛缩筋结，对结缔组织筋膜网产生异常牵拉力，导致围绕这个筋结所形成的动作迟滞或幅度减小，一般还多伴有以挛缩点为中心的牵扯疼痛感。

因此，可通过双侧手足三阴三阳经的对称性反向牵拉，来发现结缔组织的异常牵拉筋结点，左右对比，然后再通过对筋结点的牵拉或按跷来加以疏导。

勤加习练后，随着身体敏感性的增强和操作的熟练，可针对生活中自身的动作，来发现牵拉筋结阻滞点，并进行疏通。葛洪在《抱朴子·别旨》中曾说："夫导引不在于立名、象物、粉绘、表形、著图，但无名状也。或屈伸、或俯仰、或行卧、或倚立、或踟蹰、或行步、或吟、或息，皆导引也。"他所提出的引法不拘于形式，多来源于生活中的一举一动，便是对此最早的论述。

"导引秘经，千有余条，或以逆却未生之众病，或以攻治已结之笃疾，行之有效，非空言也。"表达了自己对导引疗效的真切肯定。他深赞导引疗未患之疾，通不和之气，实养生之大律，祛疾之玄术矣。

人体经脉组织液的易瘀堵位置，一般多存在疼痛或反映脏腑疾病。当自身体感敏锐并熟练掌握人体各组织物的解剖位置，便也可以通过此引法来诊断疾病。新式引法是以现代生物力学为理论基础的，隶属于现代生物力学自检法范畴。在经脉疏通方法中，以其简单易于掌握和行之有效的特性而深受广大经络养生群体的喜爱。

医道的终点

《内经》所描述的上古真人养生高度可达寿敝天地，无有终时；治病高度，唯其移精变气，祝由而已。

今世医学与之相比，看似遥不可及，无法望其项背，实则仅一线之隔，那便是经脉气血生理基础与运行规律的发现。

医道的终点，并非单单是治病救人如此简单，身体健康仅仅是医道的初窥门径罢了。我期望的医道的终点是建立人体经脉循环，开发生命深层次生理潜能，维持高层次精神思维境界。

本人 Mira，加拿大人，为 30 多年自然疗法的忠诚实践者。近几十年来，因长期饱受疾病和躯体畸形的困扰，我曾努力尝试过几十种自然疗法，如针灸、正骨推拿和食疗等，但却始终无法真正找到一种可以完全信赖的疗疾方法。这曾一度让我对自然疗法的有效性产生怀疑，从而动摇了我坚定走自然疗法治愈自身疾病的信心。

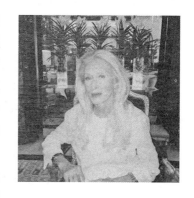

2017 年 5 月，经病友介绍前往刘丰润医师处接受治疗。治疗中，刘医师每次只需简单的手法，便可以非常清晰地感觉到身体内部某种物质的流动感并能清楚地听到自己小腹部所发出的某类气体和液体音。这种声音有时候是成串的气泡或液泡破裂时的爆破音，或连续的气体或液体在管腔流动音。当这些声音和流动感出现后，我便会出现打嗝、放屁的症状，同时我的尿量和上厕所的次数也有明显增多。

我每年的 5 月和 10 月才可以来中国两周，各接受五次治疗，到现在，我的疾病和畸形缓解了很多，自感浑身充满活力、精神愉悦。当经脉建立后，现在的我每当身体哪里出现不适，便只需轻轻地敲打几下，便会开始打嗝、放屁，疼痛等不适症状也就消失了。

这次特殊的治疗经历，完全有别于以往的治疗，重新燃起了我坚定践行自然疗法的信心。它让我重新开始审视中国古传统医学的魅力，真正相信人体经脉与气血的存在性和神奇疗效。而这一独特的经脉治病方法，给广大自然疗法者带来了福音，其理应获得推广，从而服务于全人类的健康事业。

这次得知刘医师撰写此书，深感欣喜，主动要求将我个人的特殊治疗经历分享给大家。

最后，期盼这门神奇的自然疗法技术可以尽早推广普及，造福人类。

———米拉贝格（Mira Begg）

自然疗法实践人

I'm Mira from Canada and I'm a strong believer of nature therapy for more than 30 years. During the past decades, I've tried dozens of natural therapies such as acupuncture, Tuina and numours diet therapies due to long—term suffering from diseases and somatic deformity. Howerver, I wasn't able to find a cure that I can fully trust. And this had once made me doubt about my confidence in curing my illness using natural therapies.

In May 2017, I was referred to Dr. Liu for treatment by another patient. During the treatment, Dr. Liu simply put his hands on me, and I started to feel certain substance flowing inside my body, and I could also hear sounds of some kind of gas and liquid coming from my lower abdomen. Sometimes it's like popping sound when bubbles are blowing up. Sometimes it's like sound of gas or liquid flowing in tubes continuously. When this sound and fluidity appears, I would immediately burp and fart, and my urine amount and frequency would increase significantly.

I stayed in China in May and October for two weeks every year, and received five treatments from Dr. Liu during each stay. My disease and deformity is recovered a lot now, and I feel full of energy and spiritual pleasure. After my meridian was established, I just need to tap on my body a few times whenever I feel discomfort, then I will start to burp and fart, and the discomfort such as pain will disappear instantly.

This special treatment is completely different from my other natural therapy experience, and it has rekindled my confidence in natural therapies. It made me rediscover the charm of ancient Chinese traditional medicine, and truly believe in the existence and magical effects of meridians and "qi and blood". This unique meridian treatment is great for natural therapy believers, and I strongly believe that it should be promoted to help all mankind.

I am very pleased to know that Dr. Liu is writing this book, and decide to take initiatives to share my personal treatment experience with you.

Finally, I hope this magical natural therapy could be popularized as soon as possible for the benefits of all mankind.

Strong believer of natural therapies

后记

　　《再读黄帝内经》这本书的编撰工作历时五载有余，其间几易其稿。书中的移精变气治病方法为先师赵天福老先生所在赵氏家族的不传之秘，受师临终所托，现将此法及其现代医理呈现于世。

　　先师赵天福老先生，为大山深处一名普通的老者，也是一位隐身民间的苍生大医。先生行走乡野，多救人于生死之间。

　　其救疾无针无药，病何以去之。早年困惑良久，问于师，师笑而答曰："移精变气。"随后留下一本泛黄的《黄帝内经》，又上山去了。

　　后又缠着师父问，那病人治疗时肚子里咕噜噜的声响，是什么啊？

　　师父说，那就是经脉中的气血。你听！有气体的、有液体的。

　　很多时候，师父在接诊的过程中，这种咕噜咕噜的声音一出来，病人便会又打嗝又放屁。舞勺之年的我大多会偷偷地笑出声来，而没少挨师父的责骂。每每忆起，缅怀恩师。

　　先师晚年见中医现状，而备感忧愁。悔其年事已高，现代科学博而不精，穷其一生却始终无法印证经脉等《内经》诸理论的现代医理，为中医正名，郁郁而终。

　　这段早年的经历，深深影响并改变了我的医学之路，坚定了我用手用心科学印证《内经》理论的信念。为此，我报考中医学府，系统学习中医理论体系。从业后，扎根临床，访名师，深入挖掘整理《内经》遗失诸理论篇章，并效法古人，参悟天地，不断印证移精变气手法，重走《内经》与《外经》编撰之路。后尊师早年意旨，入香港理工大学物理治疗专业深造，进一步从现代医理、科研和西方先进手法技术实践中，探寻经脉为主的中医人体生命规律。《内经》诸理论需要挖掘，更需实证，后潜居抱道，用心治病，勤修功法，不断实践。求证之路，虽路途坎坷，然终不悔矣。

　　吾深知先师传承中医国粹之遗志，绝非一人之志，而是中医千万人之志。《内经》的科学印证，则更非一人一时之事，况本人才疏，书中所述定有不妥，还望诸同道前辈不吝赐教，以资校正。